《医学衷中参西录》遣方用药特色丛书

ZHANG XICHUN YONG DUIYAO

张锡纯用对药

主　编　李成文

副主编　孙亚茹　呼海涛　李家铭

编　委　刘春朝　王春雷　蔡瑞娟

　　　　胡冰清　石玲玲　陈子怡

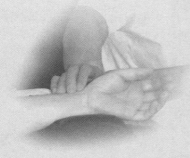

河南科学技术出版社
·郑州·

内容提要

本书将分散于《医学衷中参西录》中独具特色的对药应用进行归纳整理，通过配伍解读、代表方应用、临证医案实践诸方面，集中介绍张锡纯临证运用对药的独到经验，展现张锡纯善用对药辨治病证的配伍规律与用药特色，从中体验张锡纯辨治疾病思路与方法。本书适合中医临床医师、中医院校师生临床学习参考。

图书在版编目（CIP）数据

张锡纯用对药/李成文主编. —郑州：河南科学技术出版社，2024.1

ISBN 978-7-5725-1117-2

Ⅰ.①张… Ⅱ.①李… Ⅲ.①中药配伍 Ⅳ.①R289.1

中国国家版本馆 CIP 数据核字（2023）第 170617 号

出版发行：河南科学技术出版社
北京名医世纪文化传媒有限公司
地址：北京市丰台区万丰路 316 号万开基地 B 座 115 室　邮编：100161
电话：010-63863186　010-63863168
策划编辑：邓　为　赵东升
责任编辑：赵东升　王明惠
责任审读：周晓洲
责任校对：龚利霞
封面设计：中文天地
版式设计：崔刚工作室
责任印制：程晋荣
印　　刷：河南省环发印务有限公司
经　　销：全国新华书店、医学书店、网店
开　　本：850 mm×1168 mm　1/32　**印张**：9.25　**字数**：243 千字
版　　次：2024 年 1 月第 1 版　　2024 年 1 月第 1 次印刷
定　　价：49.00 元

前言

张锡纯(1860-1933)，字寿甫，祖籍山东诸城，河北省盐山县人。清末民初著名医学家。1916年在沈阳创办我国第一家中医医院——立达中医院。1930年，在天津创办国医函授学校，培养了大量中医人才。张氏学验俱丰，从1918-1933年用15年时间，总结其学习、研究中医的心得体会与临床经验，分8期出版，后将其合纂为《医学衷中参西录》。内容包括医方、病证、药解、医论、医话随笔、其他六大部分，还有大量详细记录其临证精华的医案夹杂其中。该书重视理论，详述医案，活用经方，化裁古方，创制新方，擅长小方，重视大剂用药，喜用对药，一经问世，即洛阳纸贵，对后世产生了巨大的影响。

张氏通晓古今，阐发药性，精于辨证，注重配伍，通常达变，尤其是喜欢应用由两味药组成的对药/药对，或协同增效，或各全其性，或取长补短，或攻补兼施，或寒热相济，或通涩共存，或升降并举，或调和阴阳，或开阖枢机，或相制为用，或监制弊端。因此笔者在研习《医学衷中参西录》及编纂《张锡纯用小方》《张锡纯用黄芪》《张锡纯用山药》《张锡纯用山茱萸》《张锡纯用人参》《张锡纯用姜》《张锡纯用代赭石》《张锡纯用龙骨牡蛎》《张锡纯用石膏》《张锡纯用桂枝肉桂》《张锡纯用重剂医案》《中医学术流派医案·张锡纯医案》及讲授张锡纯学术思想与用药基础上，将分散于《医学衷中参西录》中所有对药进行归纳，精心挑选出张氏临床应用广泛、亲自论述对药配伍意义，所创制含有对药新方、医案中应用最多的 24 对对药，汇集成册，名为《张锡纯用对药》。重新建构，以药为纲，首论对药配伍精义，次列含有对药的代表方剂，继之以临证应用对药案例验证对药疗效；案例参考高等中医院校教材并结合临床实际需要排序，同案多出只录一处；原文照录，不加妄评。这对于更好地学习和掌握张锡纯应用对药心法，提高临床疗效，发扬光大中医学，具有重要的现实意义和深远的历史意义。

河南中医药大学中医各家学说教研室原主任、博士生导师
中国中医药研究促进会各家学说与临床分会会长

李成文

2022 年 11 月 12 日

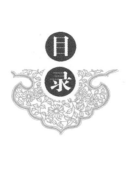

目录

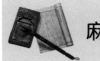

麻黄—桂枝

一、配伍解读

麻黄不但善于发汗,且善利小便,外感之在太阳者,间有由经入府而留连不去者,以麻黄发其汗,则外感之在经者可解,以麻黄利其小便,则外感之由经入府者,亦可分消也。且麻黄又兼入手太阴能泻肺定喘,俾外感之由皮毛窜入肺者,亦清肃无遗。桂枝味辛性温,亦具有发表之力,而其所发表者,惟在肌肉之间,故善托肌肉中之寒外出,且《本经》其谓主上气咳逆吐吸_{吸气甫入即吐}出,是桂枝不但能佐麻黄发表,兼能佐麻黄入肺定喘也。(《医学衷中参西录·太阳病麻黄汤证》)

仲师治以麻黄汤,所以解外表所束之寒也。故方中用麻黄之性热中空者,直走太阳之经,外达皮毛,藉汗解以祛外感之寒。桂枝之辛温微甘者,偕同甘草以温肌肉、实腠理,助麻黄托寒外出。(《医学衷中参西录·治伤寒方·麻黄加知母汤》)

桂枝协麻黄,治恶寒之伤寒,葛根协芩、连治不恶寒之温热,其方为伤寒、温热之分途,任后人审其病之为寒为热而分用之。(《医学衷中参西录·治伤寒方·葛根黄芩黄连汤解》)

麻黄能泻肺气以定喘,桂枝能降肺气以定喘。(《医学衷中参西录·治伤寒方·小青龙汤解》)

小青龙汤原桂枝、麻黄并用,至喘者去麻黄加杏仁而不去桂枝,诚以《本经》原谓桂枝主吐吸_{吐吸即喘}也,去桂枝则不能定喘矣。乃医者皆知麻黄泻肺定喘,而鲜知桂枝降气定喘,是不读《本经》之过也。

盖麻黄、桂枝,皆能定喘,而桂枝动血分,麻黄不动血分。

1

（《医学衷中参西录·桂枝解》）

二、功效主治

辛温宣散，发汗解表，止咳平喘，善利小便。主治伤寒/感冒、咳喘、水肿等病证。

三、代表方剂

（一）麻黄汤

[组成]　麻黄三两　　桂枝去皮，三两　　甘草炙，一两　　杏仁去皮尖，七十个

[用法]　上四味以水九升，先煮麻黄减二升，去上沫，纳诸药，煮取二升半，去渣，温服八合一升十合，覆取微似汗，不须啜粥，余如桂枝法将息。（《医学衷中参西录·太阳病麻黄汤证》）

严寒之时，汗难出必多用麻黄始能出汗，此因时也。又如大江以南之人，其地气候温暖，人之生于其地者，其肌肤浅薄，麻黄至一钱即可出汗，故南方所出医书有用麻黄不过一钱之语；至黄河南北，用麻黄约可以三钱为率；至东三省人，因生长于严寒之地，其肌肤颇强厚，须于三钱之外再将麻黄加重始能得汗，此因地也。至于地无论南北，时无论寒燠，凡其人之劳碌于风尘，与长居屋中者，其肌肤之厚薄强弱原自不同，即其汗之易出不易出，或宜多用麻黄，或宜少用麻黄，原不一致，此因人也。用古人之方者，岂可胶柱鼓瑟哉。（《医学衷中参西录·太阳病麻黄汤证》）

至于麻黄当用之分量，又宜随地点而为之轻重。愚在籍（即河北省沧州市盐山县）时，用麻黄发表至多不过四钱。后南游至汉皋（湖北武汉），用麻黄不过二钱。迨戊午北至奉天，用麻黄发表恒有用至六钱始能出汗者。此宜分其地点之寒热，视其身体之强弱，尤宜论其人或在风尘劳苦，或在屋内营生，随地随人斟酌定其所用之多寡，临证自无差谬也。（《医学衷中参西录·论伤寒脉紧及用麻黄汤之变通法》）

[主治] 太阳病,头疼,发热,或未发热,恶寒,或恶风,身体疼痛,腰痛,骨节疼痛,呕逆,无汗而喘,太阳与阳明合病之喘而胸满。脉阴阳俱紧,肺浮紧。

[加减] 麻黄汤证有兼咽喉疼者,宜将方中桂枝减半,加天花粉六钱、射干三钱。

麻黄汤原用解其外寒,服后遍体汗出,恶寒既愈,有其病从此遂愈者,间有从此仍不愈,后浸发热而转为阳明证者,其故何也?愚初为人诊病时,亦未解其故。后乃知服麻黄汤汗出后,其营卫内陷之热若还表随汗消散,则其病即愈。若其热不复还表而内陷益深,其热必将日增,此即太阳转阳明之病也。悟得此理后,再用麻黄汤时,必加知母数钱以解其内陷之热,主治伤寒无汗,服后未有不愈者矣医方篇中有麻黄加知母汤可参观。(《医学衷中参西录·太阳病麻黄汤证》)

原方(即麻黄汤)只此四味,而愚为加知母者,诚以服此汤后,间有汗出不解者,非因汗出未透,实因余热未清也。佐以知母于发表之中,兼寓清热之意,自无汗后不解之虞。此乃屡经试验,而确知其然,非敢于经方轻为加减也。(《医学衷中参西录·治伤寒方·麻黄加知母汤》)

(二)葛根汤

[组成] 葛根四两 麻黄去节,三两 桂枝去皮,二两 芍药二两 甘草炙,二两 生姜切,三两 大枣擘,十二枚

[用法] 上七味吹咀,以水一斗,先煮麻黄、葛根减二升,去沫,纳诸药,煎取三升,去渣,温服一升。覆取微似汗,不须啜粥,余如桂枝汤法将息及禁忌。

[主治] 太阳病,项背强几几,无汗恶风及风寒感冒、咳喘等病证。

[方论] 陈古愚曰:桂枝加葛根汤与此汤,俱治太阳经之病,太阳之经输在背,经云:"邪入于输,腰脊乃强。"师于二方皆云治项几几者,小鸟羽短,欲飞不能飞,而伸颈之象也。但前方治汗

出,是邪从肌腠而入输,故主桂枝;此方治无汗,是邪从肤表而入输,故主麻黄。然邪既入输,肌腠亦病,方中取桂枝汤全方加葛根、麻黄,亦肌表两解之治,与桂枝二麻黄一汤同意而用却不同,微乎微乎!

陆九芝曰:温热之与伤寒所异者,伤寒恶寒,温热不恶寒耳。恶寒为太阳主证,不恶寒为阳明主证,仲景于此分之最严。恶寒而无汗用麻黄,恶寒而有汗用桂枝,不恶寒而有汗且恶热者用葛根。阳明之葛根,即太阳之桂枝也,所以达表也。葛根黄连黄芩汤中之芩、连,即桂枝汤中之芍药也,所以安里也。桂枝协麻黄治恶寒之伤寒,葛根协芩、连治不恶寒之温热,其方为伤寒、温热之分途,任后人审其病之为寒为热而分用之。(《医学衷中参西录·阳明病葛根黄芩黄连汤证》)

四、临证医案

(一)感冒

曾治邻村李姓少年,得伤寒证已过旬日,表证未罢,时或恶寒,头犹微疼,舌苔犹白,心中微觉发热,小便色黄,脉象浮弦,重按似有力,此热入太阳之腑膀胱也。投以麻黄汤(麻黄、桂枝、杏仁、甘草),为加知母八钱,滑石六钱,服后一汗而愈。(《医学衷中参西录·太阳病麻黄汤证》)

按:此证虽在太阳之表与腑,实已连阳明矣。故方中重用知母以清阳明之热,而仍用麻黄解其表,俾其余热之未尽清者,仍可由汗而消散,此所以一汗而愈也。至于《伤寒论》中载有其病重还太阳者,仍宜以麻黄汤治之,而愚遇此证,若用麻黄汤时亦必重加知母也。

尝治一少年,于季冬得伤寒证,其人阴分素亏,脉近六至,且甚弦细,身冷恶寒,舌苔淡白。延医诊视,医者谓脉数而弱,伤寒虽在初得,恐不可用麻黄强发其汗。此时愚应其近邻之聘,因邀愚至其家,与所延之医相商。愚曰:"麻黄发汗之力虽猛,然少用则无妨,再辅以补正之品,自能稳妥奏功矣。"遂为疏方:麻黄钱半,桂枝尖一钱,杏仁、甘草各钱半,又为加生怀山药、北沙参各六钱。嘱其煎汤服后,若至两点钟不出汗,宜服西药阿司匹林二分许以助其出汗。后果如此服之,周身得汗而愈矣。(《医学衷中参西录·太阳病麻黄汤证》)

(二)喘证

堂姊丈褚樾浓,体丰气虚,素多痰饮,薄受外感,即大喘不止,医治无效,旬日喘始愈,偶与愚言及,若甚恐惧。愚曰:此甚易治,顾用药何如耳。《金匮》小青龙加石膏汤,为治外感痰喘之神方,辅以拙拟从龙汤,则其功愈显,若后再喘时,先服小青龙汤(麻黄去节三两、芍药三两、细辛三两、干姜三两、甘草三两、桂枝去皮三两、五味子半升、半夏汤洗半升。编者注)加石膏,若一剂喘定,继服从龙汤一两剂,其喘必不反复。若一剂喘未定,小青龙加石膏汤可服至两三剂,若犹未痊愈,继服从龙汤一两剂必能痊愈。若服小青龙加石膏汤,喘止旋又反复,再服不效者,继服从龙汤一两剂必效。遂录两方赠之,樾浓甚欣喜,如获异珍。后用小青龙汤时,畏石膏不敢多加,虽效实无捷效,偶因外感较重喘剧,连服小青龙两剂,每剂加生石膏三钱、喘不止而转增烦躁。急迎为诊视,其脉浮沉皆有力,遂即原方加生石膏一两、煎汤服后其喘立止,烦躁亦愈,继又服从龙汤两剂以善其后。(《医学衷中参西录·太阳病小青龙汤证》)

麻黄—石膏

一、配伍解读

此方（麻杏石甘汤）之用麻黄者，原藉以治喘，兼以助石膏之力使达于表也。用石膏者，虽藉以清热，亦以调麻黄之性使不过发也。盖此证之热在胃者少，在胸者多，胸居上焦，仍为太阳部位，即此证仍属表证。方中麻黄、石膏并用，石膏得麻黄则凉不留中，麻黄得石膏则发有监制。服后药力息息上达，旋转于膺胸之间，将外感邪热徐徐由皮毛透出，而喘与汗遂因之自愈。仲景制方之妙，实具有化机，而又何疑乎！且石膏性微寒，原非大寒，《本经》载有明文。……而愚用麻杏甘石汤时，于麻黄、石膏之分量恒有变通。原方分量，石膏为麻黄之两倍。而愚遇此证热之剧者，必将麻黄减轻，石膏加重，石膏恒为麻黄之十倍；即其热非剧，石膏之分量亦必五倍于麻黄也。（《医学衷中参西录·《伤寒论》中有治温病初得方用时宜稍变通说》）

若太阳表实而兼阳明热郁则以麻黄发汗，石膏泄热，无舍麻黄而专用石膏者。（《医学衷中参西录·深研白虎汤之功用》）

为有石膏以监制麻黄，若遇脉之实者，仍宜用麻黄一钱。（《医学衷中参西录·太阳病小青龙汤证》）

或问：风袭人之皮肤，何以能令人小便不利积成水肿？答曰：小便出于膀胱，膀胱者太阳之腑也。袭入之风由经传腑，致膀胱失其所司，是以小便不利。麻黄能祛太阳在腑之风，佐以石膏、滑石，更能清太阳在腑之热，是以服药汗出而小便自利也。（《医学衷中参西录·肿胀门·受风水肿》）

受风水肿之证，《金匮》治以越婢汤，其方以麻黄为主，取其能祛风兼能利小便也。愚平素临证用其方服药后果能得汗，其小便即顿能利下，而肿亦遂消。特是其方因麻黄与石膏并用，石膏之力原足以监制麻黄，恒有服之不得汗者，今变通其方，于服越婢汤之前，先用白糖水送服西药阿司匹林一瓦半，必能出汗，趁其正出汗时，将越婢汤服下，其汗出必益多，小便亦遂通下。(《医学衷中参西录·麻黄解》)

试观《金匮》水气门越婢汤，麻黄辅以石膏，因其脉浮有热也脉浮故系有风，实亦有热。(《医学衷中参西录·麻黄解》)

石膏之质，中含硫氧，是以凉而能散，有透表解肌之力，外感有实热者，放胆用之直胜金丹。《神农本草经》谓其微寒，则性非大寒可知。……盖石膏生用以治外感实热，断无伤人之理，且放胆用之，亦断无不退热之理。惟热实脉虚者，其人必实热兼有虚热，仿白虎加人参汤之义，以人参佐石膏亦必能退热。(《医学衷中参西录·石膏解》)

重用石膏以发汗，非仅愚一人之实验也。……石膏性善发汗，《别录》载有明文，脏腑蕴有实热之人，服之恒易作汗也。此证因有伏气化热，久留肺中不去，以致肺受其伤，屡次饮石膏汤以逐之，则久留之热不能留，遂尽随汗出而消解无余矣。用石膏以治肺病及劳热，古人早有经验之方，因后世未知石膏之性，即见古人之方亦不敢信，是以后世无用者。其方曾载于王焘《外台秘要》，今特详录于下，以备医界之采取。(《医学衷中参西录·深研白虎汤之功用》)

二、功效主治

辛凉解表，清泻肺热，止咳平喘。主治外感风寒，肺热壅盛的伤寒/感冒、咳喘、肺胀、水肿、牙痛、腮部肿疼、喉症等病证。

三、代表方剂

(一)麻黄杏仁甘草石膏汤

[组成] 麻黄去节,四两　杏仁去皮尖,五十个　甘草二两　石

膏碎、绵裹,八两

更定麻杏甘石汤方:生石膏捣细,一两　麻黄一钱　杏仁去皮,二钱　甘草钱半

[用法]　上四味,以水七升,先煮麻黄减二升,去上沫,纳诸药,煮取二升,去渣,温服一升。

此方(麻杏石甘汤)原治温病之汗出无大热者,若其证非汗出且热稍重者,用此方时,原宜因证为之变通,是以愚用此方时,石膏之分量恒为麻黄之十倍,或麻黄一钱、石膏一两,或麻黄钱半、石膏两半。遇有不出汗者,恐麻黄少用不致汗,服药后可服西药阿司匹林瓦许以助其汗,若遇热重者,石膏又可多用。曾治白喉证及烂喉痧证烂喉痧证必兼温病,白喉证,亦多微兼外感,麻黄用一钱,石膏恒重至二两,喉证最忌麻黄,而能多用石膏以辅弼之,则不惟不忌,转能藉麻黄之力立见奇功也。(《医学衷中参西录·太阳温病麻杏甘石汤证》)

一为麻杏甘石汤。其方原治汗出而喘无大热者。以治温病,不必有汗与喘之兼证也,但其外表未解,内有蕴热者即可用。然用时须斟酌其热之轻重。热之轻者,麻黄宜用钱半,石膏宜用六钱石膏必须生用,若煅之则闭人血脉断不可用;若热之重者,麻黄宜用一钱,石膏宜用一两。(《医学衷中参西录·温病之治法详于《伤寒论》解》)

如麻杏甘石汤原方,石膏之分量仅为麻黄之两倍,而此证(即马心琢季秋得温病兼喉痧痰喘证案,编者注)所用麻杏甘石汤则石膏之分量二十倍于麻黄矣。盖《伤寒论》之麻杏甘石汤原非为治喉证而设,今借之以治喉证。原用麻黄以散风定喘,又因此证之喉肿太甚,有碍呼吸而方中犹用麻黄,原为行险之道,故麻黄仅用一钱,而又重用生石膏二两以监制之。(《医学衷中参西录·温病门·温病兼喉痧痰喘》)

[主治]　其病因由于外感风热者皆可用之。凡新受外感作喘嗽,及头疼、齿疼、两腮肿疼。汗出而喘无大热。温病初得作

喘,肌肤不恶寒而发热,心中微觉发热,脉浮而长。恒有因感受风温,其风邪稽留肺中化热铄肺,有时肺中作痒,即连连喘嗽。

[加减] 至愚用此方(麻杏石甘汤)时,又恒以薄荷叶代麻黄,薄荷叶代麻黄时其分量宜加倍,服后得微汗,其病即愈。盖薄荷叶原为温病解表最良之药,而当仲师(即张仲景)时犹未列于药品,故当日不用也。(《医学衷中参西录·温病之治法详于《伤寒论》解》)

[方论] 方中之义,用麻黄协杏仁以定喘,伍以石膏以退热,热退其汗自止也。复加甘草者,取其甘缓之性,能调和麻黄、石膏,使其凉热之力融合无间以相助成功,是以奏效甚捷也。(《医学衷中参西录·太阳温病麻杏甘石汤证》)

若《伤寒论》之麻杏甘石汤,诚为治外感喉证之佳方也。特是,其方原非治喉证之方,是以方中石膏仅为麻黄之两倍,若借以治外感喉证,则石膏当十倍于麻黄。若遇外感实火炽盛者,石膏尤宜多加为稳妥。是以愚用此方以治外感喉证时,麻黄不过用至一钱,而生石膏恒用至两余,或重用至二两也。然此犹论喉证之红肿不甚剧者,若至肿甚有碍呼吸,不惟麻黄不可用,即薄荷亦不可用,是以治此证方中只用连翘、芦根也。(《医学衷中参西录·温病门·温疹兼喉痧》)

或问:此节经文注疏家有疑其有差误者,以为既言汗出,何以复用麻黄?既无大热,何以重用石膏?此诚可疑之点,敢以相质。答曰:此方之用麻黄者,原藉以治喘,兼以助石膏之力使达于表也。用石膏者,虽藉以清热,亦以调麻黄之性使不过发也。仲景制方之妙,实具有化机,而又何疑乎!且石膏性微寒,原非大寒,《本经》载有明文,是以白虎汤用之以清阳明之大热,必佐以知母而后能建奇功。为此证无大热,所以不用知母也。况此节之文两见于《伤寒论》,所微异者,一在发汗后,一在下后也。岂一节之文差,而两节之文皆差乎?特是此节经文虽无差误,而愚用麻杏甘石汤时,于麻黄、石膏之分量恒有变通。原方分量,石膏为麻黄之

两倍。(《医学衷中参西录·《伤寒论》中有治温病初得方用时宜稍变通说》)

或问:麻杏甘石汤既可为温病表证之的方,何以《衷中参西录》治温病初得诸方,薄荷、连翘、蝉蜕诸药与石膏并用,而不以麻黄与石膏并用乎?答曰:此当论世知人而后可与论古人之方。仲景用药多遵《本经》,薄荷古原名苛,《本经》不载,《别录》亦不载,当仲景时犹未列于药品可知。蝉蜕虽载于《本经》,然古人只知用蝉,不知用蜕,较之蝉蜕皮以达皮者,实远不如,故仲景亦不用。至连翘古惟用根,即麻黄连轺赤小豆汤之连轺也。其发表之力,亦不如连翘也。故身发黄病者,仲景用之以宜通内热利水去湿,非用以发表也。为此三种药当仲景时皆未尝发明,故于温病之初候原宜辛凉解肌者,亦以麻黄发之,且防麻黄之热,而以石膏佐之也。若仲景生当今日,则必不用麻黄而用薄荷、连翘、蝉蜕诸药矣。即初起之证兼喘者,似必赖麻黄之泻肺定喘,而代以薄荷亦可奏效(观小青龙汤证兼喘者,去麻黄加杏仁,是治外感之喘不必定用麻黄)。盖此节所言之病状,若在伤寒,原宜麻黄与石膏并用,而在温病,即宜薄荷与石膏并用。若其喘甚轻者,在温病中更宜以牛蒡代杏仁也。(《医学衷中参西录·《伤寒论》中有治温病初得方用时宜稍变通说》)

(二)表里分消汤

[组成]　麻黄三钱　生石膏、滑石各六钱　西药阿司匹林一瓦

[用法]　将前三味煎汤,送服阿司匹林。若服药一点钟后不出汗者,再服阿司匹林一瓦。若服后仍不出汗,还可再服,当以汗出为目的。

[主治]　水肿。

[方论]　《金匮》论水病,分风水、皮水、正水、石水,谓风水、皮水脉浮,正水、石水脉沉。然水病之剧者,脉之部位皆肿,必重按之成凹其脉方见,原难辨其浮沉。及观其治法,脉浮者宜发汗,恒佐以凉润之药;脉沉者宜利小便,恒佐以温通之药。是知水肿

原分凉热,其凉热之脉,可于有力无力辨之。愚治此证,对于脉之有力者,亦恒先发其汗,曾拟有表里分消汤,爰录其方于下。

麻黄之性,不但善于发汗,徐灵胎谓能深入积痰凝血之中,凡药力所不到之处,此能无微不至,是以服之外透肌表,内利小便,水病可由汗便而解矣。惟其性偏于热,似与水病之有热者不宜,故用生石膏以解其热。又其力虽云无微不至,究偏于上升,故又用滑石引之以下达膀胱,则其利水之效愈捷也。至用西药阿司匹林者,因患此证者,其肌肤为水锢闭,汗原不易发透,多用麻黄又恐其性热耗阴,阿司匹林善发汗,又善清热,故可用为麻黄之佐使,且其原质存于杨柳皮液中,原与中药并用无碍也。(《医学衷中参西录·论水臌、气臌治法》)

(三)小青龙汤加石膏

[组成] 麻黄二钱　桂枝尖二钱　清半夏二钱　生杭芍三钱　甘草钱半　五味子钱半　干姜一钱　细辛一钱

[功效] 外能解表,内能涤饮。

[主治] 伤寒表不解,心下有水气,发热不渴,咳而微喘,干呕,或渴,或利,或噎,或小便不利、少腹满,或喘者,及肺胀、感冒、咳喘等病证。

[加减] 小青龙汤之药性,当以热论,而外感痰喘之证又有热者十之八九,是以愚用小青龙汤三十余年,未尝一次不加生石膏。即所遇之证分毫不觉热,亦必加生石膏五六钱,使药性之凉热归于平均。若遇证之觉热,或脉象有热者,则必加生石膏两许或一两强。若因其脉虚用人参于汤中者,即其脉分毫无热,亦必加生石膏两许以辅之,始能受人参温补之力。至其证之或兼烦躁,或表里壮热者,又宜加生石膏至两半或至二两,方能有效。

曾有问治外感痰喘于愚者,语以当用小青龙汤及如何加减之法,切嘱其必多加生石膏然后有效。(《医学衷中参西录·用小青龙汤治外感痰喘之经过及变通之法》)

一为小青龙汤,其方外能解表,内能涤饮,以治外感痰喘诚有奇效,中风、伤寒、温病皆可用。然宜酌加生石膏,以调麻、桂、姜、辛之热方效。是以《伤寒论》小青龙汤无加石膏之例,而《金匮》有小青龙加石膏汤,所以补《伤寒论》之未备也。至愚用此汤时,遇挟有实热者,又恒加生石膏至一两强也。(《医学衷中参西录·温病之治法详于〈伤寒论〉解》)

[**方论**] 《伤寒论》小青龙汤为治外感因有水气作喘之圣方,而以治后世痰喘证,似有不尽吻合之处,诚以《伤寒论》所言之水气原属凉,而后世所言之痰喘多属热也。为其属热,则借用小青龙汤原当以凉药佐之。尝观小青龙汤后诸多加法,原无加石膏之例,至《金匮》治肺胀作喘,则有小青龙加石膏汤矣。仲景当日先著《伤寒论》,后著《金匮要略》,《伤寒论》中小青龙汤无加石膏之例,是当其著《伤寒论》时犹无宜加石膏之证也。至《金匮》中载有小青龙加石膏汤,是其著《金匮》时已有宜加石膏之证也。夫仲景先著《伤寒论》后著《金匮要略》,相隔不过十余年之间耳,而其病随气化之更变即迥有不同,况上下相隔千余守乎?是以愚用小青龙汤以治外感痰喘,必加生石膏两许,或至一两强,方能奏效。盖如此多用石膏,不惟治外感之热且以解方中药性之热也。为有石膏以监制麻黄,若遇脉之实者,仍宜用麻黄一钱,试举一案以证明之。(《医学衷中参西录·太阳病小青龙汤证》)

喻嘉言曰:桂枝、麻黄无大小,而青龙汤有大小者,以桂枝麻黄之变化多,而大青龙汤之变法不过于桂麻二汤之内施其化裁,故又立小青龙汤一法,散邪之功兼乎涤饮,取义山泽小龙养成头角,乘雷雨而翻江搅海,直奔龙门之义,用以代大青龙而擅江河行水之力,立法诚大备也。昌昔谓之气流行,地气不升则天气常朗,其偶受外感,则仲景之小青龙汤一方,与大士水月光中大圆镜智无以异也。盖无形之感挟有形之痰,互为胶漆,其当胸窟宅适在太阳经位,惟于麻黄、桂枝方中,加五味子、半夏以涤饮而收阴,干姜、细辛以散结而分解,合而用之,令药力适在痰饮绾结之处攻击片时,则无形之感从肌肤出,有形之痰从水道出,顷刻分解无余,

而胸膺空旷矣。(《医学衷中参西录·太阳病小青龙汤证》)

(四)大青龙汤

[组成] 麻黄去节,六两　桂枝去皮,二两　甘草炙,二两　杏仁去皮尖,五十个　生姜切,三两　大枣擘,十二枚　石膏如鸡子大碎、如鸡子大当有今之,三两

[用法] 上七味,以水九升,先煮麻黄减二升,去上沫,纳诸药,煮取三升,去滓,温服一升,取微似汗,汗出多者温粉扑之。一服汗者,停后服。汗多亡阳遂虚,恶风烦躁,不得眠也。(《医学衷中参西录·太阳病大青龙汤证》)

其三十九节原文云:伤寒,脉浮缓,身不疼但重,乍有轻时,无少阴证者,大青龙汤发之……凡发汗所用之药,其或凉或热,贵与病适宜。其初得病寒者宜用热药发其汗,初得病热者宜用凉药发其汗。如大青龙汤证,若投以麻黄汤则以热济热,恒不能出汗,即或出汗其病不惟不解,转益增烦躁,惟于麻、桂汤中去芍药,重加石膏多于麻、桂数倍,其凉润轻散之性,与胸中之烦躁化合自能作汗,纫有麻黄之善透表者以助之,故服后覆杯之顷,即可周身得汗也。(《医学衷中参西录·太阳病大青龙汤证》)

[主治] 太阳中风,发热恶寒,身疼痛,无汗,烦躁,脉浮紧。

[方论] 大青龙汤,治伤寒无汗烦躁。是胸中先有内热,无所发泄,遂郁而作烦躁,故于解表药中,加石膏以清内热。然麻黄与石膏并用,间有不汗之时。若用此方,将知母加重数钱,其寒润之性,能入胸中化合而为汗,随麻、桂以达于外,而烦躁自除矣。(《医学衷中参西录·治伤寒方·麻黄加知母汤》)

此大青龙汤所主之证,原系胸中先有蕴热,又为风寒锢其外表,致其胸中之蕴热有蓄极外越之势。而其锢闭之风寒,而犹恐芍药苦降酸敛之性,似于发汗不宜,而代以石膏,且多用之以厚其力,其辛散凉润之性,既能助麻、桂达表,又善化胸中蕴蓄之热为汗,随麻、桂透表而出也,为有云腾致雨之象,是以名为大青龙也。至于脉微弱,汗出恶风者,原系胸中大气虚损,不能固摄卫气,即

使有热亦是虚阳外浮,若误投以大青龙汤,人必至虚者益虚,其人之元阳因气分虚极而欲脱,遂致肝风萌动而筋惕肉瞤也。夫大青龙汤既不可用,遇此证者自当另有治法,拟用生黄芪、生杭芍各五钱,麻黄钱半,煎汤一次服下,此用麻黄以逐其外感,黄芪以补其气虚,芍药以清其虚热也。为方中有黄芪以补助气分,故麻黄仍可少用也。若其人已误服大青龙汤,而大汗亡阳,筋惕肉瞤者,宜去方中麻黄加净萸肉一两。(《医学衷中参西录·太阳病大青龙汤证》)

四、临证医案

(一)温病

马心琢,天津城里乡祠前皮局工人,年二十八岁,于季秋得温病兼喉痧痰喘证。初因外出受风感冒甚微,医者用热药发之,陡成温病,而喉病喘病遂同时发现。表里俱壮热,喘逆咳嗽,时吐痰涎,咽喉左边红肿作疼即西人所谓扁桃体炎。其外边项左侧亦肿胀,呼吸皆有窒碍。为其病喉且兼喘逆,则吸气尤形困难,必十分努力始能将气吸入。其舌苔白而薄,中心微黄。小便赤涩,大便四日未行。其脉左右皆弦长,右部重诊有力,一分钟九十六至。诊断:此乃外感之热已入阳明之府,而冲气又挟胃气肝火上冲也。为其外感之热已入阳明之府,是以右脉之力胜于左脉,为其冲气挟胃气肝火上冲,是以左右脉皆弦长。病现喘逆及咽喉肿疼,其肿痛偏左者,正当肝火上升之路也。拟治以麻杏甘石汤,兼加镇冲降胃纳气利痰之品以辅之,又宜兼用针刺放血以救目前之急。处方:麻黄一钱、生石膏二两捣细、生赭石一两轧细、生怀山药八钱、杏仁三钱去皮炒捣、连翘三钱、牛蒡子三钱捣碎、射干二钱、甘草一钱;共煎汤两盅,分两次温服。又于未服药之前,用三棱针刺其两手少商出血,用有尖小刀刺其咽喉肿处,开两小口令其出血,且用硼砂、西药盐酸盖理,融以三十倍之水,俾其含漱。又于两手合谷处为之行针。其咽喉肿处骤然减轻,然后服药。

复诊：将药服后，其喘顿愈强半，呼吸似无妨碍，表里之热亦愈强半。脉象亦较前平和，其右部仍然有力。胸膈似觉郁闷，有时觉气上冲，仍然咳嗽，大便犹未通下。拟再治以开郁降气清热理嗽之剂。处方：糖栝蒌二两切碎、生石膏捣细一两、生赭石五钱轧细、生杭芍三钱、川贝母三钱捣碎、竹茹三钱、牛蒡子三钱捣碎；共煎汤一大盅，温服。效果：将药煎服一剂，大便通下，诸病皆愈。唯一日之间犹偶有咳嗽之时，俾用川贝母细末和梨蒸食之以善其后。

按：凡用古人成方治病，其药味或可不动，然必细审其药之分量或加或减，俾与病机相宜。如麻杏甘石汤原方，石膏之分量仅为麻黄之两倍，而此证所用麻杏甘石汤则石膏之分量二十倍于麻黄矣。盖《伤寒论》之麻杏甘石汤原非为治喉证而设，今借之以治喉证。原用麻黄以散风定喘，又因此证之喉肿太甚，有碍呼吸，而方中犹用麻黄，原为行险之道，故麻黄仅用一钱、而又重用生石膏二两以监制之。且于临服药时先用刀开其患处，用针刺其少商与合谷，此所以于险中求稳也。尝闻友人杨达夫言，有一名医深于《伤寒论》，自著有《注解伤寒论》之书行世，偶患喉证，自服麻杏甘石汤竟至不起，其用麻杏甘石汤时，亦若愚所用者如此加减，又何患喉证不愈乎？纵使服药不能即愈，又何至竟不起乎？由此知非古人之方误人。麻杏甘石汤，原为发汗后及下后汗出而喘无大热者之的方，原未言及治喉证也。而欲借之以治喉证，能勿将药味之分量为之加减乎？尝总核《伤寒论》诸方用于今日，大抵多稍偏于热，此非仲景之不善制方也。自汉季至今，上下相隔已一千六百余年，其天地之气化，人生之禀赋，必有不同之处，是以欲用古方皆宜细为斟酌也。（《医学衷中参西录·温病门》）

（二）咳嗽

北平大陆银行理事林农孙，年近五旬，因受风温，虽经医治愈，而肺中余热未清，致肺阴铄耗，酿成肺病，屡经医治无效，其脉一息五至，浮沉皆有力，自言喉连肺际，若觉痒则咳嗽顿发，剧时连嗽数十声，周身汗出，必吐出若干稠痰其嗽始止。问其心中常觉发热，大便燥甚，四五日一行，因悟其肺际作痒，即顿发咳嗽者，必其从前病时风邪由皮毛袭入肺中者，至今犹未尽除也。因其肺中风热相助为虐，宜以麻黄祛其风，石膏清其热，遂为开麻杏甘石汤方，麻黄用钱半，生石膏用两半，杏仁三钱、甘草二钱。煎服一剂，咳嗽顿愈。诊其脉仍有力，又为开善后之方，用生山药一两、北沙参、天花粉、天冬各五钱、川贝、射干、苏子、甘草各二钱、嘱其多服数剂，肺病可从此除根。

后阅旬日，愚又赴北平，林农孙又求诊视，言先生去后，余服所开善后方，肺痒咳嗽仍然反复，遂仍服第一次方，至今已连服十剂，心中热已退，仍分毫不觉药凉，肺痒咳嗽皆愈，且饮食增加，大便亦不甚干燥。闻其所言，诚出愚意料之外也。再诊：其脉已不数，仍似有力，遂将方中麻黄改用一钱、石膏改用一两、杏仁改用二钱、又加生怀山药六钱、俾煎汤接续服之，若服之稍觉凉时，即速停止。后连服七八剂似稍觉凉，遂停服，肺病从此竟愈。

按：治肺劳投以麻黄杏仁甘草石膏汤，且用至二十余剂，竟将肺劳治愈，未免令阅者生疑，然此中固有精细之理由在也。盖肺病之所以难愈者，为治之者但治其目前所现之证，而不深究其病因也。如此证原以外感受风成肺劳，且其肺中作痒，犹有风邪存留肺中，且为日既久则为锢闭难出之风邪，非麻黄不能开发其锢闭之深，惟其性偏于热于肺中蕴有实热者不宜，而重用生石膏以辅弼之，既可解麻黄之热，更可清肺中久蕴之热，以治肺热有风劳嗽者，原为正治之方，故服之立时见功。至于此药，必久服始能拔除病根，且久服麻黄、石膏而无流弊者，此中又有理由在。盖深入久锢之风邪，非屡次发之不能透，而伍以多量之石膏以为之反佐，俾麻黄之力惟旋转于肺脏之中，不至直达于表而为汗，此麻黄久服无弊之原因也。至石膏性虽寒凉，然其质重气轻，煎入汤剂毫无汁浆无汁浆即是无质，其轻而且凉之气，尽随麻黄发表之力外出，不复留中而伤脾胃，此石膏久服无弊之原因也。所遇之证，非如

此治法不愈,用药即不得不如此也。(《医学衷中参西录·太阳温病麻杏甘石汤证》)

或问:子尝谓石膏宜生用,不宜煅用。以石膏寒凉之中,原兼辛散,煅之则辛散之力变为收敛,服之转可增病。乃他方中,石膏皆用生者,而此独用煅者何也?答曰:此方所主之病,外感甚轻,原无大热。方中用麻黄以祛肺邪,嫌其性热,故少加石膏佐之。且更取煅者,收敛之力,能将肺中痰涎凝结成块,易于吐出。此理从用煅石膏点豆腐者悟出,试之果甚效验。后遇此等证,无论痰涎如何壅盛,如何堵塞,投以此汤,须臾药方行后,莫不将痰涎结成小块,连连吐出,此皆煅石膏与麻黄并用之效也(《医学衷中参西录·治伤寒方》录有本案)。(《医学衷中参西录·治温病方·加味越婢加半夏汤》)

(三)喘证

奉天车站,经理矿务钱慕韩,愚之同乡也。其妇人于仲冬得伤寒证,四五日间,喘不能卧,胸中烦闷异常,频频呼唤,欲自开其胸。诊其脉浮洪而长,重按未实,舌苔白厚。知其证虽入阳明,而太阳犹未罢也胸中属太阳。此时欲以小青龙汤治喘,则失于热。欲以白虎汤治其烦热,又遗却太阳之病,而喘不能愈。踌躇再三,为拟此方(馏水石膏饮:生石膏轧细二两、甘草三钱、麻黄二钱、蒸汽水),取汽水轻浮之力,能引石膏上升,以解胸中之烦热。甘草甘缓之性,能逗留石膏不使下趋,以专其上行之力。又少佐以麻黄解散太阳之余邪,兼借以泻肺定喘,而胸中满闷可除也。汤成后,俾徐徐分六次服之。因病在上焦,若顿服,恐药力下趋,则药过病所,而病转不愈也。服至三次,胸间微汗,病顿见愈,服至尽剂,病愈十之八九。再诊其脉,关前犹似浮洪,喘息已平,而从前兼有咳嗽未愈。继用玄参一两,杏仁去皮二钱,蒌仁、牛蒡子各三钱,两剂痊愈。(《医学衷中参西录·治伤寒方·馏水石膏饮》)

麻黄—黄芪

一、配伍解读

是以方(逐风通痹汤:生箭芪六钱、麻黄三钱、全当归五钱、丹参三钱、乳香三钱、没药三钱、全蝎二钱。编者注)中以黄芪为主药,取其能升补胸中大气以通于卫气,自能逐风外出。故《本经》谓黄芪能主大风。而又以最善发表之麻黄辅之,一则扶正以祛邪,一则发汗以透邪,二药相济为用,其逐风之力虽猛,而实不至伤正气也。(《医学衷中参西录·医话拾零·诊余随笔》)

至于脉微弱,汗出恶风者,原系胸中大气虚损,不能固摄卫气,即使有热亦是虚阳外浮,若误投以大青龙汤,人必至虚者益虚,其人之元阳因气分虚极而欲脱,遂致肝风萌动而筋惕肉𥆧也。夫大青龙汤既不可用,遇此证者自当另有治法,拟用生黄芪、生杭芍各五钱,麻黄钱半,煎汤一次服下,此用麻黄以逐其外感,黄芪以补其气虚,芍药以清其虚热也。为方中有黄芪以补助气分,故麻黄仍可少用也。(《医学衷中参西录·太阳病大青龙汤证》)

二、功效主治

甘温辛散,补气逐风,扶正祛邪。主治气虚感冒、咳嗽、肢体麻木、关节疼痛。

三、代表方剂

逐风通痹汤

[组成] 生箭芪六钱　　麻黄三钱　　全当归五钱　　丹参三钱　乳香三钱　没药三钱　全蝎二钱

[主治]　治风袭肌肉经络,初则麻木不仁,浸至肢体关节不利。

[加减]　脉象迟弱无力恶寒者,将黄芪重用一两,再照加乌头二三钱;脉象有力恶热者,以薄荷易麻黄,再加天花粉一两。初服以遍体皆得微汗为佳,至汗后再服,宜将麻黄减半,或只用一钱;筋骨软弱者,加明天麻三钱;口眼歪斜者,加蜈蚣二条,其病剧者,可加三条。此风中身之外廓,未入于脏腑也。是以心中无病,而病在于肌肉、肢体、经络、关节之处。

[方论]　《内经》风论篇谓:风气与太阳俱入行诸脉俞,散于分肉之间,与卫气相干,其道不利,故使肌肉愤膜而有疡,卫气有所凝而不行,故其肉有不仁也。又《内经》痹论曰:风、寒、湿三气杂至,合而为痹也。其风气胜者为行痹,寒气胜者为痛痹,湿气胜者为着痹。据《内经》二节之文观之,则风袭人之肌肉经络,可使麻木不仁,浸至肢体关节不利可知也。是以方中以黄芪为主药,取其能升补胸中大气以通于卫气,自能逐风外出。故《本经》谓黄芪能主大风。而又以最善发表之麻黄辅之,一则扶正以祛邪,一则发汗以透邪,二药相济为用,其逐风之力虽猛,而实不至伤正气也。至当归、丹参、乳、没、全蝎诸药,或活血以祛风,或通络以祛风,皆所以襄助黄芪、麻黄以成功也。至于病偏凉者加乌头,更将黄芪增重;病偏热者加花粉,更以薄荷易麻黄,此随病机之所宜,以细为调剂,不使服药后有觉凉觉热之龃龉也。筋骨软弱者加明天麻,取其能壮筋骨兼能祛风也;口眼歪斜者加蜈蚣,取其善理脑髓神经,而有牵正口眼之力也。(《医学衷中参西录·医话拾零·诊余随笔》)

四、临证医案

感冒

张金铎,天津东门里面粉庄理事,年三十八岁,于季冬得伤寒证,且无脉。病因:旬日前曾感冒风寒,经医治愈,继出门做事,又感风寒遂得斯病。证候:内外俱觉寒凉,头疼,气息微喘,身体微形寒战,六脉皆无。诊断:盖其身体素弱,又在重感之余,风寒深入阻塞经络,是以脉闭。拟治以麻黄汤,再重加补气之药,补其正气以逐邪外出,当可奏效。处方:麻黄三钱,生箭芪一两,桂枝尖二钱,杏仁去皮二钱,甘草二钱。先煎麻黄数沸,吹去浮沫,再入余药同煎汤一大盅,温服,被覆取微汗。

效果:服药后周身得汗,其脉即出,诸病皆愈。

按:此证或疑系少阴伤寒,因少阴伤寒脉原微细,微细之至可至于无也。而愚从太阳治者,因其头疼、微喘、寒战,皆为太阳经之现象,而无少阴证蜷卧、但欲寐之现象也。是以于麻黄汤中,重加生黄芪一两,以助麻、桂成功,此扶正即以逐邪也(《医学衷中参西录·太阳病麻黄汤证》录有本案)。

又 一人亦年近四旬,初得外感,经医甫治愈,即出门做事,又重受外感,内外俱觉寒凉,头疼气息微喘,周身微形寒战,诊其脉六部皆无,重按亦不见,愚不禁骇然,问其心中除觉寒凉外别无所苦,知犹可治,不至有意外之虑,遂于麻黄汤原方中为加生黄芪一两,服药后六脉皆出,周身得微汗,病遂愈(《医学衷中参西录·论伤寒脉紧及用麻黄汤之变通法》也录有本案)。麻黄汤原宜加知母矣。而间有不宜加者,此又不得不斟酌也。己巳腊月,曾治天津鼓楼东万德永面庄理事张金铎,年近四旬,先得伤寒证,延医治愈。继出门做事,又冒寒,其表里俱觉寒凉,头疼,气息微喘,身体微形寒战,诊其脉,六部皆无,不禁愕然。问其心中,犹平稳,知犹可治。盖此证属重感,气体虚弱,寒邪侵入甚深,阻其经络之流通,故六脉皆闭也。投以麻黄汤加生黄芪一两,服后周身得汗,其脉即出,病亦遂愈。(《医学衷中参西录·伤寒门·伤寒脉闭》)

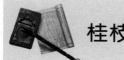

桂枝—芍药

一、配伍解读

陈古愚曰：桂枝辛温，阳也。芍药苦平，阴也。桂枝又得生姜之辛，同气相求，可恃之调周身之阳气。芍药而得大枣、甘草之甘苦化合，可恃之以滋周身之阴液。既取大补阴阳之品，养其汗源，为胜邪之本，又啜粥以助之，取水谷之津以为汗，汗后毫不受伤，所谓立身于不败之地，以图万全也。

按：此解甚超妙，而于啜粥之精义，犹欠发挥。如谓取水谷之津以为汗，而人无伤损，他发汗药何以皆不啜粥？盖桂枝汤所主之证，乃外感兼虚之证，所虚者何？胸中大气是也。《内经》曰："谷始入于胃，其精微者，先出于胃之两焦，以溉五脏，而其大气之抟而不行者，积于胸中，命曰气海。"由斯观之，大气虽本于先天，实赖后天水谷之气培养而成。桂枝汤证，既因大气虚损，致卫气漫散，邪得越卫而侵营，故于服药之后，即啜热粥，能补助胸中大气以胜邪，兼能宣通姜、桂以逐邪，此诚战则必胜之良方也。乃后世医者忽不加察，虽用其方，多不啜粥，致令服后无效，病转深陷，故王清任《医林改错》深诋桂枝汤无用，非无用也，不啜粥故也。是以愚用此方时，加黄芪升补大气，以代粥补益之力，防风宣通营卫，以代粥发表之力，服后啜粥固佳，即不啜粥，亦可奏效。而又恐黄芪温补之性，服后易至生热，故又加知母，以预为之防也。（《医学衷中参西录·治伤寒方·加味桂枝代粥汤》）

二、功效主治

解肌发表，调和营卫，温经散寒，滋阴养血，平肝制木/柔肝，缓急止痛。主治风寒表虚感冒、汗证、中焦虚寒、脘腹痞满、腹痛、胸胁胀痛、虚损、痹证关节疼痛、腿痛等病证。

三、代表方剂

(一)桂枝汤

[组成]　桂枝去皮,三两　芍药三两　炙甘草二两　生姜三两　大枣擘,十二枚

[功效]　能和营卫,暖肌肉,活血脉。

[用法]　上五味吹咀,以水七升,微火煮取三升,去滓,适寒温,服一升。服已须臾,啜热稀粥一升余,以助药力,温覆令一时许,遍体絷絷微似有汗者益佳,不可令如水流漓,病必不除。

若一服汗出病瘥愈也停后服,不必尽剂;若不汗,更服,依前法。又不汗,后服当小促其间,半日许,令三服尽;若病重者,一日一夜服,周时观之。服一剂尽,病证犹在者,更作服。若汗不出者,乃服至二三剂。

古用桂枝,但取新生枝之嫩尖,折视之皮骨不分,若见有皮骨可分者,去之不用,非去枝上之皮也。愚治桂枝汤证,又有屡用屡效之便方,较用桂枝汤殊为省事,方用生怀山药细末两半或一两,凉水调和煮成稀粥一碗,加白糖令适口,以之送服西药阿司匹林一瓦合中量二分六里四毫,得汗即愈。是以愚用桂枝汤时,恒加黄芪以补其胸中大气,加薄荷以助其速于出汗,不至若方后所云,恒服药多次始汗也。又宜加天花粉助芍药以退热但用芍药退热之力恒不足,即以防黄芪服后能助热也黄芪天花粉等分并用,其凉热之力相敌,若兼用之助芍药清热,分量又宜多用。若遇干呕过甚者,又宜加半夏以治其呕。(《医学衷中参西录·太阳病桂枝汤证》)

(二)桂枝加葛根汤

[组成]　桂枝去皮,二两　芍药二两　甘草炙,二两　生姜切,三两　大枣擘,十二枚　葛根四两

[用法]　上六味,以水七升,纳诸药,煮取三升,去滓,温服一

升,不须啜粥,余如桂枝法将息及禁忌。

[功效]　发散风寒,温通解肌,舒筋活络。

[主治]　太阳病,项背强几几音殳,汗出恶风。

[方论]　伤寒之传经,自太阳而阳明,然二经之病恒互相连带,不能划然分为两界也。是以太阳之病有兼阳明者,此乃太阳入阳明之渐也,桂枝加葛根汤所主之病是也。(《医学衷中参西录·太阳阳明合病桂枝加葛根汤证》)

(三)桂枝加芍药汤

[组成]　桂枝去皮,三两　芍药六两　甘草炙,二两　生姜切,三两　大枣擘,十二枚

[主治]　本太阳病,医反下之,因而腹满时痛者,属太阴病。

[功效]　温里散寒,缓急止痛。

[方论]　太阴之证,不必皆由少阳传来也,又间有自太阳传来者,然自少阳传来,为传经次第之正传,自太阳传来则为误治之坏证矣。

张拱端曰:太阴脾脏通体连于油网之上,网中之膏油脾所主也。油网布腹中,邪入太阴之网油,故腹满时痛,网油透出躯壳,是生肥肉称肌肉,肌肉与太阳之营卫相接于外,故太阳之邪热可由肌肉而入太阴脾也。用桂枝加芍药汤,以太阳营卫之陷邪可举者,有姜、桂调而举之;不可举者,重加芍药之苦以降之,则满痛可愈。若大实痛者,是膏油受邪过甚,实于其中胰脂化膏之力不足以胜之,故用桂枝加大黄汤,倍芍药苦降之外,更加大黄助胰脂滑利之性以去膏油之实也。然太阴标阴本湿,只有温汗两法,原无下法,以太阴主湿,湿能濡,无燥结之可下也,今用下行之大黄者何耶?盖大黄虽能下行,亦视所用之轻重为变迁耳。考夫阳明与太阴,俱有满痛证,观阳明之承气汤重用大黄,此处轻用大黄、不独见药之轻重有变迁,更可见阳明与太阴之满痛,其界限又不同。阳明是胃管,胃管内之糟粕,得阳明之燥气,能使结实不大便而满痛,故承气重用大黄以通地道。太阴是脾,脾连油网,在

胃管之外网膜膏油中,只能壅水与血而为满痛,理中汤用白术、干姜,燥水湿以散寒也。桂枝加芍药汤、桂枝加大黄汤,均重用芍药泄血分之热也。而桂枝加大黄,虽用大黄,然分两轻于诸药,当从诸药入于太阴脾之网油,不得由大肠径过而下也。例如茵陈蒿汤虽用大黄,其茵陈独多,而大黄随茵陈利湿热由小便出,其理可求矣。

张氏此段疏解颇精细,惟于桂枝汤中倍用芍药之理似欠发挥。盖当误下之后,外感之邪固可乘虚而入太阴,究之脾土骤为降下所伤,肝木即乘虚而侮脾土,腹中之满而且痛,实由肝脾之相龃龉也。桂枝原为平肝木得桂则枯,且其味辛属金,金能制木也和脾气香能醒脾,辛温之性,又善开脾痹之圣药,而辅以芍药、甘草、姜、枣,又皆为柔肝扶脾之品,是桂枝汤一方,若免去啜粥,即可为治太阴病之正药也。至于本太阳证,因误下病陷太阴,腹满时痛,而独将方中芍药加倍者,因芍药善治腹痛也。试观仲景用小柴胡汤,腹痛者去黄芩加芍药,通脉四逆汤腹痛者,去葱加芍药此明征也。若与甘草等分同用,为芍药甘草汤,原为仲景复阴之方,愚尝用之以治外感杂证,骤然腹痛须审其腹痛非凉者,莫不随手奏效。惟其所用之分量,芍药倍于甘草是为适宜,盖二药同用原有化合之妙,此中精微固不易窥测也。且二药如此并用,大有开通之力,则不惟能治腹痛,且能除腹满也。惟此方中芍药加倍为六两,甘草仍为二两,似嫌甘草之力薄弱,服后或难速效,拟将甘草亦加重为三两,应无药性偏重之弊欤。(《医学衷中参西录·太阴病坏证桂枝加芍药汤及桂枝加大黄汤证》)

(四)加味桂枝代粥汤

[组成] 桂枝尖三钱　生杭芍三钱　甘草钱半　生姜三钱　大枣掰开,三枚　生黄芪三钱　知母三钱　防风二钱

[功效] 解肌发表,疏散风寒,益气养阴,扶正祛邪。

[主治] 伤寒表虚有汗。

[用法] 煎汤一茶盅,温服,覆被令一时许,遍身微似有汗者

益佳。不可如水流漓,病必不除。禁生冷、粘滑、肉面、五辛、酒酪及臭恶等物。

[方论] 桂枝汤为治伤风有汗之方。释者谓风伤营则有汗,又或谓营分虚损即与外邪相感召。斯说也,愚尝疑之。人之营卫,皆为周身之外廓。

(五)桂枝加桂汤

[组成] 桂枝去皮,五两　芍药三两　生姜切,三两　甘草炙,二两　大枣擘,十二枚

[功效] 疏肝解郁,平冲降逆。

[主治] 烧针令其汗,针处被寒,核起而赤者,必发奔豚,气从少腹上冲心者。

[方论] 桂枝味辛微甘,性温。力善宣通,能升大气即胸之宗气,降逆气如冲气肝气上冲之类,散邪气如外感风寒之类。仲景苓桂术甘汤用之治短气,是取其能升也;桂枝加桂汤用之治奔豚,是取其能降也;麻黄、桂枝、大小青龙诸汤用之治外感,是取其能散也。而《本经》论牡桂即桂枝,开端先言其主咳逆上气,似又以能降逆气为桂枝之特长,诸家本草鲜有言其能降逆气者,是用桂枝而弃其所长也。小青龙汤原桂枝、麻黄并用,至喘者去麻黄加杏仁而不去桂枝,诚以《本经》原谓桂枝主吐吸,吐吸即喘也,去桂枝则不能定喘矣。乃医者皆知麻黄泻肺定喘,而鲜知桂枝降气定喘,是不读《本经》之过也。其花开于中秋,是桂之性原得金气而旺,且又味辛属金,桂枝善抑肝木之盛使不横恣,又桂之枝形如鹿角树形分鹿角蟹爪两种,直上无曲,又善理肝木之郁使之条达也。为其味甘,故又善和脾胃,能使脾气之陷者上升,胃气之逆者下降,脾胃调和则留饮自除,积食自化。其宣通之力,又能导引三焦下通膀胱以利小便小便因热不利者禁用,然亦有用凉药利小便而少加之作向导者,惟上焦有热及恒患血证者忌用。

(六)桂枝加黄芪汤

[组成] 桂枝、芍药各三两　甘草二两　生姜三两　大枣十二

枚　黄芪二两

[**功效**]　辛温宣散,解肌发汗,益气扶正。

[**主治**]　诸病黄家,但利其小便。假令脉浮,当以汗解之,宜桂枝加黄芪汤主之。

[**方论**]　肺司呼吸,人之所共知也。而谓肺之所以能呼吸者,实赖胸中大气,不惟不业医者不知,即医家知者亦鲜,并方书亦罕言及,所以愚初习医时,亦未知有此气。迨临证细心体验,始确知于肺气呼吸之外,别有气贮于胸中,以司肺脏之呼吸。而此气且能撑持全身,振作精神,以及心思脑力、官骸动作,莫不赖乎此气。此气一虚,呼吸即觉不利,而且肢体酸懒,精神昏愦,脑力心思为之顿减。若其气虚而且陷,或下陷过甚者,其人即呼吸顿停,昏然罔觉。愚既实验得胸中有此积气与全身有至切之关系,而尚不知此气当名为何气。涉猎方书,亦无从考证。惟《金匮》水气门,桂枝加黄芪汤下,有"大气一转,其气乃散"语之。后又见喻嘉言《医门法律》谓:"五脏六腑,大经小络,昼夜循环不息,必赖胸中大气,斡旋其间",始知胸中所积之气,当名为大气。因忆向读《内经》热论篇有"大气皆去病日已矣"之语,王氏注大气,为大邪之气也。若胸中之气,亦名为大气,仲景与喻氏果何所本。且二书中亦未尝言及下陷。于是复取《内经》挨行逐句细细研究,乃知《内经》所谓大气,有指外感之气言者,有指胸中之气言者。且知《内经》之所谓宗气,亦即胸中之大气。并其下陷之说,《内经》亦尝言之。煌煌圣言,昭如日星,何数千年著述诸家,不为之大发明耶。(《医学衷中参西录·治大气下陷方·升陷汤》)

(七)当归四逆汤

[**组成**]　当归三两　桂枝去皮,三两　芍药三两　细辛三两　大枣擘,二十五枚　甘草炙,二两　通草二两

[**功效**]　温中散寒,活血通脉。

[**主治**]　手足厥寒,脉细欲绝者,当归四逆汤主之。

[加减] 若其人内有久寒者,宜当归四逆加吴茱萸生姜汤。

即前方加吴茱萸二升,生姜半斤切,以水六升、清酒六升,和煮取五升,去滓,分温五服。

[方论] 沈尧封曰:叔和释脉法,细极谓之微,即此之脉细欲绝,即与脉微相浑。不知微者,薄也,属阳气虚,细者小也,属阴血虚,薄者未必小,小者未必薄也。盖荣行脉中,阴血虚则实其中者少,脉故小;卫行脉外,阳气虚则约乎外者怯,脉故薄。况前人用微字,多取薄字意,试问:"微云淡河汉",薄乎?细乎?故少阴论中脉微欲绝,用通脉四逆主治回阳之剂也。此之脉细欲绝,用当归四逆主治补血之剂也。两脉阴阳各异,岂堪混释!(《医学衷中参西录·厥阴病当归四逆汤及加吴茱萸生姜汤证》)

四、临证医案

(一)喘证

徐益林,住天津一区,年三十四岁,业商,得肺痨痰喘证。病因:因弱冠时游戏竞走,努力过度伤肺,致有喘病,入冬以来又兼咳嗽。证候:平素虽有喘证,然安养时则不犯,入冬以来,寒风陡至,出外为风所袭,忽发咳嗽。咳嗽不已,喘病亦发,咳喘相助为虐,屡次延医,服药不愈,夜不能卧。其脉左部弦细而硬,右部濡而兼沉,至数如常。诊断:此乃气血两亏,并有停饮之证,是以其左脉弦细者,气虚也。弦细兼硬者,肝血虚津液短也。其右脉濡者,湿痰留饮也。濡而兼沉者,中焦气化亦有所不足也。其所以喘而且嗽者,亦痰饮上溢之所迫致也。拟用小青龙汤,再加滋补之药治之。处方:生怀山药一两、当归身四钱、天冬四钱、寸麦冬四钱、生杭芍三钱、清半夏三钱、桂枝尖二钱五分、五味子捣碎二钱、杏仁去皮二钱、干姜钱半、细辛一钱、甘草钱半、生姜三片。共煎一大盅,温饮下。方解:凡用小青龙汤,喘者去麻黄加杏仁,此定例也。若有外感之热者,更宜加生石膏,此证无外感之热,故但加二冬以解姜、桂诸药之热。复诊:将药煎服一剂,其喘即愈。又继服两剂,咳嗽亦愈强半,右脉已不沉,似稍有力,左脉仍近弦硬,拟再以健胃养肺滋生血脉之品。处方:生怀山药一两、生百合五钱、大枸杞子五钱、天冬五钱、当归身三钱、苏子炒捣钱半、川贝母三钱、白术炒三钱、生薏米捣碎三钱、生远志二钱、生鸡内金黄色的捣钱半、甘草钱半。共煎汤一大盅,温服。效果:将药连服四剂,咳嗽痊愈,脉亦调和如常矣。(《医学衷中参西录·虚劳喘嗽门·肺痨痰喘》)

(二)痰饮

一妇人年三十许。身形素丰,胸中痰涎郁结,若碍饮食,上焦时觉烦热,偶服礞石滚痰丸有效,遂日日服之。初则饮食加多,继则饮食渐减,后则一日不服,即不能进饮食。又久服之,竟分毫无效,日仅一餐,进食少许,犹不能消化。且时觉热气上腾,耳鸣欲聋,始疑药不对证。求愚诊治,其脉象浮大,按之甚软。愚曰:"此证心肺阳虚,脾胃气弱,为服苦寒攻泻之药太过,故病证脉象如斯也。"拟治以理饮汤。病家谓,从前医者,少用桂、附即不能容受,恐难再用热药。愚曰:"桂、附原非正治心肺脾胃之药,况又些些用之,病重药轻,宜其不受。若拙拟理饮汤,与此证针芥相投,服之必无他变。若畏此药,不敢轻服,单用干姜五钱试服亦可"。病家依愚言,煎服干姜后,耳鸣即止,须臾觉胸次开通。继投以理饮汤(白术四钱、干姜五钱、桂枝二钱、炙甘草二钱、茯苓片二钱、白芍二钱、橘红一钱半、川厚朴一钱半。编者注),服数剂,心中亦觉凉甚。将干姜改用一两,又服二十余剂,病遂除根。(《医学衷中参西录·治痰饮方》)

(三)奔豚

张继武,住天津河东吉家胡同,年四十五岁,业商,得冲气上冲兼奔豚证。病因:初秋之时,患赤白痢证,医者两次用大黄下之,其痢愈而变为此证。证候:每夜间当丑寅之交,有气起自下焦挟热上冲,行至中焦觉闷而且热,心中烦乱,迟十数分钟其气上出为呃,热即随之消矣。其脉大致近和平,惟两尺稍浮,按之不实。

诊断：此因病痢时，连服大黄下之，伤其下焦气化，而下焦之冲气遂挟肾中之相火上冲也。其在丑寅之交者，阳气上升之时也。宜用仲师桂枝加桂汤加减治之。处方：桂枝尖四钱、生怀山药一两、生芡实捣碎六钱、清半夏水洗三次四钱、生杭芍四钱、生龙骨捣碎四钱、生牡蛎捣碎四钱、生麦芽三钱、生鸡内金黄色的捣二钱、黄柏二钱、甘草二钱。共煎汤一大盅，温服。效果：将药煎服两剂，病愈强半，遂即原方将桂枝改用三钱，又加净萸肉、甘枸杞各四钱，连服三剂痊愈。

按：凡气之逆者可降，郁者可升，惟此证冲气挟相火上冲，则升降皆无所施。桂枝一药而升降之性皆备，凡气之当升者遇之则升，气之当降者遇之则降，此诚天生使独而为不可思议之妙药也；山药、芡实皆能补肾，又皆能敛戢下焦气化，龙骨、牡蛎亦收敛之品，然敛正气而不敛邪气，用于此证初无收敛过甚之虞，此四药并用，诚能于下焦之气化培养而镇安之也；用芍药、黄柏者，一泻肾中之相火，一泻肝中之相火，且桂枝性热，二药性凉，凉热相济，方能奏效；用麦芽、鸡内金者，所以运化诸药之力也；用甘草者，欲以缓肝之急，不使肝木助气冲相火上升也。至于服药后病愈强半，遂减轻桂枝加萸肉、枸杞者，俾肝肾壮旺自能扫除病根。至医界同人，或对于桂枝升降之妙用而有疑义者，观本书三期二卷参赭镇气汤后所载单用桂枝治愈之案自能了然。（《医学衷中参西录·气病门·冲气上冲兼奔豚》）

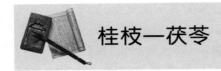

桂枝—茯苓

一、配伍解读

桂枝为宣通水饮之妙药,茯苓为淡渗水饮之要品,又为二方(即苓桂术甘汤与金匮肾气丸)之所同乎。(《医学衷中参西录·治癃闭方·加味苓桂术甘汤》)

桂枝味辛微甘,性温。力善宣通,能升大气即胸之宗气,降逆气如冲气肝气上冲之类,散邪气如外感风寒之类。仲景苓桂术甘汤用之治短气,是取其能升也。(《医学衷中参西录·桂枝解》)

茯苓气味俱淡,性平。为渗湿利痰之主药。然其性纯良,泻中有补,虽为渗利之品,实能培土生金,有益于脾胃及肺。且以其得松根有余之气,伏藏地中不外透生苗,故又善敛心气之浮越以安魂定魄,兼能泻心下之水饮以除惊悸,又为心经要药。且其伏藏之性,又能敛抑外越之水气转而下注,不使作汗透出,兼为止汗之要药也。(《医学衷中参西录·茯苓茯神解》)

二、功效主治

辛散温阳,淡渗利湿,宣通水液,健脾理中,祛痰化饮,消肿利尿。

三、代表方剂

(一)五苓散

[组成] 猪苓去皮,十八铢　泽泻一两六铢　白术十八铢　茯苓十八铢　桂枝去皮,半两

[功效] 健脾益气,利湿祛水。

［主治］　太阳病，发汗后，大汗出，口渴，胃中干，烦躁不得眠，小便不利，消渴，脉浮。

［方论］　其方取其能利湿兼能透表，又能健运脾胃以助利湿透表之原动力，其病当瘥矣。（《医学衷中参西录·答徐韵英读《伤寒论》质疑四则》）

(二)茯苓甘草汤

［组成］　茯苓二两　桂枝去皮，二两　甘草炙，一两　生姜切，三两

［功效］　温中散寒，健脾祛湿。

［主治］　伤寒，汗出而渴者，五苓散主之；不渴者，茯苓甘草汤主之。

［方论］　茯苓固治心悸之要药，亦治汗出之主药。仲景治伤寒汗出而渴者五苓散，不渴者茯苓甘草汤。伤寒厥而心下悸者宜先治水，当服茯苓甘草汤。可知心悸者汗出过多，心液内涸，肾水上救入心则悸，余药不能治水，故用茯苓以镇之。是证心悸不寐，其不寐由心悸而来，即心悸亦从汗出而来，其壮热口渴不引饮、脉滑，皆有水气之象，今幸遇种苓家，否则汗出不止，终当亡阳，水气凌心，必当灭火，是谁之过欤？余引咎而退。（《医学衷中参西录·茯苓茯神解》）

(三)加味苓桂术甘汤

［组成］　于术三钱　桂枝尖二钱　茯苓片二钱　甘草一钱　干姜三钱　人参三钱　乌附子二钱　威灵仙一钱五分

［用法］　服药数剂后，小便微利；其脉沉迟如故者，用此汤送服生硫黄末四五厘。若不觉温暖，体验渐渐加多，以服后移时觉微温为度。

［主治］　治水肿小便不利，其脉沉迟无力，自觉寒凉者。

［方论］　加味苓桂术甘汤为人参汤、参附汤、四逆汤、苓桂术甘汤四个经方加减合方而成。

苓桂术甘汤，为治上焦停饮之神方。《金匮》曰："短气有微

饮,当从小便去之,苓桂术甘汤主之,肾气丸亦主之。"喻嘉言注云:"呼气短,宜用苓桂术甘汤,以化太阳膈上之气;吸气短,宜用肾气丸,以纳少阴肾经之气。"推喻氏之意,以为呼气短,则上焦阳虚,吸气短,则下焦阴虚,故二方分途施治。然以之为学人说法,以自明其别有会心则可;以之释《金匮》,谓其文中之意本如是则不可。愚临证体验多年,见有膈上气旺而膺胸开朗者,必能运化水饮,下达膀胱,此用苓桂术甘汤治饮之理也。见有肾气旺,而膀胱流通者,又必能吸引水饮,下归膀胱,此用肾气丸治饮之理也。故仲景于上焦有微饮而短气者,并出两方,任人取用其一,皆能立建功效。况桂枝为宣通水饮之妙药,茯苓为淡渗水饮之要品,又为二方之所同乎。且《金匮》之所谓短气,乃呼气短,非吸气短也。何以言之,吸气短者,吸不归根即吐出,《神农本草经》所谓吐吸,即喘之替言也。《金匮》之文,有单言喘者,又有短气与喘并举者。若谓短气有微饮句,当兼呼气短与吸气短而言,而喘与短气并举者,又当作何解耶惟论溢饮变其文曰气短似言吸气短。(《医学衷中参西录·治癃闭方·加味苓桂术甘汤》)

肿满之证,忌用甘草,以其性近壅滞也。惟与茯苓同用,转能泻湿满,故方中未将甘草减去。若肿胀甚剧,恐其壅滞者,去之亦可。至灵仙与人参并用,治气虚小便不利甚效此由实验而知,故前所载宣阳汤并用之。而其通利之性,又能运化术、草之补力,俾胀满者服之,毫无滞碍,故加之以为佐使也。若药服数剂后,脉仍如故,病虽见愈,实无大效,此真火衰微太甚,恐非草木之品所能成功。故又用生硫黄少许,以补助相火。诸家本草谓其能使大便润,小便长,补火之中大有行水之力,故用之因凉成水肿者尤良也。服生硫黄法,其中有治水肿之验案宜参观。

(四)肾气丸

[**组成**]　干地黄八两　薯蓣四两　山茱萸四两　泽泻三两　茯苓三两　牡丹皮三两　桂枝、附子炮,各一两

[**主治**]　虚劳腰痛,少腹拘急,小便不利者,八味肾气丸

主之。

[方论] 或问：劳字从火，诚以劳瘵之证，阴虚发热者居其强半。故钱仲阳之减味地黄丸；张景岳之左归饮，皆为对证良方，以其皆以熟地黄为君，大能滋真阴退虚热也。子方中何以独不用也？答曰：若论用熟地，我固过来人也。忆初读方书时，曾阅赵氏《医贯》、张氏《八阵》、冯氏《锦囊》诸书，遂确信其说。临证最喜用熟地，曾以八味地黄丸作汤，加苏子、白芍，治吸不归根之喘逆；加陈皮、白芍，治下虚上盛之痰涎；加苏子、厚朴，治肾不摄气，以致冲气上逆之胀满时病患服之觉有推荡之力，后制参赭镇气汤治此证更效，又尝减茯苓、泽泻三分之二，治女子消渴小便频数，《金匮》谓治男子消渴以治女子亦效，案详见玉液汤下，又尝去附子，加知母、白芍，治阴虚不能化阳，致小便不利积成水肿；又尝用六味地黄丸作汤，加川芎、知母，以治如破之头疼；加胆草、青黛，以治非常之眩晕；加五味、枸杞、柏子仁，以敛散大之瞳子，且信其煎汁数碗，浩荡饮之之说；用熟地四两、茯苓一两，以止下焦不固之滑泻；用熟地四两、白芍一两，以通阴虚不利之小便；又尝于一日之中用熟地斤许，治外感大病之后，忽然喘逆，脉散乱欲脱之险证此证当用后来复汤，彼时其方未拟出，惟知用熟地亦幸成功，是知冯楚瞻谓熟地能大补肾中元气诚有所试也，且不独治内伤也；又尝用熟地、阿胶大滋真阴之类，治温病脉阳浮而阴不应，不能作汗，一日连服两剂，济阴以应其阳，使之自汗详案在寒解汤下；并一切伤寒外感，因下元虚愈而邪深陷者，莫不重用熟地，补其下元，即以托邪外出。惟用以治阴虚劳热之证，轻者可效，若脉数至七八至鲜有效者。彼时犹不知改图，且以为地黄丸，即《金匮》之肾气丸，自古推为良方，此而不效，则他方更无论矣，不知肾气丸原用干地黄，即药坊间之生地也，其桂用桂枝，即《神农本草经》之牡桂也，与今之地黄丸迥不侔矣。其方《金匮》凡五见，一治"脚气上入少腹不仁"；一治"虚劳腰痛，少腹拘急，小便不利"；一治"短气有微饮，当从小便去之"；一治"男子消渴，小便反多，饮一斗，小便一斗"；一治"妇人转胞，胞系了戾，不得溺"。

统观五条,原治少腹膀胱之疾居多,非正治劳瘵之药,况后世之修制,又失其本然乎。(《医学衷中参西录·治阴虚劳热方·十全育真汤》)

至肾气丸,本方原干地黄即药房生地与桂、附同用,取其凉热相济、水火均调以奏功也。后世改用熟地,因其性偏于热,又恒去桂、附为六味丸,性虽和平,而一派滞泥,较之八味之原方迥不如矣。由斯知古方大寒、大热并用,原各具精义。《衷中参西录》中拙拟之方百余,多系步趋先民规矩而少参新解,可细阅也。(《医学衷中参西录·复相臣哲嗣毅武书》)

(五)理饮汤

[组成] 于术四钱 干姜五钱 桂枝尖二钱 炙甘草二钱 茯苓片二钱 生杭芍二钱 橘红钱半 川厚朴钱半

[功效] 温中健脾,化痰止咳。

[主治] 治因心肺阳虚,致脾湿不升,胃郁不降,饮食不能运化精微,变为饮邪。停于胃口为满闷,溢于膈上为短气,渍满肺窍为喘促,滞腻咽喉为咳吐粘涎。甚或阴霾布满上焦,心肺之阳不能畅舒,转郁而作热。或阴气逼阳外出为身热,迫阳气上浮为耳聋。然必诊其脉,确乎弦迟细弱者,方能投以此汤。

[加减] 服数剂后,饮虽开通,而气分若不足者,酌加生黄芪数钱。

[方论] 方中用桂枝、干姜以助心肺之阳而宣通之;白术、茯苓、甘草以理脾胃之湿而淡渗之茯苓、甘草同用最泻湿满;用厚朴者,叶天士谓"厚朴多用则破气,少用则通阳",欲借温通之性,使胃中阳通气降,运水谷速于行也;用橘红者,助白术、茯苓、甘草以利痰饮也。至白芍,若取其苦平之性,可防热药上僭平者主降,若取其酸敛之性,可制虚火之浮游《本经》谓芍药苦平,后世谓芍药酸敛,其味实苦而微酸。且药之热者,宜于脾胃,恐不宜于肝胆,又取其凉润之性,善滋肝胆之阴,即预防肝胆之热也。况其善利小便,小便利而痰饮自减乎。(《医学衷中参西录·治痰饮方·理饮汤》)

四、临证医案

(一)胸满

一妇人年四十许,胸中常觉满闷发热,或旬日或浃辰之间必大喘一两日,医者用清火理气之药,初服稍效,久服病转增剧。其脉沉细,几不可见,病家问系何病因,愚曰:"此乃心肺阳虚,不能宣通脾胃,以致多生痰饮也。人之脾胃属土,若地舆然,心肺居临其上,正当太阳部位膈上属太阳经,观《伤寒论》太阳篇自知,其阳气宣通微布,若日丽中天,暖光下照,而胃中所纳水谷,实藉其阳气宣通之力,以运化精微而生气血,传送渣滓而为二便,清升浊降痰饮何由而生。惟心肺阳虚,不能如离照当空,脾胃即不能藉其宣通之力以运化传送,于是饮食停滞胃口,若大雨之后阴雾连旬,遍地污淖不能干渗而痰饮生矣。痰饮既生,日积月累,郁满上焦则作闷,渍满肺窍则作喘,阻遏心肺阳气不能四布则作热。或逼阳气外出则周身发热,迨阳气上浮则目眩耳聋。医者不知病源,犹用凉药清之,勿怪其久而增剧也。"病家甚韪愚言,遂为开理饮汤方(白术四钱、干姜五钱、桂枝二钱、炙甘草二钱、茯苓二钱、生白芍二钱、橘红一钱半、厚朴一钱半。编者注),服一剂心中热去,数剂后转觉凉甚,遂去芍药,连服二十余剂,胸次豁然,喘不再发。(《医学衷中参西录·干姜解》)

(二)消渴

一少年咽喉常常发干,饮水连连不能解渴。诊其脉微弱迟濡,当系脾胃湿寒,不能健运,以致气化不升也。投以四君子汤(人参、白术、茯苓、甘草。编者注)加干姜、桂枝尖,方中白术重用两许,一剂其渴即止。(《医学衷中参西录·白术解》)

(三)虚损

一妇人,年近五旬,常觉短气,饮食减少。屡次延医服药,或投以宣通,或投以升散,或投以健补脾胃,兼理气之品,皆分毫无效。浸至饮食日减,羸弱不起,奄奄一息,病家亦以为不治之证矣。后闻愚在其邻村,屡救危险之证,复延愚诊视。其脉弦细欲无,频吐稀涎。询其心中,言觉有物堵塞胃口,气不上达,知其为寒饮凝结也。遂投以理饮汤(白术四钱、干姜五钱、桂枝二钱、炙甘草二钱、茯苓片二钱、生杭芍二钱、橘红钱半、川厚朴钱半。主治因心肺阳虚,致脾湿不升,胃郁不降,饮食不能运化精微,变为饮邪。编者注),方中干姜改用七钱,连服三剂,胃口开通。又觉呼吸无力,遂于方中加生黄三钱,连服十余剂,病痊愈。方书谓,饮为水之所结,痰为火之所凝,是谓饮凉而痰热也。究之饮证亦自分凉热,其热者,多由于忧思过度,甚则或至癫狂,虽有饮而恒不外吐。其凉者,则由于心肺阳虚,如方名下所言种种诸情状。且其证,时吐稀涎,常觉短气,饮食廉少,是其明征也后世谓痰之稀者为饮,稠者为痰,与《金匮》所载四饮名义不同。(《医学衷中参西录·治痰饮方·理饮汤》)

桂枝—生姜/干姜

一、配伍解读

用生姜宣三焦少阳之气，从连网达腠理，以散外邪。而尤重在桂枝一味，能宣心阳，从小肠连网，以达于外，使营血充于肌肉间，而邪不得留也。(《医学衷中参西录·治伤寒方·加味桂枝代粥汤》)

张锡纯按：桂枝原为平肝木得桂则枯，且其味辛属金，金能制木也和脾气香能醒脾，辛温之性，又善开脾痹之圣药，而辅以芍药、甘草、姜、枣，又皆为柔肝扶脾之品。

二、功效主治

辛温解表，发表散寒，温中和胃，降逆止呕。主治伤寒感冒，发热，咳嗽，喘证，呕吐，痞满，胸胁苦满，癃闭，中风、慢惊风等。

三、代表方剂

(一)桂枝附子汤

[组成]　桂枝去皮,四两　附子三枚炮、去皮,破八片　甘草炙,二两　生姜切,三两　大枣擘,十二枚

[主治]　伤寒八九日，风湿相搏，身体疼烦，不能自转侧，不呕不渴，脉浮虚而涩。

[方论]　陈修园曰："附子主寒湿，诸家俱能解到，而仲景用之，则化而不可知之谓神。且夫人之所以生者阳也，亡阳则死。亡字分二音，一无方切，音忘，逃也，即《春秋传》'出亡'之义；一微

夫切,音无,无也,《论语》'亡而为有'。《孟子》'问有余,曰亡矣'之义也。误药大汗不止为亡阳,如唐之幸蜀,仲景用四逆汤、真武汤等法以迎之;吐利厥冷为亡阳,如周之守府,仲景用通脉四逆汤、姜附汤以救之。且太阳之标阳外呈而发热,附子能使之交于少阴而热已,少阴之神机病,附子能使自下而上而脉生,周身通达而厥愈。合苦甘之芍、草而补虚,合苦淡之苓、芍而温固,玄妙不能尽述"。

按:其立法与《本经》之说不同,岂仲景之创见软?然《本经》谓气味辛温有大毒七字,仲景即于此悟出附子大功用。温得东方风木之气,而温之至则为热,《内经》所谓'少阴之上君火主之,是也;辛为西方燥金之味,而辛之至则反润,《内经》所谓'辛以润之'是也。凡物性之偏处则毒,偏而至于无可加处则大毒,因大毒二字,知附子之温为至极,辛为至极也。"(《医学衷中参西录·附子乌头天雄解》)

(二)炙甘草汤

[**组成**] 甘草炙,四两 生姜切,三两 桂枝去皮,三两 人参二两 生地黄一斤 阿胶二两 麦门冬半升 麻子仁半升 大枣擘,三十枚

[**用法**] 上九味,以清酒七升,水八升,先煮八味,取三升,去滓,纳胶,烊化消尽,温服一升,日三服,一名复脉汤。

[**主治**] 心悸,伤寒中风,脉结代。(《医学衷中参西录·太阳病炙甘草汤证》)

(三)升降汤

[**组成**] 野台参二钱 生黄芪二钱 白术二钱 广陈皮二钱 川厚朴二钱 生鸡内金捣细,二钱 知母三钱 生杭芍三钱 桂枝尖一钱 川芎一钱 生姜二钱

[**功效**] 益气健脾,疏肝解郁。

[**主治**] 肝郁脾弱,胸胁胀满,不能饮食。(《医学衷中参西录·升降汤》)

四、临证医案

(一)伤寒

曾治一人,冬日得伤寒证,胸中异常烦躁,医者不识为大青龙汤证,竟投以麻黄汤,服后分毫无汗,胸中烦躁益甚,自觉屋隘莫能容,诊其脉洪滑而浮,治以大青龙汤(麻黄去节六两,桂枝去皮二两,甘草炙二两,杏仁去皮尖五十个,生姜切三两,大枣擘十二枚,石膏如鸡子大碎,如鸡子大当有今之三两。编者注),为加天花粉八钱,服后五分钟,周身汗出如洗,病若失。(《医学衷中参西录·太阳病大青龙汤证》)

(二)心悸

一媪年近六旬。资禀素弱,又兼家务劳心,遂致心中怔忡,肝气郁结,胸腹胀满,不能饮食,舌有黑苔,大便燥结,十数日一行。广延医者为治,半载无效,而羸弱支离,病势转增。后愚诊视,脉细如丝,微有弦意,幸至数如常,知犹可治。遂投以升降汤(野台参二钱、生黄芪二钱、白术二钱、陈皮二钱、厚朴二钱、生鸡内金二钱、知母三钱、生白芍三钱、桂枝一钱、川芎一钱、生姜二钱;主治肝郁脾弱,胸胁胀满,不能饮食),为舌黑便结,加鲜地骨皮一两,数剂后,舌黑与便结渐愈,而地骨皮亦渐减。至十剂病愈强半,共服百剂,病愈而体转健康。(《医学衷中参西录·治气血郁滞肢体疼痛方》)

(三)神昏

一妇人年近四旬,素患寒饮,平素喜服干姜、桂枝等药。时当严冬,因在冷屋察点屋中家具为时甚久,忽昏仆于地,舁诸床上,自犹能言,谓适才觉凉气上冲遂至昏仆,今则觉呼吸十分努力气息始通,当速用药救我,言际忽又昏愦,气息几断。时愚正在其村为他家治病,急求为诊视,其脉微细若无,不足四至,询知其素日禀赋及此次得病之由,知其为寒实结胸无疑,取药无及,急用胡椒_{辛热之品能开寒结}三钱捣碎,煎两三沸,徐徐灌下,顿觉呼吸顺利,不再昏厥。遂又为疏方,干姜、生怀山药各六钱,白术、当归各四钱,桂枝尖、半夏、甘草各三钱,厚朴、陈皮各二钱,煎服两剂,病愈十之八九。又即原方略为加减,俾多服数剂,以善其后。

谨案:有以胡椒非开结之品何以用之而效为问者,曰:此取其至辛之味以救一时之急,且辛热之品能开寒结,仲景通脉四逆汤所以加重干姜也。又有以腹满用厚朴,胸满用枳实,此两证均系结胸,何以不用枳实而用厚朴为问者,曰:枳实性凉,与寒实结胸不宜;厚朴性温,且能通阳故用也。受业张塈谨注(《医学衷中参西录·太阳病小陷胸汤证》)

(四)痞满

一人年近三旬,胸中素多痰饮,平时呼吸其喉间恒有痰声。时当孟春上旬,冒寒外出,受凉太过,急急还家,即卧床上,歇息移时,呼之吃饭不应,视之有似昏睡,呼吸之间痰声漉漉,手摇之使醒,张目不能言,自以手摩胸际,呼吸大有窒碍。延医治之,以为痰厥,概治以痰厥诸方皆无效。及愚视之,抚其四肢冰冷,其脉沉细欲无,因晓其家人曰:此寒实结胸证,非用《伤寒论》白散不可。遂急购巴豆去皮及心,炒黑捣烂,纸裹数层,压去其油药局中名为巴豆霜,恐药局制不如法,故自制之,秤准一分五厘,开水送下,移时胸中有开通之声,呼吸顿形顺利,可作哼声,进米汤半碗。翌晨又服一剂,大便通下,病大轻减,脉象已起,四肢已温,可以发言,至言从前精神昏愦似无知觉,此时觉胸中似满闷。遂又为开干姜、桂枝尖、人参、厚朴诸药为一方,俾多服数剂以善其后。(《医学衷中参西录·太阳病小陷胸汤证》)

(五)泄泻

一妇人,年四十许。上焦满闷烦躁,思食凉物,而偶食之,则满闷益甚。且又黎明泄泻,日久不愈,满闷益甚,将成臌胀。屡次延医服药,多投以半补半破之剂,或佐以清凉,或佐以收涩,皆分毫无效。后愚诊视,脉象弦细而迟。知系寒饮结胸,阻塞气化。欲投以理饮汤(白术四钱、干姜五钱、桂枝二钱、炙甘草二钱、茯苓片二钱、生杭芍二钱、橘红钱半、川厚朴钱半。编者注),病家闻而迟疑,似不敢服。亦俾先煎干姜数钱服之,胸中烦躁顿除。为其黎明泄泻,遂将理饮汤去厚朴、白芍,加生鸡内金钱半,补骨脂三钱,连服十余剂,诸病皆愈。(《医学衷中参西录·治痰饮方·理饮汤》)

(六)中风

曾治一媪,年五十许,于仲冬忽然中风昏倒,呼之不应,其胸中似有痰涎壅滞,大碍呼吸。诊其脉,微细欲无,且迟缓,知其素有寒饮,陡然风寒袭入,与寒饮凝结为恙也。急用胡椒三钱捣碎,煎两三沸,取浓汁多半茶杯灌之,呼吸顿觉顺利。继用干姜六钱,桂枝尖、当归各三钱,连服三剂,可作呻吟,肢体渐能运动,而左手足仍不能动。又将干姜减半,加生黄芪五钱,乳香、没药各三钱,连服十余剂,言语行动遂复其常。(《医学衷中参西录·治内外中风方·搜风汤》)

(七)癃闭

奉天省公署护兵石玉和,忽然小便不通。入西医院治疗,西医治以引溺管,小便通出。有顷,小便复存蓄若干。西医又纳以橡皮管,使久在其中,有溺即通出。乃初虽稍利,继则小便仍不能出。遂来院求为诊治。其脉弦迟细弱,自言下焦疼甚且凉甚。知其小便因凉而凝滞也。为拟方用人参、椒目、怀牛膝各五钱,附子、肉桂、当归各三钱,干姜、小茴香、威灵仙、甘草、没药各二钱。连服三剂,腹疼及便闭皆愈。遂停汤药,俾日用生硫黄细末钱许分两次服下,以善其后。

方中之义人参、灵仙并用,可治气虚小便不利;椒目、桂、附、干姜并用,可治因寒小便不利;又佐以当归、牛膝、茴香、没药、甘草诸药,或润而滑之,或引而下之,或馨香以通窍,或温通以开瘀,或和中以止疼,众药相济为功,所以奏效甚速也(《医学衷中参西录·论水臌气臌治法》也录有本案。编者注)。(《医学衷中参西录·《伤寒论》少阴篇桃花汤是治少阴寒痢非治少阴热痢

解》)

(八)痿证

大樊庄顾子安,患肢体痿废,时当溽暑,遍延中西医诊治无效。锡光用《衷中参西录》加味黄芪五物汤(生箭芪一两、于术五钱、当归五钱、桂枝尖三钱、秦艽三钱、广陈皮三钱、生杭芍五钱、生姜五片。主治历节风证,周身关节皆疼,或但四肢作疼,足不能行步,手不能持物。编者注)治之,连服数剂痊愈。(《医学衷中参西录·王锡光来函》)

(九)腿痛

又族兄泰,年三十余,素强壮无病。壬戌中秋,因在田间掘墼,劳苦过甚,自觉气力不支,即在墼中吃烟休息,少缓须臾又复力作。至晚归家时,途中步行,觉两腿酸木不仁。及至夜间,两腿抽疼甚剧。适生在里,其弟叩门求为往治。诊其脉,迟滞而细,号呼不已,气逆不顺,身冷,小溲不利。遂用《衷中参西录》活络效灵丹(当归五钱、丹参五钱、生明乳香五钱、生明没药五钱。编者注)方,加白芍三钱,桂枝尖二钱,生姜三片。一剂腿疼大减,小便即利,身冷亦退。再剂,霍然痊愈。(《医学衷中参西录·相臣哲嗣毅武来函》)

(十)大气下陷

一童子年十三四,心身俱觉寒凉,饮食不化,常常短气,无论服何热药,皆分毫不觉热。其脉微弱而迟,右部兼沉。知其心肺阳分虚损,大气又下陷也。为制此汤(回阳升陷汤:生黄芪八钱、干姜六钱、当归四钱、桂枝三钱、甘草一钱;主治心肺阳虚,大气又下陷,症见心冷、背紧、恶寒,常觉短气。编者注),服五剂,短气已愈,身心亦不若从前之寒凉。遂减桂枝之半,又服数剂痊愈。俾停药,日服生硫黄分许,以善其后。(《医学衷中参西录·治大气下陷方》)

(十一)咽干

一少年咽喉常常发干,饮水连连不能解渴。诊其脉微弱迟濡,当系脾胃湿寒,不能健运,以致气化不升也。投以四君子汤加干姜、桂枝尖,方中白术重用两许,一剂其渴即止。(《医学衷中参西录·白术解》)

柴胡—桂枝

一、配伍解读

平肝之药,以桂为最要,肝属木,木得桂则枯也以桂作钉钉树其树立枯,而单用之则失于热。(《医学衷中参西录·治吐衄方·秘红丹》)

柴胡能舒肝气之郁,而不能平肝木之横恣,桂枝其气温升温升为木气,能舒肝气之郁结则胁疼可愈,其味辛辣辛辣为金味,更能平肝木横恣则胃疼亦可愈也。惟其性偏于温,与肝血虚损有热者不宜。桂枝之妙用,不但为升肝要药,实又为降胃要药。《金匮》桂枝加桂汤,治肾邪奔豚上干直透中焦,而方中以桂枝为主药,是其能降胃之明征也。再上溯《神农本草经》,谓桂枝主上气咳逆及吐吸吸不归根即吐出,即后世所谓喘也,是桂枝原善降肺气,然必胃气息息下行,肺气始能下达无碍。细绎经旨,则桂枝降胃之功用,更可借善治上气咳逆吐吸而益显也。(《医学衷中参西录·肢体疼痛门·胁下疼兼胃口疼》)

二、功效主治

疏肝解郁,理气止痛,和胃降逆,辛散解表。主治喘证、肝气郁结、颤证、癥瘕、水肿、虚损、痿证、闭经、产后痞满、产后胁痛、阴挺、睾丸/阴囊肿大等病证。

三、代表方剂

(一)柴胡桂枝汤

[组成] 柴胡四两　桂枝一两半　人参一两半　甘草炙,一

两　半夏洗，二合半　黄芩一两半　芍药一两半　大枣擘，六枚　生姜切，一两半

[主治]　伤寒六七日，发热，微恶寒，肢节烦疼，微呕，心下支结，外证未去者，柴胡桂枝汤主之。(《医学衷中参西录·徐伯英论审定硝石矾石散》)

(二)柴胡加龙骨牡蛎汤

[组成]　柴胡四两　龙骨、黄芩、生姜切、铅丹、人参、桂枝去皮、茯苓各一两半　半夏洗，二合半　大黄二两　牡蛎熬，一两半　大枣擘，六枚

[主治]　伤寒八九日，下之，胸满烦惊，小便不利，谵语，一身尽重，不可转侧者，柴胡加龙骨牡蛎汤主之。

[方论]　徐灵胎曰：龙得天地元阳之气以生，藏时多，见时少，其性主动而能静，故其骨最黏涩，能收敛正气，凡心神耗散、肠胃滑脱之疾皆能已之。且敛正气而不敛邪气，所以仲景于伤寒之邪气未尽者亦用之。

上所录徐氏议论极精微，所谓敛正气而不敛邪气，外感未尽亦可用之者，若仲景之柴胡加龙骨牡蛎汤、桂枝甘草龙骨牡蛎汤诸方是也。愚于伤寒、温病，热实脉虚，心中怔忡，精神骚扰者，恒龙骨与萸肉、生石膏并用，即可随手奏效有案载萸肉条下可参观。至其谓龙为元阳之气所生，愚因之则别有会心，天地有元阳，人身亦有元阳，气海中之元气是也。此元气在太极为未判阴阳，包括为先天生生之气即无极也。由此阳气上升而生心，阳气下降而生肾，阴阳判而两仪立矣。心阳也，而中藏血液；肾阴也，而中藏相火，阴中有阳，阳中有阴，而四象成矣。龙为天地之元阳所生，是以元气将涣散者，重用龙骨即能敛住，此同气感应之妙用也。且元气之脱，多由肝经肝系下与气海相连，故元气之上脱者必由肝经，因肝主疏泄也。夫肝之取象为青龙，亦与龙骨为同气，是以龙骨之性，既能入气海以固元气，更能入肝经以防其疏泄元气，此乃天生妙药，是以《本经》列之上品也。且为其能入肝敛戢肝木，愚于忽然

中风肢体不遂之证,其脉甚弦硬者,知系肝火肝风内动,恒用龙骨同牡蛎加于所服药中以敛戢之,至脉象柔和其病自愈。三期七卷有镇肝熄火汤,五期三卷有建瓴汤,皆重用龙骨,方后皆有验案可参观。(《医学衷中参西录·论吴氏〈温病条辨〉二甲复脉三甲复脉二汤》)

四、临证医案

(一)喘证

一人,年四十八。素有喘病,薄受外感即发,每岁反复二三次。医者投以小青龙加石膏汤辄效。一日反复甚剧,大喘昼夜不止。医者投以从前方两剂,分毫无效。延愚诊视,其脉数至六至,兼有沉濡之象。疑其阴虚不能纳气,故气上逆而作喘也。因其脉兼沉濡,不敢用降气之品。遂用熟地黄、生山药、枸杞、玄参大滋真阴之品,大剂煎汤,送服人参小块人参用块之理详见第一卷十全育真汤下二钱。连服三剂,喘虽见轻,仍不能止。复诊视时,见令人为其捶背,言背常发紧,捶之则稍轻,呼吸亦稍舒畅。此时,其脉已不数,仍然沉濡。因细询此次反复之由,言曾努力搬运重物,当时即觉气分不舒,迟两三日遂发喘。乃恍悟,此证因阴虚不能纳气,故难于吸。因用力太过,大气下陷,故难于呼。其呼吸皆须努力,故呼吸倍形迫促。但用纳气法治之,止治其病因之半,是以其喘亦止愈其半也。遂改用升陷汤(生箭芪六钱、知母三钱、柴胡一钱五分、桔梗一钱五分、升麻一钱。主治胸中大气下陷,气短不足以息,或努力呼吸,有似乎喘;或气息将停,危在顷刻。编者注),方中升麻、柴胡、桔梗,皆不敢用,以桂枝尖三钱代之。又将知母加倍,再加玄参四钱,连服数剂痊愈。(《医学衷中参西录·治大气下陷方·升陷汤》)

(二)颤证

又族侄妇,年二十余,素性谨言,情志抑郁。因气分不舒,致四肢痉挛颤动,呼吸短促,胸中胀闷,约一昼夜。先延针科医治,云是鸡爪风,为刺囟门及十指尖,稍愈,旋即复作如故。其脉左部弦细,右部似有似无,一分钟数至百至。其两肩抬动,气逆作喘。询知其素不健壮,廉于饮食。盖肝属木而主筋,肝郁不舒则筋挛;肝郁恒侮其所胜,故脾土受伤而食少。遂为开《衷中参西录》培脾舒肝汤(于术三钱、生黄芪三钱、陈皮二钱、川厚朴二钱、桂枝尖钱半、柴胡钱半、生麦冬二钱、生杭芍四钱、生姜二钱。主治因肝气不舒、木郁克土,致脾胃之气不能升降,胸中满闷,常常短气。编者注)。为有逆气上干,又加生赭石细末五钱。嘱服二剂,痉挛即愈,气息亦平。遂去赭石,照原方又服数剂,以善其后。(《医学衷中参西录·相臣哲嗣毅武来函》)

(三)癥瘕

一少女,年十五。脐下左边起一癥瘕,沉沉下坠作疼,上连腰际,亦下坠作疼楚,时发呻吟。剧进常觉小便不通,而非不通也。诊其脉,细小而沉。询其得病之由,言因小便不利,便时努力过甚,其初腰际坠疼,后遂结此癥瘕。其方结时,揉之犹软,今已五阅月,其患处愈坚结。每日晚四点钟,疼即增重,至早四点钟,又渐觉轻。愚闻此病因,再以脉象参之,知其小便时努力过甚,上焦之气陷至下焦而郁结也。遂治以理郁升陷汤(生黄芪六钱、知母三钱、当归身三钱、桂枝尖一钱半、柴胡钱半、乳香不去油三钱、没药不去油三钱。主治胸中大气下陷。编者注),方中乳香、没药皆改用四钱,又加丹参三钱、升麻钱半,二剂而坠与疼皆愈。遂去升麻,用药汁送服朱血竭末钱许,连服数剂,癥瘕亦消。(《医学衷中参西录·治大气下陷方·理郁升陷汤》)

(四)水肿

友人史九州,治一妇人病黄病五六年,肌肤面目俱黄,癸亥秋感受客邪,寒热往来,周身浮肿。九州与柴胡桂枝汤和解之,二剂肿消,寒热不作。遂配硝石矾石散一剂,俾用大麦粥和服。数日后复来云:此药入腹似难容受,得无有他虑否?九州令放胆服之,倘有差错,吾愿领咎。又服两剂其黄尽失。九州欣然述之于予。

予曰:"仲圣之方固属神矣,苟非张先生之审定而阐发之,则亦沉潜汩没,黯淡无光耳。噫,古人创方固难,而今人用方亦岂易易哉!"(《医学衷中参西录·徐伯英论审定硝石矾石散》)

柴胡—麦芽

一、配伍解读

至于调肝用柴胡而又必佐以生麦芽者,因麦芽生用亦善调肝者也。且柴胡之调肝,在于升提,生麦芽之调肝,在于宣通,若因肝不舒但用柴胡以升提之,恐初服下时肋下之疼将益剧。惟柴胡之升提,与麦芽之宣通相济以成调肝气之功,则肝气之郁者自开,遏者自舒,而徐还其疏泄之常矣。且柴胡之性不但善调肝气也,《神农本草经》谓柴胡主心腹肠胃中结气,饮食积聚,寒热邪气,推陈致新。三复《神农本草经》之文,是柴胡不但善于调肝,兼能消胀满通大便矣。然柴胡非降下之药也,其于大便之当通者,能助硝黄以通之,若遇脾胃之气下溜大便泄泻者,伍以芪、术转能升举脾胃之气以止泄泻,柴胡诚妙药也哉。善于用柴胡者,自能深悟此中之妙理也。(《医学衷中参西录·阳明病三承气汤证》)

况桂枝、柴胡与麦芽,又皆为舒肝之妙品乎。从来方书中,麦芽皆是炒熟用之,惟陈修园谓麦芽生用,能升发肝气,可谓特识。盖人之元气,根基于肾,萌芽于肝,培养于脾,积贮于胸中为大气以斡旋全身。麦芽为谷之萌芽,与肝同气相求,故能入肝经,以条达肝气,此自然之理,无庸试验而可信其必然者也。然必生煮汁饮之,则气善升发,而后能遂其条达之用也。

又按:麦芽具升发之性,实兼消化之力。(《医学衷中参西录·治气血郁滞肢体疼痛方·培脾舒肝汤》)

用生麦芽者,诚以肝为将军之官,中寄相火,若但知敛之、镇之,或激动其反应之力,故又加生麦芽,以将顺其性。盖麦芽炒用能消食,生用则善舒肝气也。(《医学衷中参西录·治癫狂方·调

气养神汤》）

生麦芽生用不但能开胃，且善舒肝胆之郁。（《医学衷中参西录·论黄疸有内伤外感及内伤外感之兼证并详治法》）

至于麦芽炒用之为消食之品，生用之不但消食实能舒发肝气，宣散肝火，而痢病之后重可除也。（《医学衷中参西录·温病门·温病兼下痢》）

二、功效主治

疏肝解郁，理气止痛，健胃消食，消胀除满，导滞通便。主治肝气郁结，肝木克土，急躁易怒，胸胁胀痛，脘腹痞满/或满闷，饮食不化或停滞，大便秘结等。

三、代表方剂

培脾舒肝汤

[组成] 于术三钱 生黄芪三钱 陈皮二钱 川厚朴二钱 桂枝尖钱半 柴胡钱半 生麦芽二钱 生杭芍四钱 生姜二钱

[功效] 益气养阴，疏肝理气。

[主治] 治因肝气不舒、木郁克土，致脾胃之气不能升降，胸中满闷，常常短气。

[方论] 脾主升清，所以运津液上达。胃主降浊，所以运糟粕下行。白术、黄芪为补脾胃之正药，同桂枝、柴胡，能助脾气之升，同陈皮、厚朴，能助胃气之降。清升浊降满闷自去，无事专理肝气，而肝气自理。况桂枝、柴胡与麦芽，又皆为舒肝之妙品乎。用芍药者，恐肝气上升，胆火亦随之上升，且以解黄芪、桂枝之热也。用生姜者，取其辛散温通，能浑融肝脾之气化于无间也。（《医学衷中参西录·治气血郁滞肢体疼痛方·培脾舒肝汤》）

四、临证医案

(一)便秘

邻村霍印科,愚师兄弟也,当怒动肝火之余感受伤寒,七八日间腹中胀满,大便燥结,医者投以大承气汤,大便未通下,胁下转觉疼不可支。其脉左部沉弦有力,知系肝经气郁火盛,急用柴胡三钱,生麦芽一两,煎汤服后,至半点钟胁下已不觉疼,又迟一点余钟,大便即通下。大便下后,腹即不胀,而病脱然痊愈矣。

此案实仿前案(《医学衷中参西录·阳明病三承气汤证》:邑中名医刘肃亭蕴度先生,愚初学医时,家中常延之,一日,见先生治一伤寒热入阳明大便燥结证,从前医者,投以大承气汤两剂不下,继延先生治之,单用威灵仙三钱,煎汤服后大便通下,病亦遂愈。愚疑而问曰:威灵仙虽能通利二便,以较硝、黄攻下之力实远不如,乃从前服大承气汤两剂大便不下,何先生只用威灵仙三钱而大便即下乎?答曰:其中原有妙理,乃前后所用之药相借以成功也。盖其从前所服之大承气汤两剂,犹在腹中,因其脏腑之气化偶滞,药力亦随之停顿,借威灵仙走窜之力以触发之,则硝、黄力之停顿者,可陡呈其开通攻决之本性,是以大便遂通下也。是威灵仙之于硝、黄,犹如枪炮家导火之线也。愚闻如此妙论,顿觉心地开通,大有会悟,后有仿此医案之时,亦随手奏效。因并录之于此,由此知医学虽贵自悟,亦必启发之有自也。编者注)之义,亦前后药力相借以通大便也。盖肾为二便之关,肝行肾之气,肝又主疏泄,大便之通与不通,实与肝有关系也。调其肝郁,即可以通行大便,此中原有至理。(《医学衷中参西录·阳明病三承气汤证》)

(二)胁痛

邻村西楼庄,李姓妇,年近四旬,得胁下疼证。病因:平素肝气不舒,继因暴怒,胁下陡然作疼。证候:两胁下燉疼甚剧,呻吟不止,其左胁之疼尤甚,倩人以手按之则其疼稍愈,心中时觉发热,恶心欲作呕吐,脉左右两部皆弦硬。诊断:此肝气胆火相助横恣,欲上升而不能透膈,郁于胁下而作疼也。当平其肝气泻其胆火,其疼自愈。处方:川楝子捣碎八钱、生杭芍四钱、生明没药四钱、生麦芽三钱、三棱三钱、莪术三钱、茵陈二钱、龙胆草二钱、连翘三钱。磨取生铁锈浓水,煎药取汤一大盅,温服。方解:方中川楝、芍药、龙胆,引气火下降者也;茵陈、生麦芽,引气火上散者也;三棱、莪术,开气火之凝结;连翘、没药,消气火之弥漫。用铁锈水煎药者,借金之余气,以镇肝胆之木也。效果:煎服一剂后其疼顿止,而仍觉气分不舒,遂将川楝、三棱、莪术各减半,再加柴胡二钱,一剂痊愈。(《医学衷中参西录·肢体疼痛门·胁疼》)

柴胡—黄芩

一、配伍解读

方中(加味小柴胡汤。编者注)用柴胡以升少阳之邪,草果、生姜以祛太阳之寒,黄芩、知母以清阳明之热。(《医学衷中参西录·治疟疾方·加味小柴胡汤》)

二、功效主治

辛凉解表,清泻肺热,疏肝解郁,除烦止呕。主治伤寒感冒,发热,往来寒热,胸胁苦满,默默不欲饮食,心烦喜呕,腹中急痛,或胁下痞硬等病证。

三、代表方剂

(一)小柴胡汤

[组成] 柴胡八两 黄芩三两 人参三两 甘草三两 半夏洗,半升 生姜切,三两 大枣擘,十二枚

后世用小柴胡汤分量:柴胡八钱 黄芩三钱 人参三钱 甘草三钱 清半夏四钱 生姜切,三钱 大枣擘,四枚

[功效] 和解表里,疏肝解郁。

[主治] 伤寒或中风,身热恶风,往来寒热,胸胁苦满,默默不欲饮食,心烦喜呕,腹中急痛,或胸中烦而不呕,或渴,或胁下痞硬,或心下悸、小便不利,或不渴身有微热,或咳,阴脉弦,脉沉紧。

[加减] 若胸中烦而不呕,去半夏、人参,加栝蒌实一枚。若渴者,去半夏,加人参,合前成四两半,栝蒌根四两。若腹中痛,去黄芩,加芍药三两。若胁下痞硬,去大枣,加牡蛎四两。若心下

悸,小便不利者,去黄芩,加茯苓四两。若不渴,外有微热者,去人参,加桂枝三两,温覆取微汗愈。若咳者,去人参、大枣、生姜,加五味子半升,干姜二两。

[**方论**] 唐容川曰:柴胡之力,能透胸前之膈。而仲景用柴胡以治少阳,其义尤精。少阳者,水中之阳,发于三焦,以行腠理,寄居胆中,以化水谷。必三焦之膜网通畅,肝胆之木火清和,而水中之阳乃能由内达外。柴胡茎中虚松有白瓤通气,象人身三焦之膜网。膜网有纹理与肌肤筋骨相凑,故名腠理。少阳木火郁于腠理而不达者,则作寒热。惟柴胡能达之,以其松虚象腠理能达阳气,且味清苦,能清三焦之火与胆中之火。其兼治太阳阳明者,则是通三焦之路,以达其气,乃借治非正治也。

小柴胡汤本为少阳之方,而太阳、阳明、厥阴篇皆用之。诚以少阳介于太阳、阳明之间,又与厥阴脏腑相连,故三经中,亦皆有小柴胡证也。

血弱气衰腠理开,邪气因入,与正气相搏,结于胁下,正邪分争,往来寒热,休作有时,默默不欲饮食,脏腑相连,其痛必下,邪高痛下,故使呕也,小柴胡汤主之。陈修园曰:此言太阳之气结于胁下,而伤太阴、阳明之气,亦当借少阳之枢而转出也。

小柴胡汤,虽兼主手、足少阳,而实注重足少阳。

少阳经所居之部位,介太阳、阳明之间,此指手少阳而言,三焦所属之腠理也。而其传经之次第,乃在阳明之后,此指足少阳而言,胆经所属之板油也。板油与包脾之膜油相近,故从此可传太阴。小柴胡证多兼咳,其咳者咳吐黏涎也。乃太阴湿气,经少阳之热炼铄而成。是以愚验此证,常以吐黏涎为的。而方中之参、草、大枣,亦所以补助脾经,断其传太阴之路也。

小柴胡证喜呕者,不必作呕吐者,但常常有欲呕之意,即为喜呕。是以愚治伤寒,遇有觉恶心而微寒热往来者,即投以小柴胡汤,一剂而愈。此《伤寒论》所谓:"伤寒中风,有柴胡证,但见一证便是,不必悉见也。"(《医学衷中参西录·小柴胡汤解》)

且小柴胡汤中,以柴胡为君,虽系少阳之药,而《本经》谓其主肠胃中结气,饮食积聚,寒热邪气,推陈致新。细绎《本经》之文,则柴胡实亦为阳明之药,而兼治少阳也。观《本经》《内经》与《伤寒》《金匮》诸书,自无疑于拙拟之升降汤矣。(《医学衷中参西录·治气血郁滞肢体疼痛方·升降汤》)

柴胡非发汗之药,而多用之亦能出汗。小柴胡汤多用之至八两,按今时分量计之,且三分之^{古方一煎三服,故可三分一剂可得八}钱。小柴胡汤中如此多用柴胡者,欲藉柴胡之力升提少阳之邪以透膈上出也。然多用之又恐其旁行发汗,则上升之力不专,小柴胡汤之去渣重煎,所以减其发汗之力也。

或疑小柴胡汤既非发汗之药,何以《伤寒论》百四十九节服柴胡汤后有汗出而解之语?不知此节文义,原为误下之后服小柴胡汤者说法。夫小柴胡汤系和解之剂,原非发汗之剂,特以误下之后,胁下所聚外感之邪,兼散漫于手少阳三焦,因少阳为游部,手足少阳原相贯彻也。此时仍投以小柴胡和解之,则邪之散漫于三焦者,遂可由手少阳外达之经络作汗而解,而其留于胁下者,亦与之同气相求,借径于手少阳而汗解,故于发热汗出上,特加一却字,言非发其汗而却由汗解也。然足少阳之由汗解原非正路,乃其服小柴胡汤后,胁下之邪欲上升透膈,因下后气虚不能助之透过,而其邪之散漫于手少阳者,且又以同类相招,遂于蓄极之时而开旁通之路,此际几有正气不能胜邪气之势,故必先蒸蒸而振,大有邪正相争之象,而后发热汗出而解,此即所谓战而后汗也。观下后服柴胡汤者,其出汗若是之难,则足少阳之病由汗解,原非正路益可知也。是以愚生平临证,于壮实之人用小柴胡汤时,恒减去人参,而于经医误下之后者,若用小柴胡汤必用人参以助其战胜之力。

用柴胡以治少阳外感之邪,不必其寒热往来也。但知其人纯系外感,而有恶心欲吐之现象,是即病在少阳,欲藉少阳枢转之机透膈上达也。治以小柴胡可随手奏效,此病机欲上者因而越之也。又有其人不见寒热往来,亦并不喜呕,惟频频多吐粘涎,斯亦可断为少阳病,而与以小柴胡汤。盖少阳之去路为太阴湿土,因包脾之脂膜原与板油相近,而板油亦脂膜,又有同类相招之义,此少阳欲传太阴,而太阴湿土之气经少阳之火铄炼,遂凝为粘涎频频吐出,投以小柴胡汤,可断其入太阴之路,俾由少阳而解矣。又柴胡为疟疾之主药,而小心过甚者,谓其人若或阴虚燥热,可以青蒿代之。不知疟邪伏于胁下两板油中,乃足少阳经之大都会,柴胡能入其中,升提疟邪透膈上出,而青蒿无斯力也。若遇阴虚者,或热入于血分者,不妨多用滋阴凉血之药佐之;若遇燥热者,或热盛于气分者,不妨多用润燥清火之药佐之。是以愚治疟疾有重用生地、熟地治愈者,有重用生石膏、知母治愈者,其气分虚者,又有重用参、芪治愈者,然方中无不用柴胡也。(《医学衷中参西录·柴胡解》)

是以愚用此方时,于气分壮实者,恒不用人参。而于误服降药后,及气虚者,则必用人参也。(《医学衷中参西录·治伤寒方·小柴胡汤解》)

或问:理肝之药莫如柴胡,其善舒肝气之郁结也。今治胁疼两方中皆用桂枝而不用柴胡,将毋另有取义?答曰:桂枝与柴胡虽皆善理肝,而其性实有不同之处。如此证之疼肇于胁下,是肝气郁结而不舒畅也,继之因胁疼累及胃中亦疼,是又肝木之横恣而其所能胜也。盖肝升胃降,原人身气化升降之常,顺人身自然之气化而调养之,则有病者自然无病,此两方之中所以不用柴胡皆用桂枝也。(《医学衷中参西录·肢体疼痛门·胁下疼兼胃口疼》)

《伤寒论》大柴胡汤,少阳兼阳明之方也。阳明胃腑有热,少阳之邪又复挟之上升,是以呕不止,心下急,郁郁微烦。欲用小柴胡汤提出少阳之邪,使之透膈上出,恐其补胃助热而减去人参,更加大黄以降其热,步伍分明,出奇制胜,此所以为百战百胜之师也。乃后世畏大黄之猛,遂易以枳实。迨用其方不效,不得不仍加大黄,而竟忘去枳实,此大柴胡一方,或有大黄或无大黄之所由来也。此何以知之?因此方所主之病宜用大黄,不宜用枳实而知之。盖方中以柴胡为主药,原欲升提少阳之邪透膈上出,又恐力弱不能直达,故小柴胡汤中以人参助之。今因证兼阳明,故不敢复用人参以助热,而更加大黄以引阳明之热下行,此阳明与少阳并治也。然方名大柴胡,原以治少阳为主,而方中既无人参之助,若复大黄、枳实并用,以大施其开破之力,柴胡犹能引邪透膈乎?此大柴胡汤中断无大黄、枳实并用之理也。至此方若不用枳实而大黄犹可用者,因其入血分,不入气分,能降火,不至伤气,故犹不妨柴胡之上升也。(《医学衷中参西录·论《伤寒论》大柴胡汤原当有大黄无枳实》)

(二)加味小柴胡汤

[组成] 柴胡三钱 黄芩二钱 知母三钱 潞参三钱 鳖甲醋炙,三钱 清半夏二钱 常山酒炒,钱半 草果一钱 甘草一钱 酒曲三钱 生姜三钱 大枣掰开,两枚

[用法] 热甚者,加生石膏五六钱或至一两。寒甚者,再加草果五分或至一钱神曲皆发不好故方中用酒曲。

[主治] 治久疟不愈,脉象弦而无力。

[方论] 疟邪不专在少阳,而实以少阳为主,故其六脉恒露弦象。其先寒者,少阳之邪外与太阳并也,其后热者,少阳之邪内与阳明并也。故方中用柴胡以升少阳之邪,草果、生姜以祛太阳之寒,黄芩、知母以清阳明之热。又疟之成也,多挟痰、挟食,故用半夏、常山以豁痰,酒曲以消食也。用人参,因其疟久气虚,扶其正即所以逐邪外出。用鳖甲者,因疟久则胁下结有痞积方书名疟母实由肝脾胀大,消其痞积,然后能断疟根株。用甘草、大枣者,所以化常山之猛烈而服之不至瞑眩也。(《医学衷中参西录·加味小柴胡汤》)

(三)大柴胡汤

[组成] 柴胡半斤 黄芩三两 芍药三两 半夏洗,半升 枳

实炙,四两　　生姜五两　　大枣擘,十二枚

　　[**用法**]　上七味,以水一斗二升,煮取六升,去滓再煎,温服一升,日三服。一方用大黄二两。

　　[**方论**]　柴胡汤证,有但服小柴胡不能治愈,必治以大柴胡汤始能治愈者,此病欲借少阳之枢转,外出而阻于阳明之阖,故宜于小柴胡汤中兼用开降阳明之品也。

　　陈修园曰:此方若不加大黄,恐不能为大柴胡汤,此乃少阳之枢并于阳明之阖,故用大黄以调胃。陈古愚曰:凡太阳之气逆而内干,必藉少阳之枢转而外出者,仲景名为柴胡证。但小柴胡证心烦,或胸中烦,或心下悸,重在于胁下苦满;而大柴胡证,不在胁下,而在心下,曰心下急,郁郁微烦,曰心下痞硬,以此为别。小柴胡证,曰喜呕,曰或胸中烦而不呕;而大柴胡证,不但呕而且呕吐,不但喜呕而且呕不止,又以此为别。所以然者,太阳之气不从枢外出,反从枢内入,干于君主之分,视小柴胡证颇深也。方用芍药、黄芩、枳实、大黄者,以病势内入,必取苦泄之品,以解在内之烦急也。又用柴胡、半夏以启一阴一阳之气,生姜、大枣以宣发中焦之气。盖病势虽已内入,而病情仍欲外达,故制此汤还藉少阳之枢而外出,非若承气之上承热气也。

　　愚按:此方无大黄者非原方,即加大黄亦疑非原方,以其病当屡下之余,虽柴胡证仍在,其气分必有伤损,况又减去人参,复大黄、枳实并用,既破其血,又破其气,纵方中有柴胡,犹能治其未罢之柴胡证乎?盖大黄虽为攻下之品,然偏于血分,仍于气分无甚伤损,即与柴胡无甚龃龉,至枳实能损人胸中最高之气,其不宜与柴胡并用明矣。愚想此方当日原但加大黄,后世用其方者,畏大黄之猛烈,遂易以枳实,迨用其方不效,不得不仍加大黄,而竟忘去枳实,此为大柴胡或有大黄或无大黄,以致用其方者恒莫知所从也。以后凡我同人,有用此方者,当以加大黄去枳实为定方矣。究之古今之气化不同,人身之强弱因之各异,大柴胡汤用于今日,不惟枳实不可用,即大黄亦不可轻用,试举两案以明之。(《医学

衷中参西录·论大柴胡汤证》)

四、临证医案

（一）伤寒

同庄张月楼，少愚八岁，一方之良医也。其初习医时，曾病少阳伤寒，寒热往来，头疼发热，心中烦而喜呕，脉象弦细，重按有力。愚为疏方调治，用柴胡四钱，黄芩、人参、甘草、半夏各三钱，大枣四枚，生姜三大片，生石膏一两，俾煎汤一大盅服之。月楼疑而问曰：此方乃小柴胡汤外加生石膏也，按原方中分量，柴胡半斤以一两折为今之三钱计之，当为二两四钱，复三分之，当为今之八钱，今方中他药皆用其原分量，独柴胡减半，且又煎成一盅服之，不复去滓重煎，其故何也？弟初习医，未明医理，愿兄明以教我也？答曰：用古人之方，原宜因证、因时，为之变通，非可胶柱鼓瑟也。此因古今气化略有不同，即人之禀赋遂略有差池，是以愚用小柴胡汤时，其分量与药味，恒有所加减。夫柴胡之性，不但升提，实原兼有发表之力，古法去滓重煎者，所以减其发表之力也。今于方中加生石膏一两以化其发表之力，即不去滓重煎，自无发表之虞，且因未经重煎，其升提之力亦分毫无损，是以止用一半，其力即能透膈上出也。放心服之，自无差谬。月楼果信用愚言，煎服一剂，诸病皆愈（《医学衷中参西录·少阳病小柴胡汤证》也录有本案。编者注）。（《医学衷中参西录·论小柴胡汤证》）

邑诸生刘干臣，愚之契友也，素非业医而喜与愚研究医学。其女适邑中某氏，家庭之间多不适意，于季秋感冒风寒，延其近处医者治不愈。干臣邀愚往诊。病近一旬，寒热往来，其胸中满闷烦躁皆甚剧，时作呕吐，脉象弦长有力。愚语干臣曰：此大柴胡汤证也，从前医者不知此证治法，是以不愈。干臣亦以愚言为然，遂为疏方用柴胡四钱，黄芩、芍药、半夏各三钱，生石膏两半碎，竹茹四钱，生姜四片，大枣四枚，俾煎服。干臣疑而问曰：大柴胡汤原有大黄、枳实，今减去之，加石膏、竹茹，将勿药力薄弱难奏效乎？

答曰:药之所以能愈病者,在对证与否,不在其力之强弱也,宜放胆服之,若有不效,余职其咎。病人素信愚,闻知方中有石膏,亦愿急服,遂如方煎服一剂。须臾,觉药有推荡之力,胸次顿形开朗,烦躁呕吐皆愈。干臣疑而问曰:余疑药力薄弱不能奏效,而不意其奏效更捷,此其理将安在耶? 答曰:凡人得少阳之病,其未病之先,肝胆恒有不舒,木病侮土,脾胃亦恒先受其扰。迨其阳明在经之邪,半入于府、半传于少阳,于斯阳明与少阳合病,其热之入于府中者,原有膨胀之力,复有肝胆以扰之,其膨胀之热,益逆行上干而凌心,此所以烦躁与胀满并剧也。小柴胡汤去人参原可舒其肝胆,肝胆既舒自不复扰及脾胃,又重用石膏,以清入府之热,俾其不复膨胀上干,则烦躁与满闷自除也。况又加竹茹之开胃止呕者以辅翼之,此所以奏效甚捷也。此诚察于天地之气化,揆诸生人之禀赋,而有不得不为变通者矣。干臣闻之,甚为叹服曰:聆此妙论,茅塞顿开,贶我良多矣。(《医学衷中参西录·论大柴胡汤证》)

(二)热入血室

又在辽宁曾治一妇人,寒热往来,热重寒轻,夜间恒作谵语,其脉沉弦有力。因忆《伤寒论》,谓妇人热入血室证,昼日明了,暮则谵语,如见鬼状。遂细询之,因知其初受外感三四日,月信忽来,至月信断后遂变斯证。据所云云,知确为热入血室,是以其脉沉弦有力也。遂为开小柴胡原方(柴胡八钱、黄芩三钱、人参三钱、甘草三钱、清半夏四钱、生姜切三钱、大枣擘四枚。编者注),将柴胡减半,外加生黄芪二钱,川芎钱半,以升举其邪之下陷,更为加生石膏两半,以清其下陷之热,将小柴胡如此变通用之,外感之邪虽深陷,实不难逐之使去矣。将药煎服一剂,病愈强半,又服一剂痊愈。(《医学衷中参西录·论小柴胡汤证》)

按:热入血室之证,其热之甚者,又宜重用石膏二三两以清其热,血室之中,不使此外感之热稍有存留始无他虞。愚曾治有血室溃烂脓血者数人,而究其由来,大抵皆得诸外感之余,其为热入血室之遗恙可知矣。盖当其得病之初，医者纵知治以小柴胡汤，其遇热之剧者，不知重用石膏以清血室之热，遂致酿成危险之证，此诚医者之咎也。医界有治热入血室之证者，尚其深思愚言哉。
（《医学衷中参西录·论小柴胡汤证》）

石膏—知母

一、配伍解读

石膏之辛寒以祛外感之邪,知母之凉润以滋内耗之阴。特是石膏质重虽煎作汤性也下坠,知母味苦,苦降与重坠相并,下行之力速。胃腑之热或难尽消,且恐其直趋下焦而为泄泻也,故又藉粳米之浓汁,甘草之甘味,缓其下趋之势,以待胃中微丝血管徐徐吸去,由肺升出为气,由皮肤渗出为汗,余入膀胱为溺,而内蕴之热邪随之俱清,此仲景制方之妙也。然病有兼证,即用药难拘成方。(《医学衷中参西录·治伤寒温病同用方·镇逆白虎汤》)

二、功效主治

透表解肌,性善发汗,凉而能散,逐热下行,重镇降逆。善清头面、咽喉之热。主治伤寒阳明病,温病/瘟疫,瘟疹,表里俱热,伏气化热,感冒,喘证,肺痈,肺痨,暴发眼疾红肿疼痛,鼻渊,牙痛,咽喉肿痛。

三、代表方剂

(一)白虎汤

[组成] 石膏打碎,一斤　知母六两　甘草二两炙　粳米六合

[用法] 上四味,以水一斗,煮米熟汤成,去滓,温服一升,日三服。

[主治] 阳明胃实,阳明肠实大便燥结。

[加减] 伤寒初得宜用热药发其汗,麻黄、桂枝诸汤是也。风温初得宜用凉药发其汗,薄荷、连翘、蝉蜕诸药是也。至传经已

深,阳明热实,无论伤寒、风温,皆宜治以白虎汤。而愚用白虎汤时,恒加薄荷少许或连翘、蝉蜕少许,往往服后即可得汗。即但用白虎汤,亦恒有服后即汗者。因方中石膏原有解肌发表之力,故其方不但治阳明府病,兼能治阳明经病,况又少加辛凉之品引之,以由经达表,其得汗自易易也。(《医学衷中参西录·伤寒风温始终皆宜汗解说》)

若其脉为浮滑,知其病犹连表,于方中加薄荷叶一钱,或加连翘、蝉蜕各一钱,服后须臾即可由汗解而愈此理参看寒解汤下诠解自明。其脉为滑而厥也,知系厥阴肝气不舒,可用白茅根煮汤以之煎药,服后须臾厥回,其病亦遂愈。此愚生平经验所得,故敢确实言之,以补古书所未备也。(《医学衷中参西录·深研白虎汤之功用》)

独是白虎加人参汤宜用于汗、吐、下后证兼渴者,亦有非当汗、吐、下后,其证亦非兼渴,而用白虎汤时亦有宜加人参者。其人或年过五旬,或气血素亏,或劳心劳力过度,或阳明府热虽实而脉象无力,或脉搏过数,或脉虽有力而不数,仍无滑象,又其脉或结代者,用白虎汤时皆宜加人参。至于妇人产后患寒温者,果系阳明胃腑热实,亦可治以白虎汤,无论其脉象何如,用时皆宜加人参。而愚又恒以玄参代知母,生山药代粳米,用之尤为稳妥。诚以产后肾虚,生山药之和胃不让粳米,而汁浆稠粘兼能补肾;玄参之清热不让知母,而滋阴生水亦普补肾也。况石膏、玄参《本经》原谓其可用于产乳之后,至知母则未尝明言,愚是以谨遵《本经》而为之变通。盖胆大心小,医者之贵。凡遇险证之犹可挽救者,固宜毅然任之不疑,而又必熟筹完全,不敢轻视人命,为孤注之一掷也。至方中所用之人参,当以山西之野党参为正。(《医学衷中参西录·论白虎汤及白虎加人参汤之用法》)

[**方论**]　白虎者,西方之金神也。于时为溽暑既去,金风乍来,病暍之人当之,顿觉心地清凉,精神爽健,时序之宜人,莫可言喻。以比阳明实热之人,正当五心烦灼,毫无聊赖之际,而一饮此

汤,亦直觉凉沁心脾,转瞬之间已置身于清凉之域矣。

方中重用石膏为主药,取其辛凉之性,质重气轻,不但长于清热,且善排挤内蕴之热息息自毛孔达出也。用知母者,取其凉润滋阴之性,既可佐石膏以退热,更可防阳明热久者之耗真阴也。用甘草者,取其甘缓之性,能逗留石膏之寒凉不至下趋也。用粳米者,取其汁浆浓郁能调石膏金石之药使之与胃相宜也。药止四味,而若此相助为理,俾猛悍之剂归于和平,任人放胆用之,以挽回人命于垂危之际,真无尚之良方也。何犹多畏之如虎而不敢轻用哉?

白虎汤所主之病,分载于太阳、阳明、厥阴篇中,惟阳明所载未言其脉象何如,似令人有未惬意之处。然即太阳篇之脉浮而滑及厥阴篇之脉滑而厥,推之其脉当为洪滑无疑,此当用白虎汤之正脉也。故治伤寒者,临证时若见其脉象洪滑,知其阳明之府热已实,放胆投以白虎汤必无差谬,其人将药服后,或出凉汗而愈,或不出汗其热亦可暗消于无形。

特是白虎汤证,太阳、厥阴篇皆言其脉,而阳明篇未尝言其脉象何如。然以太阳篇之浮滑、厥阴篇之滑而厥,比例以定其脉,当为洪滑无疑。夫白虎汤证之脉象既不同,至用白虎汤时即不妨因脉象之各异而稍为变通。是以其脉果为洪滑也,知系阳明腑实,投以大剂白虎汤原方,其病必立愈。至白虎加人参汤两见于《伤寒论》。一在太阳上篇,当发汗之后;一在太阳下篇,当吐下之后。其证皆有白虎汤证之实热,而又兼渴,此因汗吐下后伤其阴分也。为其阴分有伤,是以太阳上篇论其脉处,但言洪大,而未言滑。洪大而不滑,其伤阴分可知也。至太阳下篇,未尝言脉,其脉与上篇同又可知也。于斯加人参于大队寒润之中,能济肾中真阴上升,协同白虎以化燥热,即以生津止渴,渴解热消,其病自愈矣。(《医学衷中参西录·论白虎汤及白虎加人参汤之用法》)

寒温阳明腑病,原宜治以白虎汤,医者畏不敢用,恒以甘寒之药清之,遇病之轻者,亦可治愈,而恒至稽留余热_{其寒药滞泥,故能闭}

塞外感热邪,变生他证。迨至病久不愈,其脉之有力者,仍可用白虎汤治之,其脉之有力而不甚实者,可用白虎加人参汤治之。(《医学衷中参西录·石膏解》)

间有用白虎汤润下大便,病仍不解,用大黄降之而后解者,以其肠中有匿藏之结粪也。(《医学衷中参西录·治伤寒温病同用方·仙露汤》)

按:白虎汤方原以石膏为主药,其原质系硫氧氢钙化合而成,宜生用最忌煅用。生用之则其硫氧氢之性凉而能散,以治外感有实热者,直胜金丹。若煅之则其所含之硫氧氢皆飞去,所余之钙经煅即成洋灰洋灰原料石膏居多,能在水中结合,点豆腐者用之以代卤水。若误服之,能将人之血脉凝结,痰水锢闭。故煅石膏用至七八钱,即足误人性命。迨至偾事之后,犹不知其误在煅,不在石膏。转以为石膏煅用之其猛烈犹足伤人,而不煅者更可知矣。于斯一倡百和,皆视用石膏为畏途。是以《伤寒论》白虎汤原可为治猩红热有一无二之良方,而疾者遇当用之时,竟不敢放胆一用,即成有用者,纵不至误用煅石膏,而终以生石膏之性为大寒,重用不过三四钱,不知石膏性本微寒,明载于《神农本草经》,且质又甚重,三四钱不过一小撮耳,以微寒之药欲止用一小撮,以救炽盛之毒热,杯水车薪,用之果何益乎。是以愚十余年来,对于各省医学志报莫不提倡重用生石膏,深戒误用煅石膏。而河北全省虽设有医会,实无志报宣传,纵欲革此积弊,恒苦无所凭藉,殊难徒口为之呼吁。今因论猩红热治法论及石膏,实不觉心长词费也(这是张锡纯在天津陆军做医正时治中学教员宋志良之九岁女儿患猩红热用白虎汤石膏剂量自三两渐加至六两痊愈后所加的按语。编者注)。(《医学衷中参西录·妇女科·月闭兼温疹靥急》)

夫白虎汤三见于《伤寒论》,惟阳明篇中所主之三阳合病有汗,其太阳篇所主之病及厥阴篇所主之病,皆未见有汗也。仲圣当日未见有汗即用白虎汤,而吴氏则于未见有汗者禁用白虎汤,此不又显与经旨相悖乎?且石膏原具有发表之性,其汗不出者不正可藉以发其汗乎？且即吴氏所定之例，必其人有汗且兼渴者始可用白虎汤。然阳明实热之证，渴而兼汗出者，十人之中不过一二人，是不几将白虎汤置之无用之地乎？夫吴氏为清季名医，而对于白虎汤竟误设禁忌若此，彼盖未知石膏之性也。及至所著医案，曾治何姓叟，手足拘挛，因误服热药所致，每剂中用生石膏八两，服近五十日始愈，计用生石膏二十余斤。又治赵姓中焦留饮，上泛作喘，每剂药中皆重用生石膏，有一剂药中用六两、八两者，有一剂中用十二两者，有一剂中用至一斤者，共服生石膏近百斤，其病始愈。以观其《温病条辨》中，所定白虎汤之分量生石膏止用一两，犹煎汤三杯分三次温饮下者，岂不天壤悬殊哉。盖吴氏先著《温病条辨》，后著《医案》(指《吴鞠通医案》。编者注)，当其著《条辨》时，因未知石膏之性，故其用白虎汤慎重若此；至其著《医案》时，是已知石膏之性也，故其能放胆重用石膏若此，学问与年俱进，故不失其为名医也。

按：人之所以重视白虎汤而不敢轻用者，实皆未明石膏之性也。夫自古论药之书，当以《神农本草经》为称首，其次则为《名医别录》。《本经》创于开天辟地之圣神，询堪为药性之正宗，至《别录》则成于前五代之陶弘景，乃取自汉以后及五代以前名医论药之处而集为成书，以为《本经》之辅翼弘景曾以朱书《本经》墨书《别录》为一书，进之梁武帝，今即《本经》及《别录》之文而细为研究之。

《本经》石膏原文：气味辛，微寒，无毒，主治中风寒热，心下逆气惊喘，口干舌焦，不能息，腹中坚痛，除邪鬼、产乳、金疮。

按：后世本草，未有不以石膏为大寒者，独《本经》以为微寒，可为万古定论。为其微寒，是以白虎汤中用至一斤，至吴氏《医案》治痰饮上泛作喘，服石膏近百斤而脾胃不伤也。其言主中风者，夫中风必用发表之药，石膏既主之则性善发表可知。至其主寒热惊喘，口干舌焦，无事诠解。至其能治心下逆气、腹中坚痛，人或疑之，而临证细心品验，自可见诸事实也。曾治一人，患春温，阳明府热已实，心下胀满异常，投以生石膏二两、竹茹碎末五钱,煎服后,顿觉药有推荡之力,胀满与温病皆愈。又尝治一人,少腹肿疼甚剧,屡经医治无效,诊其脉沉洪有力,投以生石膏三两,旱三七二钱研细冲服,生蒲黄三钱,煎服两剂痊愈。此证即西人所谓盲肠炎也,西人恒视之为危险难治之病,而放胆重用生石膏即可随手奏效。

无汗禁用白虎之言,《伤寒论》未见,欲自是其说,而设为古人之言以自作征据,其误古人也甚矣。至讲解肌为止汗,则尤支离,不可为训。

周伯度曰:王海藏谓石膏发汗,朱丹溪谓石膏出汗,皆以空文附和,未能实申其义。窃思方书石膏主治,如时气肌肉壮热、烦渴喘逆、中风眩晕、阳毒发斑等证,无一可以发汗而愈者,病之倚重石膏莫如热疫。余师愚清瘟败毒散一剂用至六两、八两,而其所著《疫疹一得》,则谆谆以发表致戒。顾松园以白虎汤治汪缵功阳明热证,每剂石膏用至三两,两服热顿减而遍身冷汗、肤冷发呃,群医哗然阻勿再进。顾引仲圣热深厥深,及喻氏阳证忽变阴厥,万中无一之说与辩勿听。迨投参附回阳之剂,而汗益多体益冷,复求顾诊。顾仍以前法用石膏三两,而二服后即汗止身温,此尤可为石膏解肌不发汗之明证,要之顾有定识定力,全在审证之的,而仲圣与喻氏有功后世,亦可见矣。

按:周氏之见解,与邹氏大致相同。所可异者,自不知石膏能发汗,而转笑王海藏谓石膏发汗、朱丹溪谓石膏出汗者,皆以空文附和,未能实申其义,此何异以己之昏昏誉人之昭昭也哉。至顾松园治汪缵功之热深厥深、周身冷汗,重用生石膏三两,两服病愈,以为石膏非能发汗之明证,而不知石膏能清热即能回厥,迨厥回之后,其周身之冷汗必先变为温和之汗其内蕴之热,藉石膏发表之力,皆息息自皮毛达出,内热随汗出尽,则汗自止而病自愈也。若认为将石膏服下,其冷汗即立止而病亦遂愈,此诚不在情理中矣。夫邹氏之《本经疏证》及周氏之《本草思辨录》,其讲解他药莫不精细入微,迥异于后世诸家本草,而独于石膏之性未能明了甚矣，石膏之令人难知也。

愚浮沉医界者五十余年，尝精细体验白虎汤之用法，若阳明之实热，一半在经、一半在府，或其热虽入府而犹连于经，服白虎汤后，大抵皆能出汗，斯乃石膏之凉与阳明之热化合而为汗以达于表也。若犹虑其或不出汗，则少加连翘、蝉蜕诸药以为之引导，服后覆杯之顷，其汗即出，且汗出后其病即愈，而不复有外感之热存留矣。若其阳明之热已尽入府，服白虎汤后，大抵出汗者少，不出汗者多，其出汗者热可由汗而解，其不出汗者其热亦可内消。盖石膏质重气轻，其质重也可以逐热下行。其气轻也可以逐热上出，俾胃腑之气化升降皆湛然清肃，外感之热自无存留之地矣。（《医学衷中参西录·深研白虎汤之功用》）

按：白虎汤、白虎加人参汤皆治阳明胃实之药，大、小承气汤皆治阳明肠实之药。而愚治寒温之证，于阳明肠实大便燥结者，恒投以大剂白虎汤，或白虎加人参汤，往往大便得通而愈，且无下后不解之虞。间有服药之后大便未即通下者，而少投以降下之品，或用玄明粉二三钱和蜜冲服，或用西药旃那叶钱半开水浸服，其大便即可通下。盖因服白虎汤及服白虎加人参汤后，壮热已消，燥结已润，自易涌下也。（《医学衷中参西录·论白虎汤及白虎加人参汤之用法》）

《伤寒论》阳明篇中，白虎汤后继以承气汤，以攻下肠中燥结，而又详载不可攻下诸证。诚以承气力猛，倘或审证不确，即足误事。愚治寒温三十余年，得一避难就易之法。凡遇阳明应下证，亦先投以大剂白虎汤一两剂。大便往往得通，病亦即愈。即间有服白虎汤数剂，大便犹不通者，而实火既消，津液自生，肠中不致干燥，大便自易降下。用玄明粉三钱，加蜂蜜或柿霜两许，开水冲调服下，大便即通。若仍有余火未尽，而大便不通者，单用生大黄末一钱若凉水调服生大黄末一钱可抵煮服者一两，蜜水调服，通其大便亦可。且通大便于服白虎汤后，更无下后不解之虞。盖下证略具，而脉近虚数者，遂以承气下之，原多有下后不解者，以其真阴亏元气虚也。惟先服白虎汤或先服白虎加人参汤,去其实火,即以复其真阴,培其元气,而后微用降药通之,下后又何至不解乎。此亦愚百用不至一失之法也。(《医学衷中参西录·治伤寒温病同用方·仙露汤》)

(二)白虎加人参汤

[**组成**] 知母六两 石膏碎、绵裹,一斤 甘草炙,二两 粳米六合 人参二两

[**用法**] 上五味,以水一斗,煮米熟汤成,去滓,温服一升,日三服。

[**方论**] 《伤寒论》原文:服桂枝汤,大汗出后,大烦渴不解,脉洪大者,白虎加人参汤主之。

服桂枝汤原取微似有汗,若汗出如水流漓,病必不解,此谓服桂枝汤而致大汗出,是汗出如水流漓也。因汗出过多,大伤津液,是以大烦大渴,脉洪大异常,以白虎汤解其热,加人参以复其津液而病可愈矣。

伤寒,若吐若下后,七八日不解,热结在里,表里俱热,时时恶风,大渴,舌上干燥而烦,欲饮水数升者白虎加人参汤主之。

按:所谓若吐若下者,实因治失其宜,误吐误下,是以吐下后而病不愈也。且误吐则伤其津液,误下则伤其气分,津液伤损可令人作渴,气分伤损,不能助津液上潮更可作渴,是以欲饮水数升也。白虎汤中加人参,不但能生津液,且能补助气分以助津液上潮,是以能立建奇功也。

伤寒,脉浮,发热无汗,其表不解者,不可与白虎汤;渴欲饮水无表证者,白虎加人参汤主之。

凡服白虎汤之脉,皆当有滑象,脉滑者中有热也,此节之脉象但浮,虽曰发热不过其热在表,其不可与以白虎汤之实际,实在于此。乃因节中有无汗及表不解之文,而后世之治伤寒者,或谓汗不出者,不可用白虎汤,或谓表不解者,不可用白虎汤,至引此节之文以为证据,而不能连上数句汇通读之以重误古人。独不思太

阳篇中白虎汤证,其脉浮滑,浮非连于表乎?又不思白虎汤证三见于《伤寒论》,惟阳明篇白虎汤证,明言汗出,而太阳篇与厥阴篇之所载者,皆未言有汗乎?至于其人欲饮水数升,且无寒束之表证,是其外感之热皆入于里,灼耗津液,令人大渴,是亦宜急救以白虎加人参汤而无可迟疑也。愚临证五十年,用白虎加人参汤时不知凡几,约皆随手奏效。(《医学衷中参西录·温病门·温病兼痧疹》)

按:白虎加人参汤所主之证,或渴、或烦、若舌干,固由内陷之热邪所伤,实亦由其人真阴亏损也。人参补气之药非滋阴之药,而加于白虎汤中,实能于邪火炽盛之时立复真阴,此中盖有化合之妙也。曾治一人,患伤寒热入阳明之府,脉象有力而兼硬,时作谵语,按此等脉原宜投以白虎加人参汤,而愚时当少年,医学未能深造,竟与以大剂白虎汤,俾分数次温饮下,翌日视之热已见退,而脉搏转数,谵语更甚,乃恍然悟会,改投以白虎加人参汤煎一大剂,分三次徐徐温饮下,尽剂而愈。盖白虎汤证其脉宜见滑象,脉有硬象即非滑矣,此中原有阴亏之象,是以宜治以白虎加人参汤,而不可但治以白虎汤也。自治愈此案之后,凡遇其人脉数或弦硬,或年过五旬,或在劳心劳力之余,或其人身形素羸弱,即非在汗吐下后,渴而心烦者,当用白虎汤时,皆宜加人参,此立足于不败之地,战则必胜之师也。

推广白虎加人参汤之用法,不必其人身体虚弱,或有所伤损也。忆愚年三旬时,曾病伏气化热,五心烦热,头目昏沉,舌苔白厚欲黄,且多芒刺,大便干燥,每日用生石膏数两煮水饮之,连饮数日,热象不退,因思或药轻不能胜病,乃于头午用生石膏五两煮水饮下,过午又用生石膏五两煮水饮下,一日之间共服生石膏十两,而心中分毫不觉凉,大便亦未通下。踌躇再四,精思其理,恍悟此必伏气之所入甚深,原当补助正气,俾吾身之正气壮旺,自能逐邪外出也。于斯欲仿白虎加人参汤之义,因无确实把握,犹不敢遽用大剂,就已所预存之药,用生石膏二两,野台参二钱,甘草钱半,适有所轧生怀山药粗渣又加少许,煎汤两盅,分三次温饮下,饮完晚间即觉清爽,一夜安睡,至黎明时少腹微疼,连泻三次,自觉伏气之热全消,再自视舌苔,已退去一半,而芒刺全无矣。夫以常理揆之,加人参于白虎汤中,必谓能减石膏之凉力,而此次之实验乃知人参反能助石膏之凉力,其理果安在乎?盖石膏煎汤,其凉散之力皆息息由毛孔透达于外,若与人参并用,则其凉散之力,与人参补益之力互相化合,能旋转于腑脏之间,以搜剔深入之外邪使之净尽无遗,此所以白虎加人参汤,清热之力远胜于白虎汤也。

　　愚生平治寒温实热,用白虎加人参汤时,恒多于用白虎汤时,而又恒因证制宜,即原方少有通变,凡遇脉过六至者,恒用生怀山药一两以代方中粳米。盖以山药含蛋白质甚多,大能滋阴补肾,而其浓郁之汁浆又能代粳米调胃也。若遇阳明之热既实,而其人又兼下痢者,恒用生杭芍一两以代方中知母,因芍药善清肝热以除痢疾之里急后重,而其凉润滋阴之性又近于知母也。若妇人产后患寒温实热者,亦以山药代粳米,又必以玄参八钱以代方中知母,因山药既可补产后之肾虚,而玄参主产乳余疾,《本经》原有明文也《本经》中石膏、玄参皆主产乳,知母未言治产乳,不敢师心自用,轻以苦寒之药施于产后也。且玄参原非苦寒之品,实验之原甘而微苦(《本经》谓其味苦者,当系后世传写之误,是以虽在产后可放胆用之无碍也。

　　而愚治产后寒温之实热,则用白虎加人参汤,以玄参代知母。盖退寒温之实热,知母不如石膏,而其性实寒于石膏,当为产后所忌。故竹皮大丸中不用知母。至玄参则宜于产乳余疾,《本经》有明文也。用白虎汤之例,汗吐下后,皆加人参,以其虚也。产后较汗吐下后更虚,故必加之方妥。(《医学衷中参西录·治伤寒温病同用方·仙露汤》)

　　又按:此证加人参于白虎汤中其益有三:发汗之后人之正气多虚,人参大能补助正气,俾正气壮旺自能运化药力以胜邪,其为益一也;又发汗易伤津液,津液伤则人之阴分恒因之亏损。人参与石膏并用,能于邪热炽盛之时滋津液以复真阴,液滋阴复则邪热易退,其为益二也;又用药之法,恒热因凉用凉因热用,《内经》所谓伏其所因也。此证用山药、甘草煎汤送服石膏之后,病则纯热,药则纯凉,势若冰炭不兼容,是以其热益激发而暴动。加人参之性温者以为之作引,此即凉因热用之义,为凉药中有热药引之以消热,而后热不格拒转与化合,热与凉药化合则热即消矣,此其为益三也。统此三益观之,可晓然于此病之所以愈,益叹仲圣制方之妙。即约略用之,亦可挽回至险之证也。(《医学衷中参西录·温病门·温病》)

说明:医者救危险将脱之证喜用人参,而喻嘉言谓气若上脱,但知重用人参转令人气高不返,必重用赭石辅之始能奏效,此诚千古不磨之论也。此方(生石膏轧细二两、野台参三钱、生怀地黄一两、净萸肉一两、生怀山药六钱、甘草二钱;共煎汤两大盅,分三次温饮下,每次调入生鸡子黄一枚。编者注)中之用人参原非用其救脱,因此证真阴大亏,惟石膏与人参并用,独能于邪火炽盛之时立复真阴,此白虎加人参汤之实用也。至于萸肉,其补益气分之力远不如参,而其挽救气分之上脱则远胜于参。诚以肝主疏泄,人之元气甚虚者,恒因肝之疏泄过甚而上脱,重用萸肉以敛肝使之不复疏泄,则元气之欲上脱者即可不脱,此愚屡次用之奏效而确知其然者也。(《医学衷中参西录·温病门·温病兼大气下陷》)

(三)白虎加人参以山药代粳米汤

[**组成**] 生石膏捣细,三两　知母一两　人参六钱　生山药六钱　粉甘草三钱

[**主治**] 治寒温实热已入阳明之府,燥渴嗜饮凉水,脉象细数者。

[**用法**] 上五味,用水五盅,煎取清汁三盅,先温服一盅,病愈者,停后服。若未痊愈者,过两点钟,再服一盅。至其服法详细

处,与仙露汤同。

[方论] 伤寒法,白虎汤用于汗吐下后,当加人参。究之脉虚者,即宜加之,不必在汗吐下后也。愚自临证以来,遇阳明热炽,而其人素有内伤,或元气素弱,其脉或虚数,或数微者,皆投以白虎加人参汤。实验既久,知以生山药代粳米,则其方愈稳妥,见效亦愈速。盖粳米不过调和胃气,而山药兼能固摄下焦元气。使元气素虚者,不至因服石膏、知母而作滑泻。且山药多含有蛋白之汁,最善滋阴,白虎汤得此,既祛实火又清虚热,内伤外感,须臾同愈。(《医学衷中参西录·治伤寒温病同用方·白虎加人参以山药代粳米汤》)

又仲景治伤寒脉结代者,用炙甘草汤,诚佳方也。愚治寒温,若其外感之热不盛,遇此等脉,即遵仲景之法。若其脉虽结代,而外感之火甚实者,亦用白虎加人参以山药代粳米汤。(《医学衷中参西录·治伤寒温病同用方·白虎加人参以山药代粳米汤》)

寒温之证,最忌舌干,至舌苔薄而干,或干而且缩者,尤为险证。而究其原因,却非一致。有因真阴亏损者,有因气虚不上潮者,有因气虚更下陷者,皆可治以白虎加人参以山药代粳米汤。

盖人参之性,大能补气,元气旺而上升,自无下陷之虞,而与石膏同用,又大能治外感中之真阴亏损。况又有山药、知母以濡润之乎!若脉象虚数者,又宜多用人参,减石膏一两再加玄参、生地滋阴之品。煎汁三四茶盅,徐徐温饮下,一次只饮一大口,防其寒凉下侵,致大便滑泻,又欲其药力息息上达,助元气以生津液。饮完一剂,再煎一剂,使药力昼夜相继,数日舌润火退,其病自愈。(《医学衷中参西录·治伤寒温病同用方·白虎加人参以山药代粳米汤》)

(四)白虎承气汤

[组成] 生石膏捣细,八钱　大潞党参三钱　知母八钱　甘草二钱　粳米二钱

[用法] 药共五味,将后四味煎汤一盅半,分两次将生石膏

细末用温药汤送下。服初次药后,迟两点钟,若腹中不见行动,再服第二次。若腹中已见行动,再迟点半钟大便已下者,停后服。若仍未下者,再将第二次药服下。至若其脉虽数而洪滑有力者,用此方时亦可不加党参。

[方论] 然愚临证实验以来,知阳明病既当下,其脉迟者固可下,即其脉不迟而亦不数者亦可下。惟脉数及六至则不可下,即强下之病必不解,或病更加剧。而愚对于此等证,原有变通之下法,即白虎加人参汤,将石膏不煎入汤中,而以所煎之汤将石膏送服者是也。愚因屡次用此方奏效,遂名之为白虎承气汤,爰详录之于下,以备医界采用。

愚从前遇寒温证之当下而脉象数者,恒投以大剂白虎汤,或白虎加人参汤,其大便亦可通下。然生石膏必须用至四五两,煎一大碗,分数次温服,大便始可通下。间有服数剂后大便仍不通下者,其人亦恒脉净身凉,少用玄明粉二三钱和蜜冲服,大便即可通下。然终不若白虎承气汤用之较便也。

按:生石膏若服其研细之末,其退热之力一钱可抵煎汤者半两。若以之通其大便,一钱可抵煎汤者一两。是以方中只用生石膏八钱,而又慎重用之。必分两次服下也。

寒温阳明病,其热甚盛者,投以大剂白虎汤,其热稍退,翌日恒病仍如故。如此反复数次,病家遂疑药不对证,而转延他医,因致病不起者多矣。愚后拟得此方,凡遇投以白虎汤见效旋又反复者,再为治时即用石膏为末送服。其汤剂中用五六两者,送服其末不过一两,至多至两半,其热即可全消失。(《医学衷中参西录·〈伤寒论〉大承气汤病脉迟之研究及脉不迟转数者之变通下法》)

(五)白虎加桂枝汤

[组成] 知母六两　甘草炙,二两　石膏一斤　粳米二合　桂枝去皮,三两

[主治] 温疟者,其脉如平,身无寒但热,骨节疼烦,时呕,白

虎加桂枝汤主之。

[方论] 《别录》石膏原文:石膏除时气,头疼身热,三焦大热,肠胃中结气,解肌发汗,止消渴烦逆,腹胀暴气,咽痛,亦可作浴汤。

按:解肌者,其力能达表,使肌肤松畅,而内蕴之热息息自毛孔透出也。其解肌兼能发汗者,言解肌之后,其内蕴之热又可化汗而出也。特是后世之论石膏者,对于《本经》之微寒既皆改为大寒,而对于《别录》之解肌发汗,则尤不相信。即如近世所出之本草,若邹润安之《本经疏证》、周伯度之《本草思辨录》,均可为卓卓名著,而对于《别录》谓石膏能解肌发汗亦有微词,今试取两家之论说以参考之。

邹润安曰:石膏体质最重,光明润泽,乃随击即解,纷纷星散,而丝丝纵列,无一缕横陈,故其性主解横溢之热邪,此正石膏解肌之所以然。至其气味辛甘,亦兼具解肌之长,质重而大寒,则不足于发汗,乃《别录》于杏仁曰解肌,于大戟曰发汗,石膏则以解肌发汗连称,岂以仲圣尝用于发汗耶?不知石膏治伤寒阳明病之自汗,不治太阳病之无汗,若太阳表实而兼阳明热郁则以麻黄发汗,石膏泄热,无舍麻黄而专用石膏者。白虎汤治无表证之自汗,且戒人以无汗勿与,即后世发表经验之方,亦从无用石膏者,所谓发表不远热也。然则解肌非欤?夫白虎证至表里俱热,虽尚未入血分成府实,而阳明气分之热已势成连横,非得辛甘寒解肌之石膏,由里达表以散其连横之势,热焉得除,而汗焉得止,是则石膏解肌所以止汗,非所以出汗。他如竹叶石膏汤、白虎加桂枝汤,非不用于无汗,而其证则非发表之证,学者勿过泥《别录》可耳。(《医学衷中参西录·深研白虎汤之功用》)

(六)镇逆白虎汤

[组成] 生石膏捣细,三两 知母两半 清半夏八钱 竹茹粉六钱

[主治] 治伤寒温病,邪传胃腑,燥渴身热,白虎证俱,其人

胃气上逆,心下满闷者。

[用法] 用水五盅,煎汁三盅,先温服一盅,病已愈者,停后服,若未痊愈者,过两点钟再温服一盅。

[方论] 《伤寒论》白虎汤,治阳明府热之圣药也。盖外邪炽盛,势若燎原,胃中津液,立就枯涸。故用石膏之辛寒以祛外感之邪,知母之凉润以滋内耗之阴。特是石膏质重虽煎作汤性也下坠,知母味苦,苦降与重坠相并,下行之力速,胃腑之热或难尽消,且恐其直趋下焦而为泄泻也,故藉粳米之浓汁,甘草之甘味,缓其下趋之势,以待胃中微丝血管徐徐吸去,由肺升出为气,由皮肤渗出为汗,余入膀胱为溺,而内蕴之热邪随之俱清,此仲景制方之妙也。然病有兼证,即用药难拘成方。犹是白虎汤证也,因其人胃气上逆,心下胀满,粳米、甘草不可复用,而以半夏、竹茹代之,取二药之降逆,以参赞石膏、知母成功也。(《医学衷中参西录·治伤寒温病同用方·镇逆白虎汤》)

(七)寒解汤

[组成] 生石膏捣细,一两　知母八钱　连翘一钱五分　蝉蜕去足土,一钱五分

[主治] 治周身壮热,心中热而且渴,舌上苔白欲黄,其脉洪滑。或头犹觉疼,周身犹有拘束之意者。

[方论] 或问:此汤为发表之剂,而重用石膏、知母,微用连翘、蝉蜕,何以能得汗?答曰:用此方者,特恐其诊脉不真,审证不确耳。果如方下所注脉证,服之覆杯可汗,勿庸虑此方之不效也。盖脉洪滑而渴,阳明府热已实,原是白虎汤证。特因头或微疼,外表犹似拘束,是犹有一分太阳流连未去。故方中重用石膏、知母以清胃府之热;而复少用连翘、蝉蜕之善达表者,引胃中化而欲散之热,仍还太阳作汗而解。斯乃调剂阴阳,听其自汗,非强发其汗也。况石膏性凉《本经》谓其微寒即凉也味微辛,有实热者,单服之即能汗乎。(《医学衷中参西录·治温病方·寒解汤》)

伤寒脉若沉细,多系阴证。温病脉若沉细,则多系阳证。盖

温病多受于冬,至春而发,其病机自内向外。有时病机郁而不能外达,其脉或即现沉细之象,误认为凉必至误事。又此证寒解汤既对证见愈矣,而明晨舌之强直更甚,乃将方中生石膏倍作二两,分两次前后服下,其病即愈。由是(指一妇人年二十余,得温病。咽喉作疼,舌强直,几不能言,心中热而且渴,频频饮水,脉竟沉细异常,肌肤亦不发热。遂舍脉从证,投以拙拟寒解汤,得微汗,病稍见愈。明晨又复如故,舌之强直更甚。知药原对证,而力微不能胜病也。遂仍投以寒解汤,将石膏加倍,煎汤两盅,分两次温饮下,又得微汗,病遂愈。编者注)观之,凡治寒温之热者,皆宜煎一大剂,分数次服下,效古人一剂三服之法也。(《医学衷中参西录·治伤寒温病同用方·仙露汤》)

四、临证医案

(一)伤寒

近曾在津治一钱姓壮年,得伤寒证,三四日间延为诊视,其脉象洪滑甚实,或七八动一止,或十余动一止,其止皆在左部,询其得病之由,知系未病之前曾怒动肝火,继又出门感寒,遂得斯病,因此知其左脉之结乃肝气之不舒也。为疏方仍白虎加人参汤加减,生石膏细末四两,知母八钱,以生山药代粳米用六钱,野台参四钱,甘草三钱,外加生莱菔子四钱捣碎,煎汤三盅,分三次温服下。结脉虽除,而脉象仍有余热,遂即原方将石膏减去一两,人参、莱菔子各减一钱,仍如前煎服,其大便从前四日未通,将药三次服完后,大便通下,病遂痊愈。按:此次所用之方中不以生地黄代知母者,因地黄之性与莱菔子不相宜也。(《医学衷中参西录·太阳病炙甘草汤证》)

马朴臣,辽宁大西关人,年五十一岁,业商,得伤寒兼有伏热证。病因:家本小康,因买卖俄国银币票赔钱数万元,家计顿窘,懊悔不已,致生内热。孟冬时因受风,咳嗽有痰微喘,小便不利,周身漫肿。愚为治愈,旬日之外,又重受外感,因得斯证。证候:

表里大热,烦躁不安,脑中胀疼,大便数日一行,甚干燥,舌苔白厚,中心微黄,脉极洪实,左右皆然,此乃阳明腑实之证。凡阳明腑实之脉,多偏见于右手,此脉左右皆洪实者,因其时常懊悔,心肝积有内热也;其脑中胀疼者,因心与肝胆之热挟阳明之热上攻也。当用大剂寒凉微带表散,清其阳明胃腑之热,兼以清其心肝之热。处方:生石膏(捣细)四两、知母一两、甘草四钱、粳米六钱、青连翘三钱。共作汤煎至米熟,取汤三盅,分三次温服下,病愈勿尽剂。方解:此方即白虎汤加连翘也,白虎汤为伤寒病阳明腑热之正药,加连翘者取其色青入肝,气轻入心,又能引白虎汤之力达于心肝以清热也。效果:将药三次服完,其热稍退,翌日病复还原,连服五剂,将生石膏加至八两,病仍如故,大便亦不滑泻,病家惧不可挽救,因晓之曰:石膏原为平和之药,惟服其细末则较有力,听吾用药勿阻,此次即愈矣。为疏方,方中生石膏仍用八两,将药煎服之后,又用生石膏细末二两,俾蘸梨片徐徐嚼服之,服至两半,其热全消,遂停服,从此病愈,不再反复。(《医学衷中参西录·伤寒门·伤寒兼有伏热证》)

一叟年六旬余。于孟冬得伤寒证,五六日间,延愚诊视。其脉洪滑,按之亦似有力。表里俱觉发热,间作呻吟,又兼喘逆,然不甚剧。投以白虎汤(石膏、知母、粳米、甘草。编者注),一剂大热稍减。再诊其脉,或七八动一止,或十余动一止,两手皆然,而重按无力。遂于原方中加人参八钱,兼师炙甘草汤中用干地黄之意,以生地代知母。煎汁两盅,分两次温饮下,脉即调匀,且较前有力,而热仍如故。从前方中生石膏二两遂加倍为四两,煎汁一大碗,俾徐徐温饮下,尽剂而愈。按:治此证时,愚习用白虎汤,而犹未习用白虎汤加参也。自此以后,凡年过六旬之人,即脉甚洪实,用白虎汤时,亦必少加人参二三钱。(《医学衷中参西录·治伤寒温病同用方·白虎加人参以山药代粳米汤》)

(二)温病

陈百生督军前任陕西,年四十六岁,寓天津广东路,得风温兼伏气化热病。病因:因有事乘京奉车北上时,当仲夏归途受风,致成温热病。证候:其得病之翌日,即延为诊视,起居如常,惟觉咽喉之间有热上冲,咳嗽吐痰,音微哑,周身似拘束酸软。脉象浮而微滑,右关重按甚实,知其证虽感风成温,而其热气之上冲咽喉,实有伏气化热内动也。若投以拙拟寒解汤,原可一汗而愈。富贵之人其身体倍自郑重,当此病之初起而遽投以石膏重剂,彼将疑而不肯服矣。因与之商曰:将军之病,原可一药而愈,然必须方中生石膏一两。夫石膏原和平之药不足畏,若不欲用时而以他凉药代之,必不能一剂治愈也。陈督曰:我之病治愈原不心急,即多服几剂药无妨。愚见其不欲轻服石膏,遂迁就为之拟方。盖医以救人为目的,正不妨委曲以行其道也。处方:薄荷叶三钱、青连翘三钱、蝉蜕二钱、知母六钱、玄参六钱、天花粉六钱、甘草二钱。共煎汤一大盅,温服。复诊:翌日复延为诊视,言服药后周身得微汗,而表里反大热,咳嗽音哑益甚,何以服如此凉药而热更增加,将毋不易治乎?言之若甚恐惧者。诊其脉洪大而实,左右皆然,知非重用石膏不可。因谓之曰:此病乃伏气化热,又兼有新感之热,虽在初得亦必须用石膏清之方能治愈。吾初次已曾言之,今将军果愈此证乎,殊非难事,然此时但用石膏一两不足恃也,若果能用生石膏四两,今日必愈,吾能保险也。问石膏四两一次全服乎?答曰:非也。可分作数次服,病愈则停服耳。陈督闻愚言似相信,求为出方,盖因其有恐惧之心,故可使相信耳。处方:生石膏捣细四两、粳米六钱。共煎汤至米熟,取汤四盅,分四次徐徐温饮下。病愈不必尽剂,饮至热退而止。大便若有滑泻,尤宜将药急停服。至方中石膏既开生者,断不可误用煅者。若恐药房或有差误,可向杂货铺中买大块石膏自制细用之。盖此时愚至津未久,津地医者率用煅石膏,鲜有用生石膏者,前此开方曾用生石膏三两,药房以煅者误充,经愚看出,是以此次如此谆谆告语也。复诊:翌日又延为诊视,相迎而笑曰:我今热果全消矣,惟喉间似微觉疼,先生可再为治之。问药四盅全服乎?答曰:全服矣。当服至三盅后,心犹觉稍热,是以全服,且服后并无大便滑泻之病,石膏真良药也。再诊其脉已平和如常。原无须服药,问其大便,三日犹未下行。为开滋阴润便之方,谓服至大便通后,喉疼亦必自愈,即可停药勿服矣。(《医学衷中参西录·温病门·风温兼伏气化热》)

石膏之性,又善清头面之热。愚在德州时,一军士年二十余,得瘟疫,三四日间,头面悉肿,其肿处皮肤内含黄水,破后且溃烂,身上间有斑点。闻人言此证名大头瘟,其溃烂之状,又似瓜瓤瘟,最不易治。惧甚,求为诊视。其脉洪滑而长,舌苔白而微黄,问其心中,惟觉烦热,嗜食凉物。遂晓之曰:"此证不难治,头面之肿烂,周身之斑点,无非热毒入胃,而随胃气外现之象,能放胆服生石膏可保痊愈。"遂投以拙拟青盂汤(青盂汤:荷叶一个、生石膏一两、真羚羊角另煎兑服二钱、知母六钱、蝉蜕三钱、僵蚕二钱、金线重楼二钱、粉甘草钱半。主治瘟疫表里俱热,头面肿疼,其肿或连项及胸,亦治阳毒发斑疹。编者注),方中石膏改用三两,知母改用八钱,煎汁一大碗,分数次温伏下,一剂病愈强半,翌日于方中减去荷叶、蝉蜕,又服一剂痊愈(《医学衷中参西录·治瘟疫瘟疹方·青盂汤》也录有本案:发斑之证异于疹者,以其发处不高,以手拂之与肤平也。其证有阳毒、阴毒之分。阳毒发斑,系阳明毒热伤血所致。阴毒发斑,或为寒疫之毒,或因汗吐下后中气虚乏,或因过服凉药,遂成阴证,寒伏于下,逼其无根之火上独熏肺而发斑。其色淡红,隐隐见于肌表,与阳证发斑色紫赤者不同。愚生平所治发斑,皆系阳证,至阴证实实未之见,其证之甚少可知。然正不可因阴证者甚少,而阴阳之际不详辨也。编者注)。(《医学衷中参西录·石膏解》)

石膏之发汗,原发身有实热之汗,非能发新受之风寒也。曾治一人,年近三旬,于春初得温病,医者以温药发其汗,汗出而病益加剧,诊其脉洪滑而浮,投以大剂白虎汤,为加连翘、蝉蜕各钱半,服后遍体得凉汗而愈。然愈后泄泻数次,后过旬日又重受外感,其脉与前次相符,乃因前次服白虎汤后作泄泻,遂改用天花粉、玄参各八钱,薄荷叶、甘草各二钱,连翘三钱,服后亦汗出遍体,而其病分毫不减,因此次所出之汗乃热汗非凉汗也。不得已遂仍用前方,为防其泄泻,以生怀山药八钱代方中粳米,服后仍遍体出凉汗而愈。由此案观之,则石膏之妙用,有真令人不可思议者矣。

重用石膏以发汗,非仅愚一人之实验也。邑中友人刘聘卿,肺热劳喘,热令尤其,时当季夏,病犯甚剧,因尝见愚重用生石膏治病,自用生石膏四两,煎汤一大碗顿饮下,周身得凉汗,劳喘骤见轻,隔一日又将石膏如前煎饮,病又见轻,如此隔日一饮石膏汤,饮后必然出汗,其病亦随之递减,饮过六次,而百药难愈之痼疾竟霍然矣。后聘卿与愚相遇,因问石膏如此凉药,何以能令人发汗?愚曰:石膏性善发汗,《别录》载有明文,脏腑蕴有实热之人,服之恒易作汗也。此证因有伏气化热,久留肺中不去,以致肺受其伤,屡次饮石膏汤以逐之,则久留之热不能留,遂尽随汗出而消解无余矣。用石膏以治肺病及劳热,古人早有经验之方,因后世未知石膏之性,即见古人之方亦不敢信,是以后世无用者。

(《医学衷中参西录·深研白虎汤之功用》)

孙雨亭,武清县人,年三十三岁,小学教员,喜阅医书,尤喜阅拙著《衷中参西录》。于孟秋时得温病,在家治不愈,遂来津求为诊治。病因:未病之前,心中常觉发热,继因饭后有汗,未暇休息,陡有急事冒风出门,致得温病。证候:表里俱觉壮热,嗜饮凉水食凉物,舌苔白厚,中心已黄,大便干燥,小便短赤,脉象洪长有力,左右皆然,一分钟七十八至。诊断:此因未病之先已有伏气化热,或有暑气之热内伏,略为外感所激,即表里陡发壮热,一两日间阳明腑热已实,其脉之洪长有力是明征也。拟投以大剂白虎汤,再少佐以宣散之品。处方:生石膏捣细四两、知母一两、鲜茅根六钱、青连翘三钱、甘草三钱、粳米三钱。共煎汤三盅,分三次温服下。复诊:将药分三次服完,表里之热分毫未减,脉象之洪长有力亦仍旧,大便亦未通下。此非药不对证,乃药轻病重药不胜病也。夫石膏之性《本经》原谓其微寒,若遇阳明大热之证,当放胆用之。拟即原方去连翘加天花粉,再将石膏加重。处方:生石膏六两、知母一两、天花粉一两、鲜茅根六钱、甘草四钱、粳米四钱。共煎汤三大盅,分三次温服下。复诊:将药分三次服完,下燥粪数枚,其表里之热仍然不退,脉象亦仍有力。愚谓雨亭曰:余生平治寒温实热证,若屡次治以大剂白虎汤而其热不退者,恒将方中石膏研极细,将余药煎汤送服即可奏效。今此证正宜用此方,雨亭亦以为然。处方:生石膏研极细二两、生怀山药二两、甘草六钱。将山药、甘草煎汤一大碗,分多次温服。每次送服石膏末二钱许,热退勿须尽剂,即其热未尽退,若其大便再通下一次者,亦宜将药停服。效果:分六次将汤药饮完,将石膏送服强半,热犹未退,大便亦未通下,又煎渣取汤两盅,分数次送服石膏末,甫完,陡觉表里热势大增。时当夜深,不便延医。雨亭自持其脉弦硬异常,因常阅《衷中参西录》,知脉虽有力而无洪滑之致者,用白虎汤时皆宜加人参,遂急买高丽参五钱,煮汤顿饮下,其脉渐渐和缓,热亦渐退,至黎明其病霍然痊愈矣。(《医学衷中参西录·温病门·温病》)

天津鼓楼东,徐姓媪,年五十九岁,于中秋上旬得温病,带有伏气化热。病因:从前原居他处,因迁居劳碌,天气燥热,有汗受风,遂得斯病。证候:晨起觉周身微发热兼酸懒不舒,过午陡觉表里大热且其热浸增。及晚四点钟往视时,见其卧床闭目,精神昏昏,呻吟不止。诊其脉左部沉弦,右部洪实,数近六至。问其未病之前,曾有拂意之事乎?其家人曰:诚然,其禀性褊急,恒多忧思,且又易动肝火。欲见其舌苔,大声呼数次,始知启口,视其舌上似无苔而有肿胀之意,问其大便,言素恒干燥。诊断:其左脉沉弦者,知其肝气郁滞不能条达,是以呻吟不止,此欲借呻吟以舒其气也。其右脉洪实者,知此证必有伏气化热,窜入阳明,不然则外感之温病,半日之间何至若斯之剧也。此当用白虎汤以清阳明之热,而以调气舒肝之药佐之。处方:生石膏捣细二两、知母八钱、生莱菔子搗碎三钱、青连翘三钱、甘草二钱、粳米四钱。共煎汤两盅,分两次温服。方解:莱菔子为善化郁气之药。其性善升亦善降,炒用之则降多于升,生用之则升多于降,凡肝气之郁者宜升,是以方中用生者。至于连翘,原具有透表之力,而用于此方之中,不但取其能透表也,其性又善舒肝,凡肝气之郁而不舒者,连翘皆能舒之也。是则连翘一味,既可佐白虎以清温热,更可辅莱菔以开肝气之郁滞。复诊:将药两次服完,周身得汗,热退十之七八,精神骤然清爽。左脉仍有弦象而不沉,右脉已无洪象而仍似有力,至数之数亦减。问其心中仍有觉热之时,且腹中知饥而懒于进食,此则再宜用凉润滋阴之品清其余热。处方:玄参一两、沙参五钱、生杭芍四钱、生麦芽三钱、鲜茅根四钱、滑石三钱、甘草二钱。共煎汤一大盅,温服。方中用滑石者,欲其余热自小便泻出也。效果:将药连服两剂,大便通下,其热全消。能进饮食,脉象亦和平矣。而至数仍有数象,俾再用玄参两半,潞参三钱,煎服数剂以善其后。(《医学衷中参西录·温病门·秋温兼伏气化热》)

天津锅店街东口义合胜皮店学徒奎禄,得温病,先服他医清解之药数剂无效。弟诊其脉象,沉浮皆有力。表里壮热无汗。投以书中寒解汤原方(生石膏一两、知母八钱、连翘一钱五分、蝉蜕一钱五分。编者注),遍身得汗而愈。由斯知方中重用生石膏、知母以清热,少加连翘、蝉蜕以引热透表外出,制方之妙远胜于银翘散、桑菊饮诸方矣,且由此知石膏生用诚为妙药。从治愈此证之后,凡遇寒温实热诸证,莫不遵书中方论,重用生石膏治之。其热实脉虚者,亦莫不遵书中方论,用白虎加人参汤,或用白虎加人参以生山药代粳米汤,皆能随手奏效,以之救人多矣。推本溯源,实皆我兄德惠所及也。(《医学衷中参西录·李曰纶来函》)

天津南开义善里,迟氏妇,年二十二岁,于季秋得温病。病因:其素日血分不调,恒作灼热,心中亦恒发热,因热贪凉,薄受外感,即成温病。证候:初受外感时,医者以温药发其汗,汗出之后,表里陡然大热,呕吐难进饮食,饮水亦恒吐出,气息不调,恒作呻吟,小便不利,大便泄泻日三四次,其舌苔薄而黄,脉象似有力而不实,左部尤不任重按,一分钟百零二至,摇摇有动象。诊断:其胃中为热药发表所伤,是以呕吐,其素日阴亏,肝肾有热,又兼外感之热内迫,致小便不利水归大肠,是以泄泻。其舌苔薄而黄者,外感原不甚剧舌苔薄,亦主胃气虚,而治以滋阴清热,上止呕吐,下调二便之剂。处方:生怀山药一两、滑石八钱、生杭芍八钱、生怀地黄六钱、清半夏温水洗三次五钱、碎竹茹三钱、生麦芽三钱、净青黛二钱、连翘二钱、甘草三钱、鲜茅根四钱。药共十一味,先将前十味水煎十余沸,再入茅根同煎七八沸,其汤即成,取清汤两盅,分三次温饮下。服药后防其呕吐可口含生姜一片,或于煎药时加生姜三片亦可。至药房中若无鲜茅根,可用干茅根两半煎汤,以之代水煎药。方解:方中之义,山药与滑石并用,一滋阴以退热而能固大便,一清火以退热而善利小便;芍药与甘草并用,为甘草芍药汤,仲师用之以复真阴,而芍药亦善利小便,甘草亦善补大便,汇集四味成方,即拙拟之滋阴清燥汤也方载三期五卷。以治上有燥热下焦滑泻之证,莫不随手奏效。半夏善止呕吐,然必须洗净矾味药房清半夏亦有矾,屡洗之则药力减,是以用至五钱。竹茹亦善止呕吐,其碎者为竹之皮,津沽药房名为竹茹粉,其止呕之力较整者为优。至于青黛、生姜亦止呕吐之副品也。用生麦芽、鲜茅根者,以二药皆善利小便,而又善达肝木之郁以调气分也。用生地黄者,以其为滋补真阴之主药,即可为治脉数动摇者之要药也。复诊:将药煎服一剂,呕吐与泄泻皆愈,小便已利,脉象不复摇摇,仍似有力,至数未减,其表里之热稍退,气息仍似不顺,舌苔仍黄,欲投以重剂以清其热,犹恐大便不实,拟再治以清解之剂。处方:生怀地黄一两、玄参八钱、生杭芍六钱、天花粉六钱、生麦芽三钱、鲜茅根三钱、滑石三钱、甘草三钱。共煎汤一大盅,分两次温服下。三诊:将药煎服后,病又见轻,家人以为病愈无须服药矣,至翌日晚十一点钟后,见其面红,精神昏愦,时作呻吟,始知其病犹未愈。及愚诊视时,夜已过半,其脉左右皆弦硬而长,数近七至,两目直视,其呻吟之声,似阻隔不顺,舌苔变黑,问其心中何如?自言热甚,且觉气息不接续,此其气分虚而且郁,又兼血虚阴亏,而阳明之热又炽盛也。其脉近七至者,固为阴虚有热之象,而正气虚损不能抗拒外邪者,其脉亦恒现数象,至其脉不为洪滑而为弦硬者,亦气血两亏邪热炽盛之现象也。拟用白虎加人参汤,再加滋阴理气之品,盖此时大便已实,故敢放胆治之。处方:生石膏轧细五两、野台参六钱、知母六钱、天花粉六钱、玄参六钱、生杭芍五钱、生莱菔子捣碎四钱、生麦芽三钱、鲜茅根三钱、粳米三钱、甘草三钱。共煎汤一大碗,分四次温饮下,病愈不必尽剂。效果:将药分四次服完,热退强半,精神已清,气息已顺,脉象较前缓和,而大便犹未通下,因即原方将石膏改用四两,莱菔子改用二钱,如前煎服,服至三次后,大便通下,其热全退,遂停后服。(《医学衷中参西录·温病门·温病兼气虚气郁》)

(三)暑证

仲夏,舍亲傅立钟得暑热病,请为诊视。面红气粗,两寸脉弦硬而浮,两尺细数,身体颤动。为开白虎加人参汤,生石膏用二两。因其阴分亏损,为加大生地五钱,玄参五钱;又因脉浮,加青连翘三钱,一剂遍身凉汗而愈。(《医学衷中参西录·孙香荪来函·用生石膏治温病验案》)

(四)感冒

一人,年三十余。于冬令感冒风寒,周身恶寒无汗,胸间烦躁。原是大青龙汤证,医者投以麻黄汤。服后汗无分毫,而烦躁益甚,几至疯狂。诊其脉,洪滑异常,两寸皆浮,而右寸尤甚。投以寒解汤(生石膏一两、知母八钱、连翘一钱五分、蝉蜕一钱五分。编者注),覆杯之顷,汗出如洗而愈。审是则寒解汤不但宜于温病,伤寒现此脉者,投之亦必效也。(《医学衷中参西录·治温病方·寒解汤》)

（五）喘证

一叟，年七旬。素有劳疾，薄受外感，即发喘逆，投以小青龙汤，去麻黄，加杏仁、生石膏辄愈。上元节后，因外感甚重，旧病复发，五六日间，热入阳明之府。脉象弦长浮数，按之有力，而无洪滑之象此外感兼内伤之脉。投以寒解汤（生石膏一两、知母八钱、连翘一钱五分、蝉蜕一钱五分。编者注），加潞参三钱，一剂汗出而喘愈。再诊其脉，余热犹炽，继投以白虎加人参以山药代粳米汤一大剂，分三次温饮下，尽剂而愈（《医学衷中参西录·伤寒风温始终皆宜汗解说》也录有本案，并谓，至其人气体弱者，可用补气之药助之出汗。编者注）。（《医学衷中参西录·治温病方·寒解汤》）

（六）腹痛

《本经》谓石膏能治腹痛，诚有效验。曾治奉天清丈局司书刘锡五腹疼，三年不愈。其脉洪长有力，右部尤甚，舌心红而无皮，时觉头疼眩晕，大便干燥，小便黄涩，此乃伏气化热，阻塞奇经之经络，故作疼也。为疏方生石膏两半，知母、花粉、玄参、生杭芍、川楝子各五钱，乳香、没药各四钱，甘草二钱，一剂疼愈强半。即原方略为加减，又服数剂痊愈。（《医学衷中参西录·石膏解》）

（七）便秘

一人年二十余，素劳力太过，即觉气分下陷。一岁之间，为治愈三次。至秋杪感冒时气，胸中烦热满闷，燥渴引饮，滑泻不止，微兼喘促。舌上无苔，其色鲜红，兼有砂粒。延医调治，投以半补半破之剂。意欲止其滑泻兼治其满闷也。服药二剂，滑泻不止。后愚为诊视，其脉似有实热，重按无力。遂先用拙拟加味天水散（生山药一两、滑石六钱、甘草三钱。编者注）止其滑泻。方中生山药用两半、滑石用一两，一剂泻止。继服滋阴清火之剂，数剂喘促亦愈，火亦见退。唯舌干连喉几不能言，频频饮水，不少濡润，胸中仍觉满闷。愚恍悟曰：此乃外感时气，挟旧病复发，故其脉象虽热，按之不实。其舌干如斯者，津液因气分下陷而不上潮也。其胸中满闷者,气分下陷,胸中必觉短气,病患不善言病情,故漫言满闷也。此时大便不行已五日。遂投以白虎加人参以山药代粳米汤(生石膏三两、知母一两、人参六钱、生山药六钱、粉甘草三钱。编者注),一剂病愈十之七八,而舌之干亦减半。又服一剂,大便得通,病觉痊愈。舌上仍无津液,又用潞参一两、玄参两半,日服一剂,三日后舌上津液滋润矣。(《医学衷中参西录·治伤寒温病同用方·白虎加人参以山药代粳米汤》)

(八)头痛

一叟年七十有一,因感冒风寒,头疼异常,彻夜不寝。其脉洪大有力,表里俱发热,喜食凉物,大便三日未行,舌有白苔甚浓。知系伤寒之热,已入阳明之府。因头疼甚剧,且舌苔犹白,疑犹可汗解。治以拙拟寒解汤(生石膏一两、知母八钱、连翘一钱五分、蝉蜕一钱五分。编者注),加薄荷叶一钱。头疼如故,亦未出汗,脉益洪实。恍悟曰:此非外感表证之头疼,乃阳明经府之热,相并上逆,而冲头部也。为制此汤(仙露汤:生石膏捣细四两、玄参一两、连翘三钱、粳米五钱。编者注),分三次温饮下,头疼愈强半,夜间能安睡,大便亦通。复诊之,脉象余火犹炽,遂用仲景竹叶石膏汤,生石膏仍用三两,煎汁一大碗,分三次温饮下,尽剂而愈。

按:竹叶石膏汤,原寒温大热退后,涤余热、复真阴之方。故其方不列于六经,而附载于六经之后。其所以能退余热者,不恃能用石膏,而恃石膏与参并用。盖寒温余热,在大热铄涸之余,其中必兼有虚热。石膏得人参,能使寒温后之真阴顿复,而余热自消,此仲景制方之妙也。又麦冬甘寒黏滞,虽能为滋阴之佐使,实能留邪不散,致成劳嗽。而惟与石膏、半夏并用,则无忌,诚以石膏能散邪,半夏能化滞也。或疑炙甘草汤(亦名复脉汤)中亦有麦冬,却无石膏、半夏。然有桂枝、生姜之辛温宣通者,以驾驭之,故亦不至留邪。彼惟知以甘寒退寒温之余热者,安能援以为口实哉!

又按:上焦烦热太甚者,原非轻剂所能疗。而投以重剂,又恐

药过病所,而病转不愈。惟用重剂,徐徐饮下,乃为合法。(《医学衷中参西录·治伤寒温病同用方·仙露汤》)

(九)血证

曾治一叟,年六十余,大便下血。医治三十余日,病益进。日下血十余次,且多血块,精神昏愦。延为诊视,脉洪实异常,至数不数,惟右部有止时,其止无定数,乃结脉也。其舌苔纯黑,知系温病大实之证。从前医者,但知治其便血,不知治其温病可异也。投以白虎加人参以山药代粳米汤,将石膏改用四两,煎汤三盅,分三次温饮下。每次送服旱三七细末一钱。如此日服一剂,两日血止,大便仍滑泻,脉象之洪实减半,而其结益甚,且腹中觉胀。询其病因,知得诸恼怒之后。遂改用莱菔子六钱,而佐以白芍、滑石、花粉、茅根、甘草诸药,一剂胀消。脉之至数调匀,仍稍有洪实之象,滑泻亦减。再投以加味天水散(生山药一两、滑石六钱、甘草三钱。编者注)作汤服之,病遂痊愈(张氏在本案前论述说,结代之脉虽并论,究之结脉轻于代脉,故结脉间有宜开通者。编者注)。(《医学衷中参西录·治伤寒温病同用方·白虎加人参以山药代粳米汤》)

(十)汗证

邑进士张日睿之公子,年十八九,因伤寒服表药太过,汗出不止,心中怔忡,脉洪数不实,大便数日未行。为疏方,用净萸肉、生山药、生石膏各一两,知母、生龙骨、生牡蛎各六钱,甘草二钱,煎服两剂痊愈。(《医学衷中参西录·山萸肉解》)

(十一)妊娠伤寒

一妊妇,伤寒两、三日。脉洪滑异常,精神昏愦,间作谵语,舌苔白而甚厚。为开寒解汤方(生石膏一两、知母八钱、连翘一钱五分、蝉蜕一钱五分。编者注),有一医者在座,问方中之意何居?愚曰:欲汗解耳。曰:此方能汗解乎?愚曰:此方遇此证,服之自能出汗,若泛作汗解之药服之,不能汗也。饮下须臾,汗出而愈,医者讶为奇异。(《医学衷中参西录·治温病方·寒解汤》)

(十二)小产后出血

一妇人,年二十余。小产后数日,恶露已尽,至七八日,忽又下血。延医服药,二十余日不止。诊其脉洪滑有力,心中热而且渴。疑其夹杂外感,询之身不觉热,又疑其血热妄行,遂将方中生地改用一两,又加知母一两,服后血不止,而热渴亦如故。因思此证,实兼外感无疑。遂改用白虎加人参汤,以山药代粳米。方中石膏重用生者三两。煎汤两盅,分两次温饮下。外感之火遂消,血亦见止。仍与安冲汤一剂(炒白术六钱、生黄芪六钱、生龙骨六钱、生牡蛎六钱、大生地六钱、生杭芍三钱、海螵蛸四钱、茜草三钱、川续断四钱。主治月经量多、崩漏、月经淋漓不断。编者注),遂痊愈。又服数剂,以善其后。(《医学衷中参西录·治女科方·安冲汤》)

(十三)小儿伤寒

曾治一邻村刘姓童子,年十三岁,于孟冬得伤寒证,七八日间,喘息鼻煽动,精神昏愦,时作谵语,所言皆劳力之事。其脉微细而数,按之无力。欲视其舌,干缩不能外伸。启齿视舌皮若瘢点作黑色,似苔非苔,频饮凉水毫无濡润之意。愚曰:此病必得之劳力之余,胸中大气下陷,故津液不能上潮,气陷不能托火外出,故脉道瘀塞,不然何以脉象若是,恣饮凉水而不滑泻乎。病家曰:先生之言诚然,从前延医服药分毫无效,不知尚可救否。曰:此证按寻常治法一日只服药一剂,既对证亦不能见效,听吾用药勿阻,定可挽回。遂用生石膏四两,党参、知母、生山药各一两,甘草二钱,煎汤一大碗,徐徐温饮下,一昼夜间,连进二剂,其病遂愈。(《医学衷中参西录·石膏解》)

(十四)小儿温病

治奉天同善堂中孤儿院刘小四,年八岁。孟秋患温病,医治十余日,病益加剧。表里大热,喘息迫促,脉象洪数,重按有力,知犹可治。问其大便,两日未行,投以大剂白虎汤,重用生石膏二两半,用生山药一两以代方中粳米。且为其喘息迫促,肺中伏邪,又

加薄荷叶一钱半以清之。俾煎汤两茶盅,作两次温饮下,一剂病愈强半,又服一剂痊愈。(《医学衷中参西录·石膏解》)

天津东门里经司胡同,侯姓幼男,年八岁,得热病兼脑膜炎。病因:蒙学暑假乍放,幼童贪玩,群在烈日中嬉戏,出汗受风,遂得斯证。证候:闭目昏昏,呼之不应,周身灼热无汗,其脉洪滑而长,两寸尤盛。其母言病已三日,昨日犹省人事,惟言心中发热,至夜间即昏无知觉。然以水灌之犹知下咽,问其大便三日未行。其母泣问犹可救否?答:以准可为之治愈。诊断:此温热之病,阳明腑热已实,其热循经上升兼发生脑膜炎也。脑藏神明主知觉,神经因热受伤,是以知觉全无,宜投以大剂白虎汤以清胃腑之热,而复佐以轻清之品,以引药之凉力上行,则脑中之热与胃腑之热全清,神识自明了矣。处方:生石膏捣细三两、知母八钱、连翘三钱、茵陈钱半、甘草三钱、粳米五钱。煎至米熟其汤即成。取清汁三茶杯,徐徐分三次温服,病愈无须尽剂。效果:服至两次已明了能言,自言心中犹发热,将药服完,其热遂尽消,霍然痊愈。(《医学衷中参西录·温病门·温病兼脑膜炎》)

(十五)小儿感冒

铭勋孙,年九岁,于正月下旬感冒风寒,两三日间,表里俱觉发热。诊其脉象洪实,舌苔白厚。问其大便两日未行,小便色黄。知其外感之实热,已入阳明之腑。为疏方:生石膏二两、知母六钱、连翘三钱、薄荷叶钱半、甘草二钱。晚六点时煎汤两茶盅,分两次服下,翌晨热退强半。因有事他出,临行嘱煎渣与服。阅四日来信言,铭勋仍不愈。接原方又服一剂,亦不见轻。斯时,头面皆肿,愚遂进城往视,见其头面肿甚剧,脉象之热较前又盛,舌苔中心已黄,大便三日未行。为疏方:生石膏四两、玄参一两、连翘三钱、银花三钱、甘草三钱。煎汤三茶盅,又将西药阿司匹林三分,融化汤中,分三次温服下。头面周身微汗,热退肿消,继服清火养阴之剂两剂以善其后。(《医学衷中参西录·临证随笔》)

有脉象确有实热,其人神昏谵语,似可用白虎汤矣,而其脉或兼弦、兼数,或重按仍不甚实者,宜治以白虎加人参汤。曾治一农家童子,劳力过度,因得温病。脉象弦而有力,数近六至。谵语不休,所言皆劳力之事。本拟治以白虎加人参汤,因时当仲夏,且又童年少阳之体,遂先与以白虎汤(石膏、知母、粳米、甘草。编者注)。服后脉搏力减,而谵语益甚。幸其大便犹未通下,急改用白虎加人参汤,将方中人参加倍,煎汤三茶杯,分三次温饮下,尽剂而愈。盖脉象弦数,真阴必然亏损,白虎加人参汤能于邪热炽盛之中滋其真阴,即以退其邪热。盖当邪热正炽时,但用玄参、沙参、生地诸药不能滋阴,因其不能胜邪热,阴分即无由滋长也;惟治以白虎加人参汤,则滋阴退热一举两得,且能起下焦真阴与上焦亢甚之阳相济,是以投之有捷效也。(《医学衷中参西录·论伤寒、温病神昏谵语之原因及治法》)

(十六)温疹

天津城里丁家胡同,杨氏女,年十五岁,先患月闭,继又染温疹靥急。病因:自十四岁月信已通,后因肝气不舒,致月信半载不至,继又感发温疹,初见点即靥。证候:初因月信久闭,已发热瘦弱,懒于饮食,恒倦卧终日不起,继受温疹,寒热往来,其寒时觉体热减轻,至热时,较从前之热增加数倍,又加以疹初见点即靥,其毒热内攻。心中烦躁怔忡,剧时精神昏愦,恒作谵语,舌苔白而中心已黄,毫无津液。大便数日未行,其脉觉寒时似近闭塞,觉热时又似洪大而重按不实,一息五至强。诊断:此证因阴分亏损将成痨瘵,又兼外感内侵,病连少阳,是以寒热往来,又加以疹毒之热,不能外透而内攻,是以烦躁怔忡,神昏谵语,此乃内伤外感两剧之证也。宜用大剂滋其真阴清其毒热,更佐以托疹透表之品当能奏效。处方:生石膏捣细二两、野台参三钱、玄参一两、生怀山药一两、大甘枸杞六钱、知母四钱、连翘三钱、蝉蜕二钱、茵陈二钱、僵蚕钱半、鲜芦根四钱。共煎汤三盅,分三次温饮下。嘱其服一剂热不退时,可即原方再服,若服至大便通下且微溏时,即宜停药勿服。复诊:将药煎服两剂,大热始退,不复寒热往来,疹未表出而心已不烦躁怔忡。知其毒由内消，当不变生他故。大便通下一次亦未见溏，再诊其脉已近和平，惟至数仍数，和其外感已愈十之八九，而真阴犹未复也。拟再滋补其真阴，培养其血脉，俾其真阴充足，血脉调和，月信自然通顺而不愆期矣。处方：生怀山药一两、大甘枸杞一两、玄参五钱、地骨皮五钱、龙眼肉五钱、北沙参五钱、生杭芍三钱、生鸡内金黄色的捣钱半、甘草二钱。共煎汤一大盅，温服。三诊：将药连服四剂，饮食增加，精神较前振作，自觉诸病皆无，惟腹中间有疼时，此月信欲通而未能即通也。再诊其脉已和平四至矣。知方中凉药宜减，再少加活血化瘀之品。处方：生怀山药一两、大甘枸杞一两、龙眼肉六钱、当归五钱、玄参三钱、地骨皮三钱、生杭芍三钱、生鸡内金黄色的捣钱半、土鳖虫捣五个大者、甘草钱半、生姜三片。共煎汤一大盅，温服。效果：此药连服十剂，腹已不疼，身形已渐胖壮，惟月信仍未至，俾停药静候。旬日后月信遂见，因将原方略为加减，再服数剂，以善其后。(《医学衷中参西录·妇女科·月闭兼温疹靥急》)

(十七)鼻渊

石膏之性，又善治脑漏。方书治脑漏之证，恒用辛夷、苍耳。然此证病因，有因脑为风袭者，又因肝移热于脑者。若因脑为风袭而得，其初得之时，或可用此辛温之品散之，若久而化热，此辛温之药即不宜用，至为肝移热于脑，则辛温之药尤所必戒也。近治奉天大西关溥源酱房郭玉堂，得此证(指鼻渊。编者注)半载不愈。鼻中时流浊涕，其气腥臭，心热神昏，恒觉眩晕。其脉左右皆弦而有力，其大便恒干燥，知其肝移热于脑，其胃亦移热于脑矣。恐其病因原系风袭，先与西药阿司匹林瓦许以发其汗，头目即觉清爽。继为疏方，用生石膏两半，龙胆草、生杭芍、玄参、知母、花粉各四钱，连翘、金银花、甘草各二钱，薄荷叶一钱。连服十剂，石膏皆用两半，他药则少有加减，其病遂脱然痊愈。(《医学衷中参西录·石膏解》)

大黄—肉桂/桂枝

一、配伍解读

平肝之药,以桂为最要,肝属木,木得桂则枯也以桂作钉钉树其树立枯,而单用之则失于热;降胃止血之药,以大黄为最要观《金匮》治吐衄有泻心汤重用大黄可知,胃气不上逆,血即不逆行也,而单用之又失于寒。若二药并用,则寒热相济,性归和平,降胃平肝,兼顾无遗。(《医学衷中参西录·治吐衄方·秘红丹》)

大黄味苦、气香、性凉,原能开气破血,为攻下之品,然无专入血分之药以引之,则其破血之力仍不专,方中用桃仁者,取其能引大黄之力专入血分以破血也。……至方中又用桂枝者,亦因其善引诸药入血分,且能引诸药上行以清上焦血分之热,则神明自安而如狂者可愈也。(《医学衷中参西录·太阳病桃核承气汤证》)

二、功效主治

平肝清热,降胃止血,活血化瘀。主治咳嗽、中风、血证等病证。

三、代表方剂

(一)桃核承气汤

[组成] 桃仁去皮尖,五十个　桂枝去皮,二两　大黄去皮,四两　芒硝二两　甘草炙,二两

[用法] 上五味,以水七升,煮取二升半,去滓,纳芒硝,更上火微沸,下火,先食温服五合,日三服,当微利。

[**主治**]　太阳病不解,热结膀胱,其人如狂,血自下,下者愈。其外不解者尚未可攻,当先解其外。外解已,但少腹急结者,乃可攻之,宜桃核承气汤。

[**方论**]　此证乃外感之热,循三焦脂膜下降结于膀胱,膀胱上与胞室之脂膜相连,其热上蒸,以致胞室亦蕴有实热血蓄而不行,且其热由任脉上窜,扰乱神明,是以其人如狂也。然病机之变化无穷,若其胞室之血蓄极而自下,其热即可随血而下,是以其病可愈。若其血蓄不能自下,且有欲下不下之势,此非攻之使下不可。惟其外表未解,或因下后而外感之热复内陷,故又宜先解其外表而后可攻下也。

大黄味苦、气香、性凉,原能开气破血,为攻下之品,然无专入血分之药以引之,则其破血之力仍不专,方中用桃仁者,取其能引大黄之力专入血分以破血也。徐灵胎云:桃花得三月春和之气以生,而花色鲜明似血,故凡血郁、血结之疾,不能自调和畅达者,桃仁能入其中而和之散之,然其生血之功少,而去瘀之功多者何也?盖桃核本非血类,故不能有所补益,若瘀血皆已败之血,非生气不能流通,桃之生气在于仁,而味苦又能开泄,故能逐旧而不伤新也。至方中又用桂枝者,亦因其善引诸药入血分,且能引诸药上行以清上焦血分之热,则神明自安而如狂者可愈也。

特是用桃核承气汤时,又须细加斟酌,其人若素日少腹恒觉胀,至此因外感之激发,而膜胀益甚者,当防其素有瘀血,若误用桃核承气汤下之,则所下者,必紫色成块之血,其人血下之后,十中难救一二。若临证至不得已必须用桃核承气汤时,须将此事说明以免病家之误会也。(《医学衷中参西录·太阳病桃核承气汤证》)

(二)治产后风方

[**组成**]　当归五钱　麻黄、红花、白术各三钱　大黄、川芎、肉桂、紫菀各二钱

[**方论**]　此方效验异常,即至牙关紧闭,不能用药者,将齿拗

开灌之,亦多愈者。人多畏其有大黄而不敢用。不知西人治产后风,亦多用破血之药。盖以产后有瘀血者多,此证用大黄以破之,所谓血活风自去也。况犹有麻、桂之辛热,归、术之补益,以调燮之乎。(《医学衷中参西录·治女科方·和血熄风汤》)

(三)秘红丹

[组成] 川大黄 细末,一钱　油肉桂 细末,一钱　生赭石 细末,六钱

[用法] 上药三味,将大黄、肉桂末和匀,用赭石末煎汤送下。

[主治] 治肝郁多怒,胃郁气逆,致吐血、衄血及吐衄之证屡服他药不效者,无论因凉因热,服之皆有捷效。(《医学衷中参西录·治吐衄方·秘红丹》)

四、临证医案

(一)咳嗽

奉天(即辽宁省沈阳市。编者注)警务处长王连波夫人,年三十许,咳嗽痰中带血,剧时更大口吐血,常觉心中发热,其脉一分钟九十至,按之不实,投以滋阴宁嗽降火之药不效。因思此证若用药专止其嗽,嗽愈其吐血亦当愈。遂用川贝两许,煎取清汤四茶杯,调入生山药细末一两,煮作稀粥,俾于一日之间连进二剂,其嗽顿止,血遂不吐。数日后,证又反复,自言夜间睡时常作恼怒之梦,怒极或梦中哭泣,醒后必然吐血。据所云云,其肝气必然郁遏,遂改用舒肝泻肝之品,而以养肝镇肝之药辅之,数剂病稍轻减,而犹间作恼怒之梦,梦后仍复吐血。再四踌躇,恍悟平肝之药以肉桂为最要,因肝属木,木得桂则枯也,而单用之则失于热,降胃止血之药以大黄为最要,胃气不上逆,血即不逆行也,而单用之又失于热;若二药并用,则寒热相济,性归和平,降胃平肝,兼顾无遗。况俗传原有用此二药为散治吐衄者,用于此证,当有捷效,若再以重坠之药辅之,则力专下行,其效当更捷也。遂用大黄、肉桂

细末各一钱和匀,更用生赭石细末六钱,煎汤送下,吐血顿愈,恼怒之梦亦无矣,即此观之,肉桂真善于平肝哉。(《医学衷中参西录·肉桂解》)中

(二)中风

一叟年近六旬,忽得痿废证,两手脉皆弦硬,心中骚扰不安,夜不能寐。每于方中(风引汤:大黄、干姜、龙骨各四两,桂枝三两,甘草、牡蛎各二两,寒水石、滑石、赤石脂、白石脂、紫石英、石膏各六两。编者注)重用龙骨、牡蛎,再加降胃之药,脉始柔和,诸病皆减。二十剂外,渐能步履。(《医学衷中参西录·治内外中风方·镇肝熄风汤》)上

(三)血证

一妇人,年近三旬……数日后,觉血气上潮,肺复作痒而嗽,因此又复吐血。自言夜间睡时,常做生气恼怒之梦,怒极或梦中哭泣,醒后必然吐血。据所云云,其肝气必然郁遏,遂改用舒肝连翘薄荷不可多用、泻肝龙胆楝子之品,而以养肝柏子仁生阿胶、镇肝生龙骨生牡蛎之药辅之,数剂病稍轻减。而犹间做恼怒之梦,梦后仍复吐血。欲辞不治,病家又信服难却,再四踌躇,恍悟平肝之药,以桂为最要,肝属木,木得桂则枯也以桂作钉钉树其树立枯,而单用之则失于热;降胃止血之药,以大黄为最要观《金匮》治吐衄有泻心汤重用大黄可知,胃气不上逆,血即不逆行也,而单用之又失于寒。若二药并用,则寒热相济,性归和平,降胃平肝,兼顾无遗。况俗传方,原有用此二药为散,治吐血者详后化瘀理血汤下,用于此证当有捷效,而再以重坠之药辅之,则力专下行,其效当更捷也。遂用大黄、肉桂细末各用钱半,更用生赭石细末煎汤送下,吐血顿愈,恼怒之梦,亦从此不做。后又遇吐血者数人,投以此方,皆随手奏效。至其人身体壮实而暴得吐血者,又少变通其方,大黄、肉桂细末各用钱半,将生赭石细末六钱与之和匀,分三次服,白开水送下,约点半钟服一次生赭石可以研末服之,理详前参赭镇气汤下。

按:肉桂味辣而兼甜,以甜胜于辣者为佳,辣胜于甘者次之。

然约皆从生旺树上取下之皮，故均含有油性，皆可入药，至其薄厚不必计也，若其味不但不甚甜，且不甚辣，又兼甚干枯者，是系枯树之皮，不可用也。（《医学衷中参西录·治吐衄方·秘红丹》）

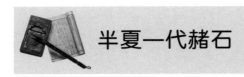
半夏—代赭石

一、配伍解读

重用半夏、赭石以降逆。(《医学衷中参西录·治吐衄方·保元清降汤》)

愚治冲气上冲,并挟痰涎上逆之证,皆重用龙骨、牡蛎、半夏、赭石诸药以降之、镇之、敛之,而必少用厚朴以宣通之,则冲气痰涎下降,而中气仍然升降自若无滞碍。(《医学衷中参西录·厚朴解》)

近在沈阳医学研究社,与同人论吐血、衄血之证,间有因寒者,宜治以干姜。社友李子林谓从前小东关有老医徐敬亭者,曾用理中汤治愈历久不愈之吐血证,是吐血证诚有因胃寒者之明征也。然徐君但知用理中汤以暖胃补胃,而不知用赭石、半夏佐之,以降胃气,是处方犹未尽善也。(《医学衷中参西录·干姜解》)

癫狂之证……愚恒重用赭石二两,佐以大黄、朴硝、半夏、郁金(即荡痰汤。编者注),其痰火甚实者,间或加甘遂二钱为末送服,辄能随手奏效。诚以赭石重坠之力,能引痰火下行,俾心脑相通之路毫无滞碍,则脑中元神,心中识神自能相助为理,而不至有神明瞀乱之时也。(《医学衷中参西录·赭石解》)

是以愚不得已,拟此寒降汤(生赭石六钱、清半夏三钱、蒌仁四钱、生杭芍四钱、竹茹三钱、牛蒡子三钱、粉甘草钱半,主治吐血。编者注),重用赭石,以代大黄降逆之力,屡次用之,亦可随手奏效也。或问:后世本草谓血证忌用半夏,以其辛而燥也。子所拟寒降汤,治吐衄之因热者,何以方中仍用半夏,独不虑其辛燥伤血乎? 答曰:血证须有甄别,若虚劳咳嗽,痰中带血,半夏诚为所忌。若大口吐血,或衄血不止,虽虚劳证,亦可暂用半夏以收一时之功,血止以后,再徐图他治。盖吐血之证,多由于胃气挟冲气上逆,衄血之证,多由于胃气、冲气上逆,并迫肺气亦上逆。《内经》厥论篇曰:"阳明厥逆,喘咳身热,善惊,衄、呕血。"煌煌圣言,万古不易。是治吐衄者,原当以降阳明之厥逆为主,而降阳明胃气之逆者,莫半夏若也。(《医学衷中参西录·治吐衄方·寒降汤》)

二、功效主治

和胃平肝,燥湿化痰,降逆止呕平喘。主治喘证、呕吐、痞满、痰饮、不寐、癫狂、痫证、血证、奔豚等病证。

三、代表方剂

(一)温降汤

[组成] 白术三钱 清半夏三钱 生山药六钱 干姜三钱 生赭石轧细,六钱 生杭芍二钱 川厚朴钱半 生姜二钱

[主治] 治吐衄,脉虚濡而迟,饮食停滞胃口不能消化,此因凉而胃气不降也,以温补开通之药,降其胃气,则血止矣。

[方论] 此汤以温降为名,用药宜热不宜凉矣。乃既用干姜之热,复用芍药之凉,且用干姜而更用生姜者何也?答曰:脾胃与肝胆,左右对待之脏腑也。肝胆属木中藏相火,其性恒与热药不宜。用芍药者,所以防干姜之热力入肝也。且肝为藏血之脏,得芍药之凉润者以养之,则宁谧收敛,而血不妄行。更与生姜同用,且能和营卫,调经络,引血循经,此所以用干姜又用生姜也。(《医学衷中参西录·温降汤》)

(二)旋覆代赭石汤

[组成] 旋覆花三两 人参二两 生姜切,五两 代赭石一两 大枣擘,十二枚 甘草炙,三两 半夏洗,半升

[用法] 上七味,以水一斗,煮取六升,去滓,再煮取三升,温服一升,日三服。

[**主治**] 心下痞硬,噫气不除者。

[**方论**] 心下停有水气可作干呕咳喘,然水气仍属无形不至于痞硬也。乃至伤寒或因汗吐下伤其中焦正气,致冲气肝气皆因中气虚损而上干,迫搏于心下作痞硬,且其外呼之气必噫而后出者,则非小青龙汤所能治矣,而必须治以旋覆花代赭石汤。《伤寒论》原文:伤寒发汗,若吐,若下,解后,心下痞硬,噫气不除者,旋覆代赭石汤主之。

人之胃气,其最重之责任在传送饮食,故以息息下行为顺。乃此证因汗吐下伤其胃气,则胃气不能下行,或更转而上逆。下焦之冲脉(为奇经八脉之一),原上隶阳明,因胃气上逆,遂至引动冲气上冲,更助胃气上逆。且平时肝气原能助胃消食,至此亦随之上逆,团结于心下痞而且硬,阻塞呼吸之气不能上达,以致噫气不除,噫气者强呼其气外出之声也。此中原有痰涎与气相凝滞,故用旋覆花之逐痰水除胁满者,降胃兼以平肝;又辅以赭石、半夏降胃即以镇冲;更伍以人参、甘草、大枣、生姜以补助胃气之虚,与平肝降胃镇冲之品相助为理,奏功自易也。

按:赭石之原质为铁氧化合,含有金气而兼饶重坠之力,故最善平肝、降胃、镇冲,在此方中当得健将,而只用一两,折为今之三钱,三分之则一剂中只有一钱,如此轻用必不能见效。是以愚用此方时,轻用则六钱,重用则一两。盖如此多用,不但取其能助旋覆、半夏以平肝、降胃、镇冲也,且能助人参以辅助正气。盖人参虽善补气,而实则性兼升浮,惟藉赭石之重坠以化其升浮,则人参补益之力下行可至涌泉,非然者但知用人参以补气,而其升浮之性转能补助逆气,而分毫不能补助正气,是用之不如不用也。是以愚从屡次经验以来,知此方中之赭石,即少用亦当为人参之三倍也。夫当世出一书,一经翻印其分量即恒有差谬,况其几经口授、传写,至宋代始有印版,安知药味之分量分毫无差误呼!夫郭公、夏五、三豕渡河之类,古经史且不免差误,况医书乎?用古不至泥古,此救人为宗旨,有罪我者亦甘受其责而不敢辞也。再者赭石为铁氧化合宜生轧细用之，不宜煅用，若煅之，则铁氧分离（赭石原是铁矿，以火煅之铁即外出），即不堪用，且其质虽硬，实同铁锈（铁锈亦系铁氧化和），即作丸散亦可生用，于脾胃固毫无伤损也。（《医学衷中参西录·太阳病旋覆代赭石汤证》）

膈食之证，千古难治之证也。《伤寒论》有旋覆代赭石汤，原治伤寒汗吐下解后，心下痞硬、噫气不除者。周扬俊、喻嘉言皆谓治膈证甚效。然《神农本草经》谓旋覆花味咸，若真好旋覆花实咸而兼有辛味散邑武帝台污所产旋覆花咸而辛，今药坊间所鬻旋覆花皆甚苦，实不堪用。是以愚治膈证，恒用其方去旋覆花，将赭石加重，其冲气上冲过甚，兼大便甚干结者，赭石恒用至两许，再加当归、柿霜、天冬诸药以润燥生津，且更临时制宜，随证加减，治愈者不胜录三期二卷治愈之案六则，并详记其加减诸法。盖此证因胃气衰弱，不能撑悬贲门，下焦冲气又挟痰涎上冲，以堵塞之，是以不受饮食。故用人参以壮胃气，气壮自能撑悬贲门，使之宽展；赭石以降冲气，冲降自挟痰涎下行，不虑堵塞，此方之所以效也。若药房间偶有咸而且辛之旋覆花，亦可斟酌加入，然加旋覆花又须少减赭石也。此证有因贲门肿胀，内有瘀血致贲门窄小者，宜于方中加苏木、䗪虫俗名土鳖各二钱。（《医学衷中参西录·赭石解》）

(三)镇逆汤

[组成] 生赭石轧细,六钱　青黛二钱　清半夏三钱　生杭芍四钱　龙胆草三钱　吴茱萸一钱　生姜二钱　野台参二钱

[主治] 治呕吐，因胃气上逆，胆火上冲者。（《医学衷中参西录·治呕吐方·镇逆汤》）

族侄女患此证（指瘰疬。编者注），治数年不愈。为制此方（消瘰丸：牡蛎十两、生黄芪四两、三棱二两、莪术二两、血竭一两、生乳香一两、生没药一两、龙胆草二两、玄参三两、浙贝母二两。编者注），服尽一料而愈。（《医学衷中参西录·治疮科方》）

(四)荡痰汤

[组成] 生赭石轧细,二两　大黄一两　朴硝六钱　清半夏三

钱　郁金三钱

[功效]　重镇开窍,清热化痰。

[主治]　治癫狂失心,脉滑实者。(《医学衷中参西录·治癫狂方·荡痰汤》)

(五)荡痰加甘遂汤

[组成]　生赭石二两　大黄一两　朴硝六钱　清半夏三钱　郁金三钱　甘遂末二钱

[功效]　重镇开窍,清热化痰。

[主治]　治癫狂失心,脉滑实,顽痰凝结之甚者,非其证大实不可轻投。(《医学衷中参西录·治癫狂方·荡痰汤》)

(六)镇风汤

[组成]　钩藤钩三钱　羚羊角另炖兑服,一钱　龙胆草二钱　青黛二钱　清半夏二钱　生赭石轧细,二钱　茯神二钱　僵蚕二钱　薄荷叶一钱　朱砂研细送服,二分

[用法]　磨浓生铁锈水煎药。小儿得此证者,不必皆由惊恐。有因外感之热,传入阳明而得者,方中宜加生石膏;有因热疟而得者,方中宜加生石膏、柴胡。

[主治]　治小儿急惊风。其风猝然而得,四肢搐搦,身挺颈痉,神昏面热,或目睛上窜,或痰涎上壅,或牙关紧闭,或热汗淋漓。

(七)健胃温降汤

[组成]　生赭石轧细,八钱　生怀山药六钱　白术炒,四钱　干姜三钱　清半夏温水淘净矾味,三钱　生杭芍二钱　厚朴钱半

[主治]　治吐衄证,脉象虚濡迟弱,饮食停滞胃口,不能下行,此因凉而胃气不降也。

[方论]　此方亦载第三期吐衄门中,原名温降汤(干姜、白术、清半夏各三钱,生怀山药六钱,生赭石细末四钱,生杭芍、生姜各二钱,厚朴钱半。编者注),兹则于其分量略有加减也。方中犹用芍药者,防肝中所寄之相火不受干姜之温热也。

吐衄之证因凉者极少,愚临证四十余年,仅遇两童子,一因凉

致胃气不降吐血;一因凉致胃气不降衄血,皆用温降汤(干姜、白术、清半夏各三钱,生怀山药六钱,生赭石细末四钱,生杭芍、生姜各二钱,厚朴钱半。编者注)治愈,其详案皆载原方之后,可参观。(《医学衷中参西录·论吐血、衄血之原因及治法》)

四、临证医案

(一)温病

一人(即沧州友人黄寿山。编者注),年三十余,初则感冒发颐,数日颔下颈项皆肿,延至膺胸渐肿而下。其牙关紧闭,惟自齿缝可进稀汤,而咽喉肿疼又艰于下咽。延医调治,服清火解毒之药数剂,肿势转增。时当中秋节后,淋雨不止,因病势危急,冒雨驱车迎愚。既至见其颔下连项壅肿异常,状类时毒疮中有时毒症,抚之硬而且热,色甚红,纯是一团火毒之气,下肿已至心口,自牙缝中进水半口,必以手掩口,十分努力始能下咽,且痰涎壅滞胸中,上至咽喉,并无容水之处,进水少许必换出痰涎一口,且觉有气自下上冲,常作呃逆,连连不止。诊其脉洪滑而长,重按有力,兼有数象。愚谓病家曰:此世俗所称虾蟆瘟也。毒热炽盛,盘踞阳明之府,若火之燎原,必用生石膏清之乃可缓其毒热之势。从前医者在座,谓曾用生石膏一两毫无功效。愚曰:石膏乃微寒之药,《本经》原有明文,如此热毒仅用两许何能见效?遂用生石膏四两,清半夏四钱,金线重楼三钱,连翘、蝉蜕各一钱,煎服后,觉药停胸间不下,其热与肿似有益增之势,知其证兼结胸,火热无下行之路,故益上冲也。幸药坊即在本村,复急取生石膏四两,赭石三两,又煎汤徐徐温饮下,仍觉停于胸间。又急取赭石三两,蒌仁二两,芒硝八钱,又煎汤饮下,胸间仍不开通。此时咽喉益肿,再饮水亦不能下。病家惶恐无措,愚晓之曰:我所以亟亟连次用药者,正为此病肿势浸长,恐稍迟缓则药不能进。今其胸中既贮如许多药,断无不下行之理。药下行则结开便通,毒火随之下降,而上焦之肿热必消矣。时当晚十点钟,至夜半觉药力下行,黎明下燥粪数枚,上焦肿热觉轻,水浆可进,晨饭时牙关亦微开,服茶汤一碗。午后肿热又渐增,抚其胸热犹烙手,脉仍洪实,意其燥结必未尽下,遂投以大黄四钱,芒硝五钱,又下燥粪兼有溏粪,病遂大愈,而肿处之硬者仍不甚消,胸间抚之犹热,脉象亦仍有余热,又用生石膏三两,金银花、连翘、金线重楼各数钱,煎汁一大碗,分数次温饮下,日服一剂,三日痊愈按:此证两次用石膏、赭石之时即宜加大黄、芒硝。(《医学衷中参西录·治瘟疫瘟疹方·青盂汤》)

(二)不寐

堂侄女,年四十八岁,素羸弱多病。侄婿与两甥皆在外营业,因此自理家务,劳心过度,恒彻夜不寐。于癸卯夏日得膈证。时愚远出,遂延他医调治,屡次无效。及愚旋里,病势已剧。其脉略似滑实,重按无力。治以此汤(参赭培气汤:潞党参六钱、天门冬四钱、生赭石八钱、清半夏三钱、淡苁蓉四钱、知母五钱、当归身三钱、柿霜饼五钱。主治噎膈及反胃。编者注),加龙眼肉五钱,两剂见轻,又服十余剂痊愈。(《医学衷中参西录·治膈食方·参赭培气汤》)

(三)癫狂

曾治一少年癫狂,医者投以大黄六两,连服两剂,大便不泻。后愚诊视,为开此方(荡痰加甘遂汤:生赭石二两、大黄一两、朴硝六钱、清半夏三钱、郁金三钱、甘遂末二钱。编者注),惟甘遂改用三钱。病家谓,从前服如许大黄,未见行动,今方中止用大黄两许,岂能效乎?愚曰:但服无虑也。服后,大便连泻七八次,降下痰涎若干,癫狂顿愈。见者以为奇异,彼盖不知甘遂三钱之力,远胜于大黄六两之力也。痰脉多滑,然非顽痰也。愚治此证甚多。凡癫狂之剧者,脉多瘀塞,甚或六脉皆不见,用开痰药通之,其脉方出,以是知顽痰之能闭脉也。(《医学衷中参西录·治癫狂方·荡痰汤》)

(四)痫证

痫风之证,千古难治之证也。西人用麻醉脑筋之品,日服数次,恒可强制不发,然亦间有发时,且服之累年不能除根,而此等药常服,又有昏精神减食量之弊。庚申岁,在奉天立达医院因诊治此等证,研究数方,合用之,连治数人皆愈。一方用赭石六钱,于术、酒曲用神曲则无效且宜生用、半夏、龙胆草、生明没药各三钱,此系汤剂。……《内经》云:"诸风掉眩,皆属于肝。"肝经风火挟痰上冲,遂致脑气筋顿失其所司,周身抽掣,知觉全无,赭石含有铁质,既善平肝,而其降逆之力又能协同黑铅、朱砂以坠痰镇惊,此其所以效也。而必兼用西药者,因臭剥、臭素诸药,皆能强制脑筋以治病之标,俾目前不至反复,而后得徐以健脾、利痰、祛风、清火之药以铲除其病根也。(《医学衷中参西录·赭石解》)

(五)呕吐

天津南关下头王媪,得病月余,困顿已极,求治于弟。诊其脉,六部皆弦硬有力,更粗大异常,询其病,则胸膈满闷,食已即吐,月余以来,未得一饭不吐,且每日大便两三次,所便少许有如鸡矢,自云心中之难受,莫可言喻,不如即早与世长辞,脱此苦恼。细思胸膈满闷,颇似实证者,然而脉象弦硬粗大,无一点柔和之象,遂忆《衷中参西录》镇摄汤下注云,治胸膈满闷,其脉大而弦,按之有力,此脾胃真气外泄,冲脉逆气上干之证,慎勿以实证治之云云,即抄镇摄汤(野台参五钱、生赭石五钱、生芡实五钱、生山药五钱、萸肉五钱、清半夏二钱、茯苓二钱。编者注)原方予之。服一剂,吐即见减,大便次数亦见减,脉遂有柔和之象。四五剂,即诸病痊愈。以后遇此等脉象,即按此汤加减治之,无不效如桴鼓。然非我兄精研脉理,谆谆为医界说法,弟何由能辨此脉也。活络效灵丹治气血凝滞诸疼,按方加减,大抵皆效,弟用之屡效。然间有不效之时,非方之不效,实因审证未细,所用之方未能与证吻合也。(《医学衷中参西录·李曰纶来函》)

(六)痞满

姚景仁,住天津鼓楼东,年五十二岁,业商,得肝郁胃逆证。病因:其近族分支多门,恒不自给,每月必经心为之补助,又设有买卖数处,亦自经心照料,劳心太过,因得斯证。证候:腹中有气,自下上冲,致胃脘满闷,胸中烦热,胁下胀疼,时常呃逆,间作呕吐。大便燥结,其脉左部沉细,右部则弦硬而长,大于左部数倍。诊断:此乃肝气郁结,冲气上冲,更迫胃气不降也。为肝气郁结,是以左脉沉细,为冲气上冲,是以右脉弦长,冲脉上隶阳明,其气上冲不已,易致阳明胃气不下降。此证之呕吐呃逆,胃脘满闷,胸间烦热,皆冲胃之气相并冲逆之明征也。其胁下胀疼,肝气郁结之明征也。其大便燥结者,因胃气原宜息息下行,传送饮食下为二便,今其胃气既不下降,是以大便燥结也。拟治以舒肝降胃安冲之剂。处方:生赭石轧细一两、生怀山药一两、天冬一两、寸麦冬去心六钱、清半夏水洗三次四钱、碎竹茹三钱、生麦芽三钱、茵陈二钱、川续断二钱、生鸡内金黄色的捣二钱、甘草钱半。煎汤一大盅,温服。方解:肝主左而宜升,胃主右而宜降,肝气不升则先天之气化不能由肝上达,胃气不降则后天之饮食不能由胃下输,此证之病根,正因当升者不升,当降者不降也。故方中以生麦芽、茵陈以升肝,生赭石、半夏、竹茹以降胃,即以安冲;用续断者,因其能补肝,可助肝气上升也;用生山药、二冬者,取其能润胃补胃,可助胃气下降也;用鸡内金者,取其能化瘀止疼,以运行诸药之力也。复诊:上方随时加减,连服二十余剂,肝气已升,胃气已降,左右脉均已平安,诸病皆愈。惟肢体乏力,饮食不甚消化,拟再治以补气健胃之剂。处方:野台参四钱、生怀山药一两、生赭石轧细六钱、天冬六钱、寸麦冬六钱、生鸡内金黄色的捣三钱、生麦芽三钱、甘草钱半。煎汤一大盅,温服。效果:将药煎服三剂,饮食加多,体力渐复。于方中加枸杞五钱,白术三钱,俾再服数剂,以善其后。说明:身之气化,原左升右降,若但知用赭石降胃,不知用麦芽升肝,久之肝气将有郁遏之弊,况此证之肝气原郁结乎?此所以方中用赭石即用麦芽,赭石生用而麦芽亦生用也。且诸家本草谓麦芽炒用者为丸散计也,若入汤剂何须炒用,盖用生者煮汁饮之,则消食之力愈大也。或问:升肝之药,柴胡最效,今方中不用柴胡而用生麦芽者,将毋别有所取乎?答曰:柴胡升提肝气之力甚大,用之失宜,恒并将胃气之下行者提之上逆。曾有患阳明厥逆吐血者《内经》谓阳明厥逆衄呕血。此阳明指胃腑而言也。凡论六经不言足经手经者,皆指足经而言,初不甚剧。医者误用柴胡数钱即大吐不止,须臾盈一痰盂,有危在顷刻之惧,取药无及,适备有生赭石细末若干,俾急用温开水送下,约尽两半,其血始止,此柴胡并能提胃气上逆之明征也。况此证之胃气原不降乎?至生麦芽虽能升肝,实无妨胃气之下降,盖其萌芽发生之性,与肝木同气相求,能宣通肝气之郁结,使之开解而自然上升,非若柴胡之纯于升提也。(《医学衷中参西录·气病门·肝气郁兼胃气不降》)

(七)噎膈

奉天北镇县,萧叟年六十七岁,友人韩玉书之戚也。得膈证延医治不愈。迁延五六月,病浸加剧,饮水亦间有难下之时。因玉书介绍,来院求为诊治。其脉弦长有力,右部尤甚。知其冲气上冲过甚,迫其胃气不下降也。询其大便,干燥不易下,多日不行,又须以药通之。投以参赭培气汤(潞党参六钱、天门冬四钱、生赭石八钱、清半夏三钱、淡苁蓉四钱、知母五钱、当归身三钱、柿霜饼五钱。主治噎膈及反胃。编者注),赭石改用一两。数剂后,饮食见顺,脉亦稍和,觉胃口仍有痰涎堵塞。为加清半夏三钱,连服十剂,饮食大顺,脉亦复常,大便亦较易。遂减赭石之半,又服数剂,大便一日两次。遂去赭石、柿霜饼、当归、知母,加于术三钱,数剂后自言,觉胃中消化力稍弱,此时痰涎已清,又觉胃口似有疙瘩,稍碍饮食之路。遂将于术改用六钱,又加生鸡内金捣细二钱,佐于术以健运脾胃,即藉以消胃口之障碍,连服十余剂痊愈。(《医学衷中参西录·治膈食方·参赭培气汤》)

(八)血证

孟夏二十三日,赤日晴天,铄人脏腑。有太平圩陶国荣者,因业商,斯日出外买粮,午后忽于路中患吐血,迨抵家尚呕不止。凌晨来院求治。诊其脉象洪滑,重按甚实,知其为热所迫而胃气不降也。因夫子尝推《金匮》泻心汤为治吐衄良方,遂俾用其方煎汤,送服黑山栀细末二钱。服后病稍愈而血仍不止,诊其脉仍然有力。遂为开夫子所拟寒降汤(生赭石六钱、清半夏三钱、蒌仁四钱、生杭芍四钱、竹茹三钱、牛蒡子三钱、粉甘草钱半。主治吐血、衄血。编者注),加广三七细末三钱,俾将寒降汤煎一大盅,分两次将三七细末送服。果一剂而愈。由此知夫子对于医药新旧智识,可谓左右逢源。凡我同道研究古圣经方者,岂可不参观时贤验方哉。(《医学衷中参西录·吴宏鼎来函》)

一人,年十八,偶得吐血证,初不甚剧。因医者误治,遂大吐不止。诊其脉如水上浮麻,莫辨至数,此虚弱之极候也。若不用药立止其血,危可翘足而待。遂投以此汤(寒降汤:生赭石六钱、清半夏三钱、蒌仁四钱、生杭芍四钱、竹茹三钱、牛蒡子三钱、粉甘草钱半。主治吐血、衄血。编者注),去竹茹,加生山药一两,赭石改用八钱,一剂血止。再诊其脉,左右皆无,重按亦不见。愚不禁骇然。询之心中亦颇安稳,惟觉酸懒无力。忽忆吕沧洲曾治一发斑证,亦六脉皆无,沧洲谓脉者血之波澜,今因发斑伤血,血伤不能复作波澜,是以不见,斑消则脉出矣。遂用白虎加人参汤,化其斑毒,脉果出详案在第七卷青盂汤下。今此证大吐亡血,较之发斑伤血尤甚,脉之重按不见,或亦血分虚极,不能作波澜欤?其吐之时,脉如水上浮麻者,或因气逆火盛,强迫其脉外现欤?不然闻其诊毕还里相距十里,途中复连连呕吐,岂因路间失血过多欤?踌躇久之,乃放胆投以大剂六味地黄汤,减茯苓、泽泻三分之二,又加人参、赭石各数钱,一剂脉出。又服平补之药二十余剂,始复初。(《医学衷中参西录·治吐衄方·寒降汤》)

以清降汤(生山药一两、清半夏三钱、净萸肉五钱、生赭石六钱、牛蒡子炒捣二钱、生杭芍四钱、甘草钱半。主治吐衄不止。编者注)加三七,治愈吐血甚重者一人。(《医学衷中参西录·高砚樵来函》)

友人毛仙阁曾治一少年吐血证。其人向经医者治愈,旋又反复。仙阁诊其脉弦而有力,知其为冲胃之气上逆也。遂于治吐血方中,重用半夏、赭石以降逆,白芍、牡蛎(不煅)以敛冲泻热,又加人参以补其中气,使中气健旺以斡旋诸药成功。有从前为治愈之医者在座,颇疑半夏不可用,仙阁力主服之。一剂血止,再剂脉亦和平,医者讶为异事。仙阁晓知曰:"此证乃下元虚损,冲气因虚上逆,并迫胃气亦上逆,脉似有力而非真有力,李士材《四字脉诀》所谓'直上直下,冲脉昭昭'者,即此谓也。若误认此脉为实热,而恣用苦寒之药凉其血分,血分因凉而凝,亦可止而不吐,而异日瘀血为恙,竟成劳瘵者多矣。今方中用赭石、半夏以镇冲气,使之安其故宅,而即用白芍、牡蛎以敛而固之,使之永不上逆。夫血为气之配,气为血之主,气安而血自安矣,此所以不治吐血,而吐血自止也。况又有人参之大力者,以参赞诸药,使诸药之降者、敛者,皆得有所凭借以成功乎。"医者闻之,肃然佩服,以为闻所未闻云。(《医学衷中参西录·治吐衄方·保元清降汤》)

(九)奔豚

一媪,年过六旬,胸腹满闷,时觉有气自下上冲,饮食不能下行。其子为书贾,且知医。曾因卖书至愚书校,述其母病证,且言脉象大而弦硬。为拟此汤(镇摄汤:野台参五钱、生赭石五钱、生芡实五钱、生山药五钱、萸肉五钱、清半夏二钱、茯苓二钱。主治胸膈满闷,其脉大而弦,按之似有力,非真有力。编者注),服一剂满闷即减,又服数剂痊愈。(《医学衷中参西录·治阴虚劳热方·镇摄汤》)

一人,年四十六,素耽叶子戏,至废寝食。初觉有气上冲咽喉,浸至妨碍饮食,时或呕吐不能下行。其脉弦长而硬,左右皆然。知系冲气挟胃气上冲。治以此汤(参赭培气汤:潞党参六钱、天门冬四钱、生赭石八钱、清半夏三钱、淡苁蓉四钱、知母五钱、当归身三钱、柿霜饼五钱。主治噎膈及反胃。编者注),加武帝台旋覆花二钱、生芡实四钱,降其冲逆之气而收敛之,连服十剂而愈。

(《医学衷中参西录·治膈食方·参赭培气汤》)

(十)小儿血证

曾训蒙于邑之北境刘仁村,愚之外祖家也……隔数日又有他校学生,年十四岁,吐血数日不愈,其吐之时,多由于咳嗽。诊其脉,甚迟濡,右关尤甚。疑其脾胃虚寒,不能运化饮食,询之果然。盖吐血之证多由于胃气不降。饮食不能运化,胃气即不能下降。咳嗽之证,多由于痰饮入肺。饮食迟于运化,又必多生痰饮,因痰饮而生咳嗽,因咳嗽而气之不降者更转而上逆,此吐血之所由来也,亦投以温降汤(干姜、白术、清半夏各三钱,生怀山药六钱,生赭石细末四钱,生杭芍、生姜各二钱,厚朴钱半。编者注),一剂血止,接服数剂,饮食运化,咳嗽亦愈(《医学衷中参西录·治吐衄方·温降汤》《医学衷中参西录·干姜解》也录有本案。编者注)。

(《医学衷中参西录·论吐血、衄血证间有因寒者》)

岁在壬寅,训蒙于邑北填刘仁村庄,愚之外祖家也。有学生刘玉良者,年十三岁,一日之间,衄血四次,诊其脉甚和平,询其心中不觉凉热。为衄血之证,热者居多,且以童子少阳之体,时又当夏令,遂略用清凉止血之品,衄益甚,脉象亦现微弱。知其胃气因寒不降,转迫血上溢而为衄也《内经》谓阳明厥逆,衄呕血投以温降汤方载三期二卷,系干姜、白术、清半夏各三钱,生怀山药六钱,生赭石细末四钱,生杭芍、生姜各二钱,厚朴钱半一剂即愈(《医学衷中参西录·温降汤》也录有本案:一童子,年十三,从愚读书。一日之间衄血四次。诊其脉甚和平,询之亦不觉凉热。为此证热者居多,且以童子少阳之体,时又当夏令,遂略用清凉止血之品,衄益甚,脉象亦现微弱,遂改用此汤(温降汤:干姜、白术、清半夏各三钱,生怀山药六钱,生赭石细末四钱,生杭芍、生姜各二钱,厚朴钱半。编者注),一剂而愈。或问:此汤以温降为名,用药宜热不宜凉矣。乃既用干姜之热,复用芍药之凉,且用干姜而更用生姜者何也?答曰:脾胃与肝胆,左右对待之脏腑也。肝胆属木中藏相火,其性恒与热药不宜。用芍药者,所以防干姜之热力入肝也。且肝为藏血之脏,得芍药之凉润者以养之,则宁谧收敛,而血不妄行。更与生姜同用,且能和营卫,调经络,引血循经,此所以用干姜又用生姜也。(《医学衷中参西录·干姜解》)

半夏—茯苓

一、配伍解读

半夏、茯苓以清痰饮,赭石以导引心阳下潜,使之归藏于阴,以成瞑睡之功也。(《医学衷中参西录·治心病方·安魂汤》)

半夏味辛,性温,有毒。凡味辛之至者,皆禀秋金收降之性,故力能下达为降胃安冲之主药。半夏辛燥开通,沉重下达,入胃腑而降逆气。(《医学衷中参西录·治吐衄方·寒降汤》)

半夏为降逆止呕之主药。(《医学衷中参西录·例言》)

为其能降胃安冲,所以能止呕吐,能引肺中、胃中湿痰下行,纳气定喘。能治胃气厥逆、吐血、衄血《内经》谓阳明厥逆衄呕血,阳明厥逆,即胃气厥逆也。

又喻嘉言赞麦门冬汤中用半夏,曰:"于大建中气,大生津液药中,增入半夏之辛温一味,以利咽下气,此非半夏之功,实善用半夏之功也。"(《医学衷中参西录·治阴虚劳热方·参麦汤》)

从来呕吐之证,多因胃气冲气并而上逆。半夏为降胃安冲之主药。(《医学衷中参西录·治呕吐方·薯蓣半夏粥》)

茯苓气味俱淡,性平。善理脾胃,能养脾阴。盖其性能化胃中痰饮为水液,引之输于脾而达于肺,复下循三焦水道以归膀胱,为渗湿利痰之主药。然其性纯良,泻中有补,虽为渗利之品,实能培土生金,有益于脾胃及肺(《医学衷中参西录·茯苓茯神解》)

二、功效主治

降逆止呕,祛湿化痰,健脾和胃。主治喘证、呕吐、不寐、狂证、痫证、痰饮、奔豚等。

三、代表方剂

(一)柴胡加龙骨牡蛎汤

[组成] 柴胡四两　龙骨、黄芩、生姜切、铅丹、人参、桂枝去皮、茯苓各一两半　半夏洗,二合半　大黄二两　牡蛎熬,一两半　大枣擘,六枚

[主治] 伤寒八九日,下之,胸满烦惊,小便不利,谵语,一身尽重,不可转侧者,柴胡加龙骨牡蛎汤主之。(《医学衷中参西录·论吴氏〈温病条辨〉二甲复脉三甲复脉二汤》)

(二)理痰汤

[组成] 生芡实一两　清半夏四钱　黑芝麻炒,捣,三钱　柏子仁炒,捣,二钱　生杭芍二钱　陈皮二钱　茯苓片二钱

[主治] 治痰涎郁塞胸膈,满闷短气。或溃于肺中为喘促咳逆。停于心下为惊悸不寐。滞于胃口为胀满哕呃。溢于经络为肢体麻木或偏枯。留于关节,着于筋骨,为俯仰不利,牵引作疼。随逆气肝火上升为眩晕不能坐立。

[方论] 世医治痰,习用宋《局方》二陈汤,谓为治痰之总剂。不知二陈汤能治痰之标,不能治痰之本,何者?痰之标在胃,痰之本原在于肾。肾主闭藏,以膀胱为腑者也。其闭藏之力,有时不固,必注其气于膀胱。膀胱膨胀,不能空虚若谷,即不能吸引胃中水饮,速于下行而为小便,此痰之所由来也。又肾之上为血海,奇经之冲脉也。其脉上隶阳明,下连少阴。为其下连少阴也,故肾中气化不摄,则冲气易于上干。为其上隶阳明也,冲气上干,胃气亦多上逆,不能息息下行以运化水饮,此又痰之所由来也。此方以半夏为君,以降冲胃之逆。即重用芡实,以收敛冲气,更以收敛肾气,而浓其闭藏之力。肾之气化治,膀胱与冲之气化,自无不治,痰之本原清矣。用芝麻、柏实者,润半夏之燥,兼能助芡实补肾也。用芍药、茯苓者,一滋阴以利小便,一淡渗以利小便也。用陈皮者,非借其化痰之力,实借其行气之力,佐半夏以降逆气,并

以行芡实、芝麻、柏实之滞腻也。

初制此方时，愚年未及壮，医术无所知名。有李龙章先生，邑之宿医也。见之大加尝异，谓异归必成名医。后果用此方屡次能建奇效。即痰证垂危，服之亦可挽救。(《医学衷中参西录·治痰饮方》)

(三)龙蚝理痰汤

[组成]　清半夏四钱　生龙骨捣细，六钱　生牡蛎捣细，六钱　生赭石轧细，三钱　朴硝二钱　黑脂麻炒、捣，三钱　柏子仁炒、捣，三钱　生杭芍三钱　陈皮二钱　茯苓二钱

[功效]　重镇宁心，化痰安神。

[主治]　治因思虑生痰，因痰生热，神志不宁。

[方论]　此方，即理痰汤，以龙骨、牡蛎代芡实，又加赭石、朴硝也。其所以如此加减者，因此方所主之痰，乃虚而兼实之痰。实痰宜开，礞石滚痰丸之用硝、黄者是也；虚痰宜补，肾虚泛作痰，当用肾气丸以逐之者是也；至虚而兼实之痰，则必一药之中，能开痰亦能补虚，其药乃为对证，若此方之龙骨、牡蛎是也。盖人之心肾，原相助为理。肾虚则水精不能上输以镇心，而心易生热，是由肾而病及心也；心因思虑过度生热，必暗吸肾之真阴以自救，则肾易亏耗，是由心而病及肾也。于是心肾交病，思虑愈多，热炽液凝，痰涎壅滞矣。惟龙骨、牡蛎能宁心固肾，安神清热，而二药并用，陈修园又称为治痰之神品，诚为见道之言。故方中用之以代芡实。而犹恐痰涎过盛，消之不能尽消，故又加赭石、朴硝以引之下行也。(《医学衷中参西录·治痰饮方·龙蚝理痰汤》)

(四)安魂汤

[组成]　龙眼肉六钱　酸枣仁炒、捣，四钱　生龙骨捣末，五钱　生牡蛎捣末，五钱　清半夏三钱　茯苓片三钱　生赭石轧细，四钱

[用法]　若服一二剂后无效者，可于服汤药之外，临睡时用开水送服西药臭剥性详见第七卷加味磁朱丸下一瓦，借其麻痹神经之

力,以收一时之效,俾汤剂易于为力也。

[**主治**]　治心中气血虚损,兼心下停有痰饮,致惊悸不眠。

[**方论**]　方书谓痰饮停于心下,其人多惊悸不寐。盖心火也,痰饮水也,火畏水刑,故惊悸至于不寐也。然痰饮停滞于心下者,多由思虑过度,其人心脏气血,恒因思虑而有所伤损。故方中用龙眼肉以补心血,酸枣仁以敛心气,龙骨、牡蛎以安魂魄,半夏、茯苓以清痰饮,赭石以导引心阳下潜,使之归藏于阴,以成瞑睡之功也。(《医学衷中参西录·治心病方·安魂汤》)

(五)镇摄汤

[**组成**]　野台参五钱　生赭石轧细,五钱　生芡实五钱　生山药五钱　萸肉去净核,五钱　清半夏二钱　茯苓二钱

[**主治**]　治胸膈满闷,其脉大而弦,按之似有力,非真有力,此脾胃真气外泄,冲脉逆气上干之证,慎勿作实证治之。

[**方论**]　若用开通之药,凶危立见。服此汤数剂后脉见柔和,即病有转机,多服自愈。服药数剂后,满闷见轻,去芡实加白术二钱,脉之真有力者,皆有洪滑之象。洪者如波涛叠涌,势作起伏;滑者指下滑润,累累如贯珠。此脉象弦直,既无起伏之势,又无贯珠之形,虽大而有力,实非真有力之象。和缓者脾胃之正脉,弦长者肝胆之正脉。然脾胃属土,其脉象原宜包括金、木、水、火诸脏腑,故六部之脉皆有和缓,乃为正象。今其脉弦而有力,乃肝木横恣,侵侮脾土之象,故知其脾胃虚也。

冲脉上隶阳明,故冲气与胃气原相贯通。今因胃气虚而不降,冲气即易于上干。此时脾胃气化不固,既有外越之势,冲气复上干而排挤之,而其势愈外越,故其脉又兼大也。(《医学衷中参西录·治阴虚劳热方·镇摄汤》)

四、临证医案

(一)喘证

距均家五里之鱼鳞溪,有洪瑞璋者,年五十余,家素贫苦,曾

吸鸦片,戒未多年,由咳而成喘疾,勉强操劳,每届冬令则加剧,然病发时亦往往不服药而自愈。兹次发喘,初由外感,兼发热头痛。医者投以二活、防、葛,大剂表散,遂汗出二日不止,喘逆上冲,不能平卧,胸痞腹胀,大便旬余未行,语不接气,时或瘛疭,种种见证,已濒极险。诊其脉,微细不起。形状颓败殊甚。详细勘视,诚将有阴阳脱离之虞。适日前阅赭石解,记其主治,揣之颇合。但恐其性太重镇而正气将随以下陷也,再四踌躇,因配以真潞党参、生怀山药、野茯神、净萸肉、广橘红、京半夏、龙骨、牡蛎、苏子、蒡子等,皆属按证而拟,竟与《衷中参西录》中之参赭镇气汤大致相同。一剂病愈大半,两剂即扶杖起行,三剂则康复如恒矣。前月遇之,自言冬不知寒,至春亦未反复,似有返老还童之嘉慨,感颂均德不辍口。盖其有生以来,从未服过功力大著之药,今连投数重剂,复与病机吻合,宜乎效倍寻常,不亚琼浆玉液也。综此两证,皆濒极危地步,乃因先生之方法,遂得着手回生,忝获嘉誉,先生殊大有造于均,寸衷铭感,固当永矢弗谖矣。嗣此仰慕先生之情愈切,思见先生之书倍殷。(《医学衷中参西录·章叔和来函》)

(二)不寐

一媪,年五十余,累月不能眠,屡次服药无效。诊其脉有滑象,且其身形甚丰腴,知其心下停痰也。为制此汤(安魂汤:龙眼肉六钱、炒酸枣仁四钱、生龙骨五钱、生牡蛎五钱、清半夏三钱、茯苓三钱、生赭石四钱。主治心中气血虚损,兼心下停有痰饮,致惊悸不眠。编者注),服两剂而愈。(《医学衷中参西录·治心病方·安魂汤》)

(三)痫证

仙阁又尝治一少妇,患痫风。初两三月一发,浸至两三日一发。脉滑、体丰,知系痰涎为恙。亦治以此汤(理痰汤:生芡实一两、清半夏四钱、黑芝麻炒捣三钱、柏子仁炒捣二钱、生杭芍二钱、陈皮二钱、茯苓片二钱。编者注),加赭石三钱,数剂竟能拔除病根。后与愚觌面述之。愚喜曰：向拟此汤时，原不知能治痫风，经兄加赭石一味，即建此奇功，大为此方生色矣。(《医学衷中参西录·治痰饮方·理痰汤》)

(四)呕吐

东洋野津猛男曰：英国军医官阿来甫屡屡吐，绝食者久矣。其弟与美医宁马氏协力治疗之，呕吐卒不止，乞诊于余，当时已认患者为不起之人，但求余一决其死生而已。宁马氏等遂将患者之证状及治疗之经过，一一告余。余遂向两氏曰：余有一策，试姑行之。遂辞归检查汉法医书，制小半夏加茯苓汤，贮瓶令其服用，一二服后奇效忽显，数日竟回复原有之康健。至今半夏浸剂，遂为一种之镇呕剂，先行于医科大学，次及于各病院与医家。

按：此证若用大半夏汤加赭石尤效，因吐久则伤津伤气，方中人参能生津补气，加赭石以助之，力又专于下行也。若有热者，可再加天冬佐之，若无自制半夏，可用药房清半夏两许，淘净矾味入煎。(《医学衷中参西录·半夏解》)

(五)奔豚

一人年三十余。常觉胆怯，有时心口或少腹腘动后，须臾觉有气起自下焦，上冲胸臆，郁而不伸，连作呃逆，脖项发热，即癫狂唱呼。其夹咽两旁内，突起若瘰疬，而不若瘰疬之硬。且精气不固，不寐而遗，上焦觉热，下焦觉凉。其脉左部平和，微嫌无力，右部直上直下李士材《脉诀》云直上直下冲脉昭昭，仿佛有力，而按之非真有力。从前屡次医治皆无效。此肾虚，致冲气挟痰上冲，乱其心之神明也。投以此汤(龙蚝理痰汤：清半夏四钱、生龙骨捣细六钱、生牡蛎捣细六钱、生赭石轧细三钱、朴硝二钱、黑芝麻炒捣三钱、柏子仁炒捣三钱、生杭芍三钱、陈皮二钱、茯苓二钱。主治痰热心神不宁。编者注)，减厚朴之半，加山萸肉去净核五钱，数剂诸病皆愈，惟觉短气。知系胸中大气下陷，投以拙拟升陷汤(生黄芪六钱、知母三钱、柴胡一钱五分、桔梗一钱五分、升麻一钱；主治胸中大气下陷，气短不足以息。编者注)，去升麻、柴胡，加桂枝尖二钱,两剂而愈。盖此证,从前原有逆气上干,升麻、柴胡能升大气,恐兼升逆气,桂枝则升大气,兼降逆气,故以之代升、柴也。(《医学衷中参西录·治痰饮方·龙蚝理痰汤》)

乳香—没药

一、配伍解读

乳香气香窜，味淡，故善透窍以理气；没药气则淡薄，味则辛而微酸，故善化瘀以理血。其性皆微温，二药并用为宣通脏腑流通经络之要药。乳香、没药同为疮家之要药，而消肿止疼之力，没药尤胜。（《医学衷中参西录·乳香没药解》）

寒温诸证，最忌误用破气之药。若心下或胸胁疼痛，加乳香、没药、楝子、丹参诸药。（《医学衷中参西录·治温病方·滋阴固下汤》）

乳香、没药，最宜生用，若炒用之则其流通之力顿减，至用于丸散中者，生轧作粗渣入锅内，隔纸烘至半熔，候冷轧之即成细末，此乳香、没药去油之法。（《医学衷中参西录·乳香没药解》）

二、功效主治

活血化瘀，理气行滞，解毒消肿，生肌止痛。故凡心胃、胁腹、肢体、关节诸疼痛皆能治之；又善治女子行经腹疼，产后瘀血作疼，月事不以时下；其通气活血之力，又善治风寒湿痹，周身麻木，四肢不遂及一切疮疡肿疼，或其疮硬不疼。外用为粉以敷疮疡，能解毒消肿，生肌止疼。虽为开通之品，不至耗伤气血，诚良药也。（《医学衷中参西录·乳香没药解》）

三、代表方剂

（一）活络效灵丹

［组成］　当归五钱　丹参五钱　生明乳香五钱　生明没药

五钱

[**用法**]　上药四味作汤服。若为散,一剂分作四次服,温酒送下。

[**功效**]　养血活血,通络止痛。

[**主治**]　气血凝滞,疟癖癥瘕,心腹疼痛,腿疼臂疼,内外疮疡,一切脏腑积聚,经络湮淤。治心腹疼痛,无论因凉、因热、气郁、血郁皆效。

[**加减**]　腿疼加牛膝;臂疼加连翘;妇女瘀血腹疼,加生桃仁_{带皮尖作散服炒用}、生五灵脂;疮红肿属阳者,加金银花、知母、连翘;白硬属阴者,加肉桂、鹿角胶_{若恐其伪可代以鹿角霜};疮破后生肌不速者,加生黄芪、知母_{但加黄芪恐失于热}、甘草;脏腑内痛,加三七_{研细冲服}、牛蒡子。(《医学衷中参西录·治气血郁滞肢体疼痛方·活络效灵丹》)

(二)金铃泻肝汤

[**组成**]　川楝子_{捣,五钱}　生明乳香_{四钱}　生明没药_{四钱}　三棱_{三钱}　莪术_{三钱}　甘草_{一钱}

[**主治**]　治胁下焮疼。

[**方论**]　刘河间有金铃子散,即楝子之核与延胡索等分,为末服之,以治心腹胁下作疼。其病因由于热者甚效。诚以金铃子能引心包之火及肝胆所寄之相火下行,又佐以延胡索以开通气血,故其疼自止也。而愚用其方,效者固多,而间有不效者。后拟得此方,莫不随手奏效。盖金铃子佐以延胡索,虽能开气分之郁,而实不能化气。所谓化气者,无事开破,能使气之郁者融化于无形,方中之乳香、没药是也。去延胡索,加三棱、莪术者,因延胡索性过猛烈,且其开破之力多趋下焦,不如三棱、莪术性较和平,且善于理肝也。用甘草者,所以防金铃子有小毒也。此方不但治胁疼甚效,凡心腹作疼,而非寒凉者,用之皆甚效验。(《医学衷中参西录·治气血郁滞肢体疼痛方·金铃泻肝汤》)

(三)理郁升陷汤

[组成]　生黄芪六钱　知母三钱　当归身三钱　桂枝尖钱半　柴胡钱半　乳香不去油,三钱　没药不去油,三钱

[功效]　补气升陷,理气活血。

[主治]　治胸中大气下陷,又兼气分郁结,经络湮淤者。

[加减]　胁下撑胀,或兼疼者,加龙骨、牡蛎皆不用煅各五钱,少腹下坠者,加升麻一钱。(《医学衷中参西录·治大气下陷方·理郁升陷汤》)

(四)补偏汤

[组成]　生黄芪一两五钱　当归五钱　天花粉四钱　天冬四钱　甘松三钱　生明乳香三钱　生明没药三钱

[功效]　益气养血,活血通络。

[主治]　治偏枯。

[方论]　初服此汤时,宜加羌活二钱,全蜈蚣一条焙焦研服,以祛风通络,三四剂后去之。脉大而弦硬者,宜加山萸肉核皆去净、生龙骨、生牡蛎各数钱,至脉见和软后去之。服之觉闷者,可佐以疏通之品,如丹参、生鸡内金捣细、陈皮、白芥之类,凡破气之药皆不宜用。觉热者,可将花粉、天冬加重,热甚者可加生石膏数钱,或至两许。试观《金匮》治热瘫痫有风引汤,方中石膏与寒水石并用,《千金》小续命汤为六经中风之通剂,去附子,加石膏、知母名白虎续命汤,古法可考也。觉凉者,宜去花粉、天冬。凉甚者加附子、肉桂捣细冲服。

盖甘松气香能通,故善助心脏之奋兴,味酸能敛,故善制脑筋之妄行,其性善化湮癖活血脉,故能愈疼消癥,善治一切血证及风痹、痫痹、痿废也。且能助心脏调脑筋,尤为痿痹之要着也。(《医学衷中参西录·治肢体痿废方·补偏汤》)

(五)振颓汤

[组成]　生黄芪六钱　知母四钱　野台参三钱　于术三钱　当归三钱　生明乳香三钱　生明没药三钱　威灵仙钱半　干姜二

钱　牛膝四钱

[用法]　热者,加生石膏数钱,或至两许。寒者,去知母,加乌附子数钱。筋骨受风者,加明天麻数钱。脉弦硬而大者,加龙骨、牡蛎各数钱,或更加山萸肉亦佳。骨痿废者,加鹿角胶、虎骨胶各二钱另炖同服。然二胶伪者甚多,若恐其伪,可用续断、菟丝子各三钱代之。手足皆痿者,加桂枝尖二钱。

[主治]　治痿废。

[方论]　痿证之大旨,当分为三端,有肌肉痹木,抑搔不知疼痒者。其人或风寒袭入经络;或痰涎郁塞经络;或风寒痰涎,互相凝结经络之间,以致血脉闭塞,而其原因,实由于胸中大气虚损。盖大气旺,则全体充盛,气化流通,风寒痰涎,皆不能为恙。大气虚,则腠理不固,而风寒易受,脉管湮淤,而痰涎易郁矣;有周身之筋拘挛,而不能伸者。盖人身之筋以宗筋为主,而能荣养宗筋者,阳明也。其人脾胃素弱,不能化谷生液,以荣养宗筋,更兼内有蕴热以铄耗之,或更为风寒所袭,致宗筋之伸缩自由者,竟有缩无伸,浸成拘挛矣;有筋非拘挛,肌肉非痹木,惟觉骨软不能履地者,乃骨髓枯涸,肾虚不能作强也。故方中用黄芪以补大气。白术以健脾胃。当归、乳香、没药以流通血脉,灵仙以祛风消痰,恐其性偏走泄,而以人参之气血兼补者佐之,干姜以开气血之痹,知母以解干姜、人参之热,则药性和平,可久服而无弊。其阳明有实热者,加石膏以清阳明之热,仿《金匮》风引汤之义也。营卫经络有凝寒者,加附子以解营卫经络之寒,仿《金匮》近效术附汤之义也。至其脉弦硬而大,乃内风煽动,真气不固之象,故加龙骨、牡蛎以熄内风敛真气。骨痿者加鹿角胶、虎骨胶取其以骨补骨也。筋骨受风者,加明天麻取其能搜筋骨之风,又能补益筋骨也。若其痿专在于腿,可但用牛膝以引之下行。若其人手足并痿者,又宜加桂枝兼引之上行。盖树之有枝,犹人之有指臂,故桂枝虽善降逆气,而又能引药力达于指臂间也。或问:此方治痿之因热者,可加生石膏至两许,其证有实热可知,而

方中仍用干姜何也？答曰:《金匮》风引汤治热瘫痫之的方,原石膏、寒水石与干姜并用。盖二石性虽寒而味则淡,其寒也能胜干姜之热,其淡也不能胜干姜之辣。故痿证之因热者,仍可借其异常之辣味,以开气血之痹也。(《医学衷中参西录·治肢体痿废方·振颓汤》)

(六)消乳汤

[组成] 知母八钱 连翘四钱 金银花三钱 穿山甲炒、捣,二钱 瓜蒌切丝,五钱 丹参四钱 生明乳香四钱 生明没药四钱

[功效] 清热解毒,活血通络。

[主治] 治结乳肿疼或成乳痈新起者,一服即消。若已作脓,服之亦可消肿止疼,俾其速溃。并治一切红肿疮疡。(《医学衷中参西录·治女科方·消乳汤》)

(七)定风丹

[组成] 生明乳香三钱 生明没药三钱 朱砂一钱 全蜈蚣大者,一条 全蝎一钱

[用法] 共为细末,每小儿哺乳时,用药分许,置其口中,乳汁送下,一日约服药五次。

[功效] 活血通络,祛风止痉。

[主治] 治初生小儿绵风,其状逐日抽掣,绵绵不已,亦不甚剧。(《医学衷中参西录·治小儿风证方·定风丹》)

(八)定心汤

[组成] 龙眼肉一两 酸枣仁炒、捣,五钱 萸肉去净核,五钱 柏子仁炒、捣,四钱 生龙骨捣细,四钱 生牡蛎捣细,四钱 生明乳香一钱 生明没药一钱

[功效] 滋阴养心,安神止悸。

[主治] 治心虚怔忡。

[方论] 《内经》谓"心藏神",神既以心为舍宇,即以心中之气血为保护。有时心中气血亏损,失其保护之职,心中神明遂觉不能自主,而怔忡之疾作焉。

故方中用龙眼肉以补心血,枣仁、柏仁以补心气,更用龙骨入肝以安魂,牡蛎入肺以定魄,魂魄者心神之左辅右弼也,且二药与黄肉并用,大能收敛心气之耗散,并三焦之气化亦可因之团聚。特是心以行血为用,心体常有舒缩之力,心房常有启闭之机,若用药一于补敛,实恐于舒缩启闭之运动有所妨碍,故又少加乳香、没药之流通气血者以调和之。其心中兼热用生地者,因生地既能生血以补虚,尤善凉血而清热,故又宜视热之轻重而斟酌加之也。(《医学衷中参西录·治心病方·定心汤》)

(九)清凉华盖饮

[组成] 甘草六钱 生明没药不去油,四钱 丹参四钱 知母四钱

[主治] 治肺中腐烂,浸成肺痈,时吐脓血,胸中隐隐作疼,或旁连胁下亦疼者。

[加减] 病剧者加三七二钱捣细送服。脉虚弱者,酌加人参、天冬各数钱。

[方论] 肺痈者,肺中生痈疮也。然此证肺中成疮者,十之一二,肺中腐烂者,十之八九。故治此等证,若葶苈、皂荚诸猛烈之药,古人虽各有专方,实不可造次轻用,而清火解毒化腐生肌之品,在所必需也。甘草为疮家解毒之主药,且其味至甘,得土气最厚,故能生金益肺,凡肺中虚损糜烂,皆能愈之。是以治肺痈便方,有单用生粉草四两煎汤,频频饮之者,而西人润肺药水,亦单有用甘草制成者。特其性微温,且有壅滞之意,而调以知母之寒滑,则甘草虽多用无碍,且可借甘草之甘温,以化知母之苦寒,使之滋阴退热,而不伤胃也。丹参性凉清热,色赤活血,其质轻松,其味微辛,故能上达于肺,以宣通脏腑之毒血郁热而消融之。乳香、没药同为疮家之要药,而消肿止疼之力,没药尤胜,故用之以参赞丹参,而痈疮可以内消。三七化瘀解毒之力最优,且化瘀血而不伤新血,其解毒之力,更能佐生肌药以速于生肌,故于病之剧者加之。至脉虚者,其气分不能运化药力,方虽对证无功,又宜助

以人参。而犹恐有肺热还伤肺之虞,是以又用天冬,以解其热也。(《医学衷中参西录·治肺病方·清凉华盖饮》)

(十)外治异功散

[组成] 斑蝥一钱　真血竭、制乳香、制没药、上麝香、全蝎、大玄参、上梅片各分半

[用法] 其方用将斑蝥去翅足,糯米拌炒,以米色微黄为度,去糯米。用诸药共研细,瓶收贮,勿令透气。将药捏作小块,如黄豆粒大,置在小膏药上,左肿贴右,右肿贴左,若左右俱肿,均贴在结喉项间高骨旁边软处。阅五六时,即揭去膏药,有水泡,用银针挑破,拭净毒水,能消肿止疼,真救急之良方也。

[主治] 咽喉肿疼证,有外治异功散方甚效。(《医学衷中参西录·治咽喉方·咀华清喉丹》)

(十一)消瘰丸

[组成] 牡蛎煅,十两　生黄芪四两　三棱二两　莪术二两　朱血竭一两　生明乳香一两　生明没药一两　龙胆草二两　玄参三两　浙贝母二两

[用法] 上药十味,共为细末,蜜丸,桐子大。每服三钱,用海带五钱,洗净切丝,煎汤送下,日再服。

[主治] 治瘰疬。

[方论] 瘰疬之证,多在少年妇女,日久不愈,可令信水不调,甚或有因之成劳瘵者。其证系肝胆之火上升,与痰涎凝结而成。初起多在少阳部位,或项侧,或缺盆,久则渐入阳明部位。一颗垒然高起者为瘰,数颗历历不断者为疬。身体强壮者甚易调治。

此方重用牡蛎、海带,以消痰软坚,为治瘰疬之主药,恐脾胃弱者,久服有碍,故用黄芪、三棱、莪术以开胃健脾三药并用能开胃健脾,第一卷十全育真汤下曾详言之,使脾胃强壮,自能运化药力,以达病所。且此证之根在于肝胆,而三棱、莪术善理肝胆之郁。此证之成,坚如铁石,三棱、莪术善开至坚之结。又佐以血竭、乳香、没药,

以通气活血,使气血毫无滞碍,瘰疬自易消散也。而犹恐少阳之火炽盛,加胆草直入肝胆以泻之,玄参、贝母清肃肺金以镇之。且贝母之性,善于疗郁结利痰涎,兼主恶疮;玄参之性,《名医别录》谓其散颈下核,《开宝本草》谓其主鼠瘘,二药皆善消瘰疬可知。

族侄女患此证,治数年不愈。为制此方,服尽一料而愈。

血竭,色赤味辣。色赤故入血分,味辣故入气分,其通气活血之效,实较乳香、没药为尤捷。诸家本草,未尝言其辣,且有言其但入血分者,皆未细心实验也。然此药伪者甚多,必未研时微带紫黑,若血干之色。研之红如鸡血,且以置热水中则溶化,须臾复凝结水底成块者,乃为真血竭。(《医学衷中参西录·治疮科方·消瘰丸》)

(十二)化腐生肌散

[组成]　炉甘石煅,六钱　乳香三钱　没药三钱　明雄黄二钱　硼砂三钱　硇砂二分　冰片三分

[用法]　共研细,收贮瓶中勿令透气。日擦患处三四次,用此药长肉。

[主治]　治瘰疬已溃烂者,用此药擦之。他疮破后者亦可用之。

[加减]　将平时收口不速者,可加珍珠一分,煅研细掺入。其煅法详见护眉神应散后。(《医学衷中参西录·治疮科方·化腐生肌散》)

(十三)内托生肌散

[组成]　生黄芪四两　甘草二两　生明乳香一两半　生明没药一两半　生杭芍二两　天花粉三两　丹参一两半

[用法]　上七味共为细末,开水送服三钱,日三次。若将散剂变作汤剂,须先将花粉改用四两八钱,一剂分作八次煎服,较散剂生肌尤速。

[主治]　治瘰疬疮疡破后,气血亏损不能化脓生肌,或其疮数年不愈,外边疮口甚小,里边溃烂甚大,且有串至他处不能敷

药者。

[**方论**] 从来治外科者,于疮疡破后不能化脓生肌者,不用八珍即用十全大补。不知此等药若遇阳分素虚之人服之犹可,若非阳分素虚或兼有虚热者,连服数剂有不满闷烦热、饮食顿减者乎?夫人之后天,赖水谷以生气血,赖气血以生肌肉,此自然之理也。而治疮疡者,欲使肌肉速生,先令饮食顿减,斯犹欲树之茂而先戕其根也。虽疮家阴证,亦可用辛热之品。然林屋山人阳和汤,为治阴证第一妙方。而重用熟地一两以大滋真阴,则热药自无偏胜之患。故用其方者,连服数十剂而无弊也。如此方重用黄芪补气分以生肌肉,有丹参以开通之,则补而不滞,有花粉、芍药以凉润之,则补而不热,又有乳香、没药、甘草化腐解毒,襄助黄芪以成生肌之功。况甘草与芍药并用,甘苦化合味同人参,能双补气血则生肌之功愈速也。至变散剂为汤剂,花粉必加重者,诚以黄芪煎之则热力增,花粉煎之则凉力减,故必加重而其凉热之力始能平均相济也。至黄芪必用生者,因生用则补中有宣通之力,若炙之则一于温补,固于疮家不宜也。(《医学衷中参西录·治疮科方·内托生肌散》)

四、临证医案

(一)温病

奉天小南门里,连奉澡堂司账曲玉轩,年三十余,得瘟病,两三日恶心呕吐,五日之间饮食不能下咽,来院求为诊治。其脉浮弦,数近六至,重按无力,口苦心热,舌苔微黄。因思其脉象浮弦者,阳明与少阳合病也,二经之病机相并上冲,故作呕吐也,心热口苦者,内热已实也,其脉无力而数者,无谷气相助又为内热所迫也。因思但用生赭石煮水饮之,既无臭味,且有凉镇之力,或可不吐。遂用生赭石二两,煎水两茶杯,分两次温饮下,饮完仍复吐出,病人甚觉惶恐,加以久不饮食,形状若莫可支持。愚曰:"无恐,再用药末数钱,必能立止呕吐。"遂单用生赭石细末五钱,开水送服,觉恶心立止,须臾胸次通畅,进薄粥一杯,下行顺利。从此饮食不复呕吐,而心中犹发热,舌根肿胀,言语不利,又用生石膏一两,丹参、乳香、没药、连翘各三钱,连服两剂痊愈(《医学衷中参西录·治伤寒温病同用方·荡胸汤》也录有本案:奉天鼓楼南,连奉澡堂曲玉轩得温病。恶心呕吐,五日不能饮食,来院求为诊治。编者注)。(《医学衷中参西录·赭石解》)

(二)肺痈

奉天车站开饭馆者赵焕章,年四十许。心中发热、懒食、咳嗽、吐痰腥臭,羸弱不能起床。询其得病之期,至今已迁延三月矣。其脉一分钟八十五至,左脉近平和,右脉滑而实,舌有黄苔满布,大便四五日一行且甚燥。知其外感,稽留于肺胃,久而不去,以致肺脏生炎,久而欲腐烂也。西人谓肺结核证至此已不可治。而愚慨然许为治愈,投以清金解毒汤(生明乳香三钱、生明没药三钱、粉甘草三钱、生黄芪三钱、玄参三钱、沙参三钱、牛蒡子三钱、贝母三钱、知母三钱、三七二钱。编者注)去黄芪,加生山药六钱、生石膏一两,三剂后热大清减,食量加增,咳嗽吐痰皆见愈,遂去山药,仍加黄芪三钱,又去石膏,以花粉六钱代之,每日兼服阿司匹林四分之一瓦,如此十余日后,病见大愈,身体康健,而间有咳嗽之时,因忙碌遂停药不服。二十日后,咳嗽又剧,仍吐痰有臭,再按原方加减治之,不甚效验。亦俾服犀黄丸(乳香、没药末各一两,麝香钱半,犀牛黄三分,共研细。取黄米饭一两捣烂,入药再捣为丸,莱菔子大。每服三钱,热陈酒送下。编者注)病遂愈。(《医学衷中参西录·治肺病方·清凉华盖饮》)

(三)肺痨

奉天清丈局科员宿贯中之兄,辽阳人,年近五旬,素有肺病。东人以为肺结核,屡次医治皆无效。一日忽给其弟来电报,言病势已革,催其速还。贯中因来院中,求为疏方,谓前数日来信言,痰嗽较前加剧,又添心中发热,今电文未言及病情,大约仍系前证,而益加剧也。夫病势至此,诚难挽回,因其相求恳切,遂为疏方:玄参、生山药各一两,而佐以川贝、牛蒡、甘草诸药。至家将药煎服,其病竟一汗而愈。始知其病之加剧者,系有外感之证。外感传里,阳明燥热,得凉润之药而作汗,所以愈也。其从前肺病亦愈者,因肺中之毒热随汗外透,暂觉愉快,而其病根实犹伏而未除也。后旬余其肺病复发,咳嗽吐痰腥臭。贯中复来询治法,手执一方,言系友人所赠,问可服否。视之林屋山人犀黄丸也。愚向者原拟肺结核可治以犀黄丸(乳香、没药末各一两,麝香钱半,犀牛黄三分,共研细。取黄米饭捣烂一两,入药再捣为丸,莱菔子大。每服三钱,热陈酒送下。编者注),及徐氏所论治肺痈诸药。为其价皆甚昂,恐病者辞费,未肯轻于试用。今有所见与愚同者,意其方必然有效。怂恿制其丸,服之未尽剂而愈。夫黄、麝原为宝贵之品,吾中医恒用之以救险证,而西人竟不知用何也?(《医学衷中参西录·治肺病方·清凉华盖饮》)

(四)心痛

奉天开原友人,田聘卿之夫人,年五十余,素有心疼证,屡服理气活血之药,未能除根。一日反复甚剧,服药数剂,病未轻减。聘卿见既济汤后,载有张寿田所治心疼医案,心有会悟,遂用其方(曲直汤:萸肉去净核一两、知母六钱、生明乳香三钱、生明没药三钱、当归三钱、丹参三钱。编者注)加没药、五灵脂各数钱,连服数剂痊愈,至此二年,未尝反复。由是观之,萸肉诚得木气最厚,故味虽酸敛,而性仍条畅,凡肝气因虚不能条畅而作疼者,服之皆可奏效也。

按:山茱萸酸敛之性,以之止汗固脱,犹在人意中,以之治心腹肢体疼痛,诚出人意外。然山茱萸主寒湿痹,《本经》原有明文,凡心腹肢体有所疼痛,皆其气血之痹而不行也。遵《本经》之旨以制方,而果能投之即效,读本草者,曷弗注意于《本经》哉!(《医学衷中参西录·山萸肉解》)

(五)腹痛

南皮张文鑫公第十公子温卿夫人,年三十余。十年前,恒觉少腹切疼。英女医谓系子宫炎证,用药数次无效。继乃谓此病如欲除根,须用手术剖割,将生炎之处其腐烂者去净,然后敷药能愈。病人惧而辞之。后至奉,又延东女医治疗,用坐药兼内服药,数年稍愈,至壬戌夏令,病浸增剧,时时疼痛,间下脓血。癸亥正初,延愚诊治。其脉弦而有力,尺脉尤甚。自言疼处觉热,以凉手熨之稍愈。上焦亦时觉烦躁。恍悟此证,当系曾受外感热入血室,医者不知,治以小柴胡汤加石膏,外感虽解,而血室之热未清。或伏气下陷入于血室,阻塞气化,久而生热,以致子宫生炎,浸至溃烂,脓血下注。为疏方,用金银花、乳香、没药、甘草以解其毒,天花粉、知母、玄参以清其热,复本小柴胡汤之义,少加柴胡提其下陷之热上出,诸药煎汤,送服三七细末二钱,以化腐生新。连服三剂病似稍轻,其热仍不少退。因思此证,原系外感稽留之热,非石膏不能解也。遂于原方中加生石膏一两,后渐加至二两,连服数剂,热退强半,疼亦大减。遂去石膏,服数剂渐将凉药减少,复少加健胃之品,共服药三十剂痊愈。后在天津治冯氏妇此证,亦用此方。中有柴胡,即觉脓血不下行,后减去柴胡,为之治愈。（《医学衷中参西录·石膏解》）

　　同里有一少年,脐下疼甚剧。医者投以温药益甚,昼夜号呼不止。又延他医,以药下之稍轻,然仍昼夜呻吟,继又服药数剂,亦不见效。适愚自津门旋里,诊其脉,两尺洪实。询其得病之由,言夜晚将寝觉饥,因食冷饼一块,眠起遂疼。晓之曰,此虽由于食凉物,然其疼非凉疼,乃下焦先有蕴热,又为凉物所迫,其热愈结而不散也。投以活络效灵丹（当归五钱、丹参五钱、生明乳香五钱、生明没药五钱。编者注）,加龙胆草、川楝子各四钱,一剂而愈。（《医学衷中参西录·治气血郁滞肢体疼痛方·活络效灵丹》）

　　又邻村一妇人,年三十许。心腹疼痛异常,服药不效,势近垂危。其家人夜走五六里,叩门求方。适愚他出,长子荫潮为开活络效灵丹（当归五钱、丹参五钱、生明乳香五钱、生明没药五钱。

编者注)方授之,亦一剂而愈。自拟得此方以来,数年之间,治愈心腹疼痛者,不可胜计矣(《医学衷中参西录·乳香没药解》也录有本案:一邻村妇人,心腹疼痛异常,延医服药无效,势近垂危。编者注)。(《医学衷中参西录·治气血郁滞肢体疼痛方·活络效灵丹》)

又愚弱冠后出游津门,至腊底还里。有本村刘氏少年,因腹疼卧病月余,昼夜号呼,势极危险。延医数人,皆束手无策。闻愚归,求为诊视。其脉洪长有力,盖从前之疼犹不至如斯,为屡次为热药所误,故疼益加剧耳。亦投以前方(生石膏两半,知母、花粉、玄参、生杭芍、川楝子各五钱,乳香、没药各四钱,甘草二钱。编者注),惟生石膏重用二两,一剂病大轻减。后又加鲜茅根数钱,连服两剂痊愈。盖此等证,大抵皆由外感伏邪窜入奇经,久而生热。其热无由宣散,遂郁而作疼。医者为其腹疼,不敢投以凉药,甚或以热治热,是以益治益剧。然证之凉热脉自有分,即病人细心体验,亦必自觉。临评者尽心询问考究,自能得其实际也。(《医学衷中参西录·石膏解》)

(六)胁痛

陈锡周,安徽人,寓天津一区,年六旬,得胁下作疼证。病因:素性仁慈,最喜施舍,联合同志共捐钱开设粥场,诸事又皆亲自经管。因操劳过度,遂得胁下作疼病。证候:其疼或在左胁,或在右胁,或有时两胁皆疼,医者治以平肝、舒肝、柔肝之法皆不效。迁延年余,病势浸增,疼剧之时,觉精神昏愦。其脉左部微细,按之即无,右脉似近和平,其搏动之力略失于弱。诊断:人之肝居胁下,其性属木,原喜条达,此因肝气虚弱不能条达,故郁于胁下作疼也。其疼或在左或在右者,《难经》云:肝之为脏其治在左,其藏在右胁右肾之前并胃,著于胃之第九椎《金鉴》刺灸篇曾引此数语,今本《难经》不知被何人删去。所谓藏者,肝脏所居之地也,谓治者肝气所行之地也。是知肝虽居右而其气化实先行于左。其疼在左者,肝气郁于所行之地也;其疼在右者,肝气郁于所居之地也;其疼剧时精神昏愦者,因肝经之病原与神经有涉也肝主筋,脑髓神经为灰白色之筋,是以肝经之病与神经有涉。治此证者,当以补助肝气为主,而以升肝化郁之药辅之。处方:生箭芪五钱、生杭芍四钱、玄参四钱、滴乳香炒三钱、明没药不炒三钱、生麦芽三钱、当归三钱、川芎二钱、甘草钱半。共煎汤一大盅,温服。方解:方书有谓肝虚无补法者,此非见道之言也。《周易》谓:同声相应,同气相求。愚尝以此理推之,确知黄芪当为补肝之主药,何则? 黄芪之性温而能升,而脏腑之中秉温升之性者肝木也,是以各脏腑气虚,黄芪皆能补之。而以补肝经之气虚,实更有同气相求之妙,是以方中用之为主药。然因其性颇温,重用之虽善补肝气,恐并能助肝火,故以芍药、玄参之滋阴凉润者济之。用乳香、没药者以之融化肝气之郁也。用麦芽、芎䓖者以之升达肝气之郁也麦芽生用有升达之力。究之,无论融化升达,皆通行其经络使之通则不痛也。用当归者以肝为藏血之脏,既补其气,又欲补其血也。且当归味甘多液,固善生血,而性温味又兼辛,实又能调和气分也。用甘草者以其能缓肝之急,而甘草与芍药并用,原又善治腹疼,当亦可善治胁疼也。再诊:将药连服四剂,胁疼已愈强半,偶有疼时亦不甚剧。脉象左部重按有根,右部亦较前有力惟从前因胁疼食量减少,至此仍未增加,拟即原方再加健胃消食之品。处方:生箭芪四钱、生杭芍四钱、玄参四钱、于白术三钱、滴乳香炒三钱、明没药不炒三钱、生麦芽三钱、当归三钱、生鸡内金黄色的捣二钱、川芎二钱、甘草钱半。共煎汤一大盅,温服。三诊:将药连服四剂,胁下已不作疼,饮食亦较前增加,脉象左右皆调和无病,惟自觉两腿筋骨软弱,此因病久使然也。拟再治以舒肝健胃,强壮筋骨之剂。处方:生箭芪四钱、生怀山药四钱、天花粉四钱、胡桃仁四钱、于白术三钱、生明没药三钱、当归三钱、生麦芽三钱、寸麦冬三钱、生鸡内金黄色的捣二钱、真鹿角胶三钱。药共十一味,将前十味煎汤一大盅,再将鹿角胶另用水炖化和匀,温服。效果:将药连服十剂,身体浸觉健壮,遂停服汤药,俾用生怀山药细末七八钱,或至一两,凉水调和煮作茶汤,调以蔗糖令其适口,当点心服之。服后再嚼服熟胡桃仁二三钱,如此调养,宿病可以永愈。(《医学衷中参西录·肢体疼痛门·胁疼》)

(七)眩晕

邻村龙潭庄高姓叟,年过六旬,渐觉两腿乏力,浸至时欲眩仆,神昏健忘。恐成痿废,求为诊治。其脉微弱无力。为制此方(加味补血汤:生箭芪一两、当归五钱、龙眼肉五钱、丹参三钱、明乳香三钱、明没药三钱、甘松二钱,真鹿角胶三钱。编者注)服之,连进十剂,两腿较前有力,健忘亦见愈,而仍有眩晕之时。再诊其脉,虽有起色,而仍不任重按。遂于方中加野台参、天门冬各五钱,威灵仙一钱,连服二十余剂始愈。用威灵仙者,欲其运化参、之补力,使之灵活也。(《医学衷中参西录·治内外中风方·加味补血汤》)

(八)中风

曾治一人,夏月开轩当窗而寝,为风所袭,其左半身即觉麻木,肌肉渐形消瘦,左手足渐觉不遂,为拟此方(逐风通痹汤:生箭芪六钱、麻黄三钱、全当归五钱、丹参三钱、乳香三钱、没药三钱、全蝎二钱。主治风袭肌肉经络,初则麻木不仁,浸至肢体关节不利。编者注)。其病偏于左,又加鹿角胶二钱作引若偏于右宜用虎骨胶作引,理详活络效灵丹后,一剂周身得汗,病愈强半,即方略为加减,又服两剂痊愈。后屡试其方莫不随手奏效。(《医学衷中参西录·医话拾零·诊余随笔》)

孙聘卿,住天津东门里季家大院,年四十六岁,业商,得脑充血证遂至偏枯。病因:禀性褊急,又兼处境不顺,恒触动肝火致得斯证。证候:未病之先恒觉头疼,时常眩晕。一日又遇事有拂意,遂忽然昏倒,移时醒后,左手足皆不能动,并其半身皆麻木,言语謇涩。延医服药十阅月,手略能动,其五指则握而不伸,足可任地而不能行步,言语仍然謇涩,又服药数月病仍如故。诊其脉左右皆弦硬,右部似尤甚,知虽服药年余,脑充血之病犹未除也。问其心中发热乎？脑中有时觉疼乎？答曰：心中有时觉有热上冲胃口，其热再上升则脑中可作疼，然不若病初得时脑疼之剧也。问其大便两三日一行，证脉相参，其脑中犹病充血无疑。诊断：按此证初得，不但脑充血实兼脑溢血也。其溢出之血，着于左边司运动之神经，则右半身痿废，着于右边司运动之神经，则左半身痿废，此乃交叉神经以互司其身之左右也。想其得病之初，脉象之弦硬，此时尤剧，是以头疼眩晕由充血之极而至于溢血，因溢血而至于残废也。即现时之证脉详参，其脑中溢血之病想早就愈，而脑充血之病根确未除也。宜注意治其脑充血，而以通活经络之药辅之。处方：生怀山药一两、生怀地黄一两、生赭石轧细八钱、怀牛膝八钱、生杭芍六钱、柏子仁炒捣四钱、白术炒三钱、滴乳香三钱、明没药三钱、土鳖虫捣四大个、生鸡内金黄色的捣钱半、茵陈一钱。共煎汤一大盅，温服。复诊：将药连服七剂，脑中已不作疼，心中间有微热之时，其左半身自觉肌肉松活，不若从前之麻木，言语之謇涩稍愈，大便较前通顺，脉之弦硬已愈十之七八，拟再注意治其左手足之痿废。处方：生箭芪五钱、天花粉八钱、生赭石轧细六钱、怀牛膝五钱、滴乳香四钱、明没药四钱、当归三钱、丝瓜络三钱、土鳖虫捣四大个、地龙去土二钱。共煎汤一大盅，温服。三诊：将药连服三十余剂随时略有加减，其左手之不伸者已能伸，左足之不能迈步者今已举足能行矣。病人问从此再多多服药可能复原否？答曰：此病若初得即治，服药四十余剂即能脱然，今已迟延年余，虽服数百剂亦不能保痊愈，因关节经络之间瘀滞已久也。然再多服数十剂，仍可见愈，遂即原方略为加减，再设法以䐂动其神经补助其神经当更有效。处方：生箭芪六钱、天花粉八钱、生赭石轧细六钱、怀牛膝五钱、滴乳香四钱、明没药四钱、当归三钱、土鳖虫捣四大个、地龙去土二钱、真鹿角胶轧细二钱、广三七轧细二钱、制马钱子末三分。药共十二味，先将前九味共煎汤一大盅，送服后三味各一半，至煎渣再服时，仍送服其余一半。方解：方中用鹿角胶者，因其可为左半身引经理详见三期四卷活络效灵丹后，且其角为督脉所生,是以其性善补益脑髓以滋养脑髓神经也。用三七者,关节经络间积久之瘀滞,三七能融化之也。用制马钱子者,以其能瞤动神经使灵活也制马钱子法,详见三期七卷振颓丸下。效果:将药又连服三十余剂,手足之举动皆较前便利,言语之謇涩亦大见愈,可勉强出门做事矣。遂俾停服汤药,日用生怀山药细末煮作茶汤,调以白糖令适口,送服黄色生鸡内金细末三分许,当点心用之,以善其后。此欲用山药以补益气血,少加鸡内金以化瘀滞也。说明:按脑充血证,最忌用黄芪,因黄芪之性补而兼升,气升则血必随之上升,致脑中之血充而益充,排挤脑中血管可至溢血,甚或至破裂而出血,不可救药者多矣。至将其脑充血之病治愈,而肢体之痿废仍不愈者,皆因其经络瘀塞血脉不能流通也。此时欲化其瘀塞,通其血脉,正不妨以黄芪辅之,特是其脑中素有充血之病,终嫌黄芪升补之性能助血上升,故方中仍加生赭石、牛膝,以防血之上升,即所以监制黄芪也。又虑黄芪性温,温而且补即能生热,故又重用花粉以调剂之也。(《医学衷中参西录·脑充血门·脑充血兼偏枯》)

(九)水肿

一人,年四十余。小便不利,周身漫肿,自腰以下,其肿尤甚。上焦痰涎堵塞,剧时几不能息。咳嗽痰中带血,小便亦有血色。迁延半载,屡次延医服药,病转增剧。其脉滑而有力,疑是湿热壅滞,询之果心中发热。遂重用滑石、白芍以渗湿清热,佐以柴胡、乳香、没药以宣通气化。为其病久,不任疏通,每剂药加生山药两许,以固气滋阴。又用药汁送服三七末二钱,以清其血分。数剂热退血减,痰涎亦少,而小便仍不利。偶于诊脉时,见其由卧起坐,因稍费力,连连喘息十余口,呼吸始顺。且其脉从前虽然滑实,究在沉分。此时因火退,滑实既减,且有濡象,恍悟此证确系大气下陷。遂投以升陷汤(生箭芪六钱、知母三钱、柴胡一钱五分、桔梗一钱五分、升麻一钱。主治胸中大气下陷,气短不足以息,或努力呼吸,有似乎喘;或气息将停,危在顷刻。编者注),知

母改用六钱,又加玄参五钱,木通二钱,一剂小便即利。又服数剂,诸病痊愈。(《医学衷中参西录·治大气下陷方·升陷汤》)

(十)虚损

一妇人,年三十许。胸中满闷,时或作疼,鼻息发热,常常作渴。自言得之产后数日,劳力过度。其脉迟而无力,筹思再三,莫得病之端绪。姑以生山药一两,滋其津液,鸡内金二钱,陈皮一钱,理其疼闷,服后忽发寒热。再诊其脉,无力更甚,知其气分郁结,又下陷也。遂为制此汤(生黄芪六钱、知母三钱、当归身三钱、桂枝尖一钱半、柴胡钱半、乳香不去油三钱、没药不去油三钱。主治治胸中大气下陷,又兼气分郁结,经络湮淤者。编者注),一剂诸病皆觉轻,又服四剂痊愈。(《医学衷中参西录·治大气下陷方·理郁升陷汤》)

(十一)癥瘕

一人年三十许,当脐忽结癥瘕,自下渐长而上,初长时稍软,数日后即硬如石,旬日长至心口,向愚询方,自言凌晨冒寒,得于途间。愚再三思之,不得其证之主名,然即形迹论之,约不外气血凝滞。为疏方用当归、丹参、乳香、没药各五钱,流通气血之中,大具融化气血之力,连服十剂痊愈。以后用此方,治内外疮疡、心腹肢体疼痛。凡病之由于气血凝滞者,恒多奇效,因将其方登于三期四卷名活络效灵丹。(《医学衷中参西录·治气血郁滞肢体疼痛方·活络效灵丹》)

(十二)颈项疼痛

一妇人,年五十余。项后筋缩作疼,头向后仰,不能平视,腰背强直,下连膝后及足跟大筋皆疼,并牵周身皆有疼意。广延医者诊治,所用之药,不外散风、和血、润筋、通络之品。两载无效,病转增剧,卧不能起,起不能坐,饮食懒进。后愚诊视,其脉数而有力,微有弦意,知其为宗筋受病。治以活络效灵丹(当归五钱、丹参五钱、生明乳香五钱、生明没药五钱。编者注),加生薏米八钱,知母、玄参、白芍各三钱,连服三十剂而愈。

盖筋属于肝,独宗筋属胃,此证因胃腑素有燥热,致津液短少,不能荣养宗筋。夫宗筋为筋之主,故宗筋拘挛,而周身牵引作疼也。薏米性味冲和,善能清补脾胃,即能荣养宗筋。又加知母、玄参,以生津滋液,活络效灵丹,以活血舒筋,因其脉微弦,恐其木盛侮土,故又加芍药以和肝,即以扶脾胃也。薏米主筋急拘挛,《本经》原有明文。活络效灵丹中加薏米,即能随手奏效。益叹《本经》之精当,为不可及。活络效灵丹,治心腹疼痛,无论因凉、因热、气郁、血郁皆效。(《医学衷中参西录·治气血郁滞肢体疼痛方·活络效灵丹》)

(十三)腰腿痛

曾治一人,年三十许,当大怒之后,渐觉腿疼,日甚一日,两月后,卧床不能转侧。医者因其得之恼怒之余,皆用舒肝理气之药,病转加剧。后愚诊视,其左脉甚微弱,自言凡疼甚之处皆热。因恍悟《内经》谓"过怒则伤肝",所谓伤肝者,乃伤肝经之气血,非必郁肝经之气血也,气血伤,则虚弱随之,故其脉象如斯也。其所以腿疼且觉热者,因肝主疏泄,中藏相火相火生于命门寄于肝胆,肝虚不能疏泄,相火即不能逍遥流行于周身,以致郁于经络之间,与气血凝滞,而作热作疼,所以热剧之处,疼亦剧也。为制此汤(萸肉去净核一两、知母六钱、生明乳香三钱、生明没药三钱、当归三钱、丹参三钱。编者注),以萸肉补肝,以知母泻热,更以当归、乳香诸流通血气之药佐之,连服十剂,热愈疼止,步履如常(张锡纯在《治肢体痿废方·补偏汤》中谓:李士材治肝虚胁疼,与当归同用,其方甚效。愚尝治肝虚筋病,两腿牵引作疼甚剧者,尝重用至两许,佐以活气血之药,即遂手奏效详案在第二卷曲直汤下。是萸肉既能补正又善逐邪,酸收之中,实大具条畅之性,故于偏枯之证,脉之弦硬而大者,特之亦即有捷效也。按:过酸则伤筋,故病忌食酸。萸肉至酸,而转能养筋,此亦药性之特异者也。编者注)。(《医学衷中参西录·治气血郁滞肢体疼痛方·曲直汤》)

奉天本溪湖煤铁公司科员王云生,年四十余,两胁下连腿作疼,其疼剧之时,有如锥刺,且尿道艰涩滴沥,不能成溜,每小便一次,须多半点钟,其脉亦右部如常,左部微弱。亦投以曲直汤(净萸肉一两、知母六钱、生乳香三钱、生没药三钱、当归三钱、丹参三钱。主治肝虚腿疼。编者注),加生黄芪八钱,续断三钱,一剂其疼减半,小便亦觉顺利。再诊之,左脉较前有力。又按原方略为加减,连服二十余剂,胁与腿之疼皆愈,小便亦通利如常。盖两胁为肝之部位,肝气壮旺上达,自不下郁而作疼。至其小便亦通利者,因肾为二便之关,肝气既旺,自能为肾行气也古方书有肝行肾之气之语。按:山茱萸得木气最厚,酸性之中大具开通之力,以木性喜条达故也。《神农本草经》谓主寒湿解,诸家本草多谓其能通利九窍,其性不但补肝,而兼能利通气血可知,若但视为收涩之品,则浅之乎视山茱萸矣。特是其核与肉之性相反,用者须加审慎,千万将核去净。有门人张甲升亦有重用山萸肉治愈腿疼之案,附载于加味补血汤在第七卷后,可参观。再合之拙拟既济汤(熟地一两、萸肉一两、生山药六钱、生龙骨六钱、生牡蛎六钱、茯苓三钱、生杭芍三钱、附子一钱。主治大病后阴阳不相维系。编者注)、来复汤皆在第一卷后,所载重用萸肉治验之案,则山萸肉之功用,不几令人不可思议哉!乳香、没药不但流通经络之气血,诸凡脏腑中有气血凝滞,二药皆能流通之。医者但知其善入经络,用之以消疮疡,或外敷疮疡,而不知用之以调脏腑之气血,斯岂知乳香、没药者哉。(《医学衷中参西录·治气血郁滞肢体疼痛方·曲直汤》)

　　天津保安队长李雨霖,辽阳人,年三十四岁,得腰疼证。病因:公事劳心过度,数日懒食,又勉强远出操办要务,因得斯证。证候:其疼剧时不能动转,轻时则似疼非疼绵绵不已,亦恒数日不疼,或动气或劳力时则疼剧。心中非常发闷,其脉左部沉弦,右部沉牢,一息四至强。观其从前所服之方,虽不一致,大抵不外补肝肾强筋骨诸药,间有杂似祛风药者,自谓得病之初,至今已三年,服药数百剂,其疼卒未轻减。诊断:《内经》谓通则不痛,此证乃痛则不通也。肝肾果系虚弱,其脉必细数,今左部沉弦,右部沉牢,其为腰际关节经络有瘀而不通之气无疑,拟治以利关节通经络之剂。处方:生怀山药一两、大甘枸杞八钱、当归四钱、丹参四钱、生明没药四钱、生五灵脂四钱、穿山甲炒捣二钱、桃仁去皮,捣碎二钱、红花钱半、土鳖虫捣碎五枚、广三七轧细二钱。药共十一味,先将前十味煎汤一大盅,送服三七细末一半,至煎渣重服时,再送其余一半。效果:将药连服三剂腰已不疼,心中亦不发闷,脉象虽有起色,仍未复常,遂即原方去山甲加川续断、生杭芍各三钱,连服数剂,脉已复常,自此病遂除根。(《医学衷中参西录·肢体疼痛门·腰疼》)

(十四)左臂常觉发热

安东友人刘仲友,年五十许。其左臂常觉发热,且有酸软之意。医者屡次投以凉剂,发热如故,转觉脾胃消化力减少。后愚诊之,右脉和平如常,左脉微弱,较差于右脉一倍。询其心中不觉凉热,知其肝木之气虚弱,不能条畅敷荣,其中所寄之相火,郁于左臂之经络,而作热也。遂治以曲直汤(萸肉去净核一两、知母六钱、生明乳香三钱、生明没药三钱、当归三钱、丹参三钱。编者注),加生黄芪八钱,佐萸肉以壮旺肝气黄芪补肝气之理详见前醒脾升陷汤下,赤芍药三钱,佐当归、丹参诸药以流通经络,服两剂,左脉即见起,又服十剂痊愈。(《医学衷中参西录·治气血郁滞肢体疼痛方·曲直汤》)

(十五)痹证

天津西门外王媪,年五十七岁,右膝盖部发炎,红热肿疼,食减不眠。其嗣如珍延为诊视。至其家,闻病者呼号不止,口称救命。其右脉洪数有力,心悸头眩,舌苔白而腻,大便三日未行,小便赤热。按此足征湿热下注。予以活络效灵丹(当归五钱、丹参五钱、生明乳香五钱、生明没药五钱。编者注),加生石膏六钱,知母、怀牛膝、生薏米各四钱,甘草梢一钱。嘱服一剂。次日自能来寓,其疼减肿消,夜已成寐,尚云右臂酸疼,又即原方加青连翘、金

银花、油松节各二钱，服之痊愈。(《医学衷中参西录·相臣哲嗣毅武来函》)

(十六)痿证

一妇人，年三十余。得下痿证，两腿痿废，不能屈伸，上半身常常自汗，胸中短气，少腹下坠，小便不利，寝不能寐。延医治疗数月，病势转增。诊其脉细如丝，右手尤甚。知其系胸中大气下陷，欲为疏方，病家疑而问曰："大气下陷之说，从前医者皆未言及。然病之本源既为大气下陷，何以有种种诸证乎？"答曰：人之大气虽在胸中，实能统摄全身，今因大气下陷，全身无所统摄，肢体遂有废而不举之处，此两腿之所以痿废也。其自汗者，大气既陷外卫之气亦虚也。其不寐者，大气既陷神魂无所依附也。小便不利者，三焦之气化不升则不降，上焦不能如雾，下焦即不能如渎也。至于胸中短气，少腹下坠，又为大气下陷之明征也。遂治以升陷汤(生箭芪六钱、知母三钱、柴胡一钱五分、桔梗一钱五分、升麻一钱。主治胸中大气下陷，气短不足以息，或努力呼吸，有似乎喘；或气息将停，危在顷刻。编者注)，因其自汗，加龙骨、牡蛎皆不用煅各五钱，两剂汗止，腿稍能屈伸，诸病亦见愈。继服拙拟理郁升陷汤(生黄芪六钱、知母三钱、当归身三钱、桂枝尖一钱半、柴胡钱半、乳香不去油三钱、没药不去油三钱。主治胸中大气下陷，又兼气分郁结，经络湮淤者。编者注)数剂，两腿渐能着力。然痿废既久，病在筋脉，非旦夕所能脱然。俾用舒筋通脉之品，制作丸药，久久服之，庶能痊愈。(《医学衷中参西录·治大气下陷方·升陷汤》)

(十七)闭经

尝治一少妇，经水两月不见，寒热往来，胁下作疼，脉甚微弱而数至六至。询之常常短气，投以理郁升陷汤(生黄芪六钱、知母三钱、当归身三钱、桂枝尖钱半、柴胡钱半、乳香不去油三钱、没药不去油三钱。编者注)，加龙骨、牡蛎各五钱，为脉数又加玄参、生地、白芍各数钱，连服四剂。觉胁下开通，瘀血下行，色紫黑，自此经水调顺,诸病皆愈。

盖龙骨、牡蛎性虽收涩,而实有开通之力,《本经》谓龙骨消癥瘕,而又有牡蛎之咸能软坚者以辅之,所以有此捷效也。(《医学衷中参西录·治大气下陷方·理郁升陷汤》)

(十八)产后腹痛

龙姓妇人,产后腹疼兼下痢。用通变白头翁汤(生山药一两、白头翁四钱、秦皮三钱、生地榆三钱、生杭芍四钱、甘草二钱、三七三钱、鸭蛋子六十粒。上药共八味,先将三七、鸭蛋子,用白蔗糖水送服一半,再将余煎汤服。其相去之时间,宜至点半钟。所余一半,至煎汤药渣时,仍如此服法。主治热痢下重腹疼,及患痢之人,从前曾有阿片之嗜好者。编者注)合活络效灵丹(当归五钱、丹参五钱、生明乳香五钱、生明没药五钱。编者注)治之,腹疼与下痢皆愈。以上各节设不读尊著之书,何以能如此神效哉。(《医学衷中参西录·王锡光来函》)

(十九)乳痈

在德州时,有军官张宪臣之夫人,患乳痈肿疼甚剧,投以此汤(知母八钱、连翘四钱、金银花三钱、穿山甲炒捣二钱、瓜蒌切丝五钱、丹参四钱、生明乳香四钱、生明没药四钱。编者注),两剂而愈。然犹微有疼时,怂恿其再服一两剂,以消其芥蒂。以为已愈,不以为意。隔旬日,又复肿疼,复求为治疗。愚曰:此次服药不能尽消,必须出脓少许,因其旧有芥蒂未除,至今已溃脓也。后果服药不甚见效。遂入西医院中治疗,旬日后,其疮外破一口,医者用刀阔之,以期便于敷药。又旬日,内溃益甚,满乳又破七八个口,医者又欲尽阔之使通。病患惧,不敢治,强出院还家,复求治于愚。见其各口中皆脓乳并流,外边实不能敷药。然内服汤药,助其肌肉速生,自能排脓外出,许以十日可为治愈。遂将内托生肌散(生黄芪四两、甘草二两、生明乳香一两半、生明没药一两半、生杭芍二两、天花粉三两、丹参一两半。上七味共为细末,开水送服三钱,日三次。若将散剂变作汤剂,须先将花粉改用四两八钱,一剂分作八次煎服,较散剂生肌尤速。编者注)作汤药服之,每日用药一剂,煎服二次,果十日痊愈。(《医学衷中参西录·治女科方·消乳汤》)

(二十)阴挺

邑中友人邵俊卿,寄居津门,原非业医,而好观方书,于拙著《衷中参西录》尤喜阅之,其友家眷属有患此证(阴挺)者,屡延医治不效,因求治于俊卿。俊卿治以此方(升肝舒郁汤:生黄芪六钱、当归三钱、知母三钱、柴胡一钱五分、生明乳香三钱、生明没药三钱、川芎一钱五分。主治妇女阴挺,亦治肝气虚弱,郁结不舒。编者注),亦数剂即愈。后与愚觌面述之,以为奇异。盖此方虽皆为寻常药饵,而制方之意实甚周匝。方中黄芪与川芎、柴胡并用,补肝即以舒肝,而肝气之陷者可升;当归与乳香、没药并用,养肝即以调肝,而肝气之郁者可化,又恐黄芪性热,与肝中所寄之相火不宜,故又加知母之凉润滋阴者,与黄芪相济以解其热也。此方不惟治阴挺有特效,凡肝气郁而兼虚者,用之皆可奏效也。(《医学衷中参西录·答鲍槎法问女子阴挺治法》)

(二十一)疮疡

《本经》谓黄芪主久败疮,亦有奇效。奉天高等师范书记张纪三,年三十余。因受时气之毒,医者不善为之清解,转引毒下行,自脐下皆肿,继又溃烂,睾丸露出,少腹出孔五处,小便时五孔皆出尿。中西医者皆以为不可治,遂昇之至院中求为治疗,惴惴惟恐不愈。愚晓之曰:"此证尚可为,非多服汤药,俾其自内长肉以排脓外出不可。"为疏方:生黄芪、花粉各一两,乳香、没药、银花、甘草各三钱,煎汤连服二十余剂。溃烂之处,皆生肌排脓出外,结疤而愈,始终亦未用外敷生肌之药。(《医学衷中参西录·黄芪解》)

奉天高等师范学校书记张纪三,因瘟病服药错误,少腹肿疼,后破孔五个,小便时五孔中皆出尿。西人谓须得割剖缝补,大施手术。然用手术时,须先自立情愿书,是不敢保其必无闪失也。

因此未敢遽治。迟延数日，肾囊亦肿而溃烂，睾丸透露，遂异来院中求为诊治。因晓之曰："此疮溃烂深而旁达，无由敷药。而下焦为元气所存，又不可轻施割剖。然亦无须割剖也，惟多服补助气血之药，而少佐以化瘀解毒之品，俾气血壮旺，自能自内生肌，排脓外出，至所破之孔皆愈，小便自归正路矣。"为疏方：生箭芪、天花粉各一两，金银花、乳香、没药、甘草各三钱。煎汤连服二十余剂，溃烂之孔皆自内生肌，排脓外出，结痂痊愈。此证始终未尝敷药，而生肌若斯之速者，全赖黄芪补气之力也。西人为无治贫气之药，是以对此等证而不得不为之割剖缝补，以轻试其行险之手术也。又西人对于癫狂、痉痫、神昏等证，皆谓系脑髓神经病，然用药或麻醉其神经，或调补其神经，鲜克有愈者。（《医学衷中参西录·致陆晋笙书》）

后愚堂侄女于口角生疔，疼痛异常，心中忙乱。投以清热解毒药不效，脉象沉紧，大便三日未行。恍悟寒温之证，若脉象沉洪者，可用药下之，以其热在里也。今脉象沉紧，夫紧为有毒非若伤寒之紧脉为寒也，紧而且沉，其毒在里可知。律以寒温脉之沉洪者可下其热，则疔毒脉之沉紧者当亦可下其毒也，况其大便三日未行乎。遂为疏方：大黄、天花粉各一两，皂刺四钱，穿山甲、乳香、没药皆不去油各三钱，薄荷叶一钱，全蜈蚣三大条。煎服一剂，大便通下，疼减心安。遂去大黄，又服一剂痊愈。

按：用大黄通其大便，不必其大便多日未行，凡脉象沉紧，其大便不滑泻者皆可用。若身体弱者，大黄可以斟酌少用。愚用此方救人多矣，因用之屡建奇效，遂名之为大黄扫毒汤。（《医学衷中参西录·论治疔宜重用大黄》）

（二十二）疝气

陈邦启，天津盐道公署科员，年三十八岁，得大气下陷兼疝气证。病因：初因劳心过度，浸觉气分不舒，后又因出外办公劳碌过甚，遂觉呼吸短气，犹不以为意也。继又患疝气下坠作疼，始来寓求为诊治。证候：呼吸之际，常觉气短似难上达，劳动时则益甚。

夜间卧睡一点钟许，即觉气分不舒，披衣起坐移时将气调匀，然后能再睡。至其疝气之坠疼，恒觉与气分有关，每当呼吸不利时，则疝气之坠疼必益甚。其脉关前沉而无力，右部尤甚，至数稍迟。诊断：即此证脉参之，其呼吸之短气，疝气之下坠，实皆因胸中大气下陷也。盖胸中大气，原为后天生命之宗主（是以亦名宗气）以代先天元气用事，故能斡旋全身统摄三焦气化。此气一陷则肺脏之阖辟失其斡旋，是以呼吸短气，三焦之气化失其统摄，是以疝气下坠。斯当升补其下陷之大气，俾仍还其本位，则呼吸之短气，疝气之坠疼自皆不难愈矣。处方：生箭芪六钱、天花粉六钱、当归三钱、荔枝核三钱、生明没药三钱、生五灵脂三钱、柴胡钱半、升麻钱半、小茴香炒捣一钱。共煎汤一大盅，温饮下。复诊：将药连服三剂，短气之病已大见愈，惟与人谈话多时，仍觉短气。其疝气已上升，有时下坠亦不作疼，脉象亦大有起色。此药已对证，而服药之功候未到也。爰即原方略为加减，俾再服之。处方：生箭芪六钱、天花粉六钱、净萸肉四钱、当归三钱、荔枝核三钱、生明没药三钱、生五灵脂三钱、柴胡钱半、升麻钱半、广砂仁捣碎一钱。共煎一大盅，温服。效果：将药连服四剂，呼吸已不短气，然仍自觉气分不足，疝气亦大轻减，犹未全消。遂即原方去萸肉，将柴胡、升麻皆改用一钱，又加党参、天冬各三钱，俾多服数剂，以善其后。（《医学衷中参西录·气病门·大气下陷兼疝气》）

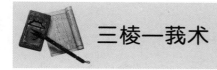

三棱—莪术

一、配伍解读

三棱气味淡，微有辛意；莪术味微苦，气微香，亦微有辛意，性皆微温，为化瘀血之要药。以治男子痃癖，女子癥瘕，月闭不通，性非猛烈而建功甚速。其行气之力，又能治心腹疼痛，胁下胀疼，一切血凝气滞之证。若与参、术、芪诸药并用，大能开胃进食，调血和血。若细核二药之区别，化血之力三棱优于莪术，理气之力莪术优于三棱。

药物恒有独具良能，不能从气味中窥测者，如三棱、莪术性近和平，而以治女子瘀血，虽坚如铁石亦能徐徐消除，而猛烈开破之品转不能建此奇功，此三棱、莪术独具之良能也。而耳食者流，恒以其能消坚开瘀，转疑为猛烈之品而不敢轻用，几何不埋没良药哉。

三棱、莪术，若治陡然腹胁疼痛，由于气血凝滞者，可但用三棱、莪术，不必以补药佐之；若治瘀血积久过坚硬者，原非数剂所能愈，必以补药佐之，方能久服无弊。或用黄芪六钱，三棱、莪术各三钱，或减黄芪三钱，加野台参三钱，其补破之力皆可相敌，不但气血不受伤损，瘀血之化亦较速，盖人之气血壮旺，愈能驾驭药力以胜病也。（《医学衷中参西录·三棱莪术解》）

从来医者调气行血，习用香附而不习用三棱、莪术。盖以其能破癥瘕，遂疑其过于猛烈。而不知能破癥瘕者，三棱、莪术之良能，非二药之性烈于香附也。愚精心考验多年，凡习用之药，皆确知其性情能力。若论耗散气血，香附犹甚于三棱、莪术。若论消磨癥瘕，十倍香附亦不及三棱、莪术也。（《医学衷中参西录·治

女科方·理冲汤》》

二、功效主治

活血化瘀,软坚散结,开胃进食。主治心腹疼痛,胁下胀疼,男子痃癖,女子癥瘕、月闭不通等一切血凝气滞之证。

三、代表方剂

(一)理冲汤

[组成] 生黄芪三钱 党参二钱 于术二钱 生山药五钱 天花粉四钱 知母四钱 三棱三钱 莪术三钱 生鸡内金黄者,三钱

[用法] 用水三盅,煎至将成,加好醋少许,滚数沸服。

[主治] 治妇女经闭不行,或产后恶露不尽,结为癥瘕,以致阴虚作热,阳虚作冷,食少劳嗽,虚证叠来。服此汤十余剂后,虚证自退,三十剂后,瘀血可尽消。亦治室女月闭血枯。并治男子劳瘵,一切脏腑癥瘕、积聚、气郁、脾弱、满闷、痞胀、不能饮食。

[加减] 服之觉闷者,减去于术。觉气弱者,减三棱、莪术各一钱。泻者,以白芍代知母,于术改用四钱。热者,加生地、天冬各数钱。凉者,知母、花粉各减半,或皆不用。凉甚者,加肉桂(捣细冲服)、乌附子各二钱。瘀血坚甚者,加生水蛭(不用炙)二钱。若其人坚壮无他病,惟用以消癥瘕积聚者,宜去山药。室女与妇人未产育者,若用此方,三棱、莪术宜斟酌少用,减知母之半,加生地黄数钱,以濡血分之枯。若其人血分虽瘀,而未见癥瘕,或月信犹未闭者,虽在已产育之妇人,亦少用三棱、莪术。若病人患身体羸弱,脉象虚数者,去三棱、莪术,将鸡内金改用四钱,因此药能化瘀血,又不伤气分也。迨气血渐壮,瘀血未尽消者,再用三棱、莪术未晚。若男子劳瘵,三棱、莪术亦宜少用,或用鸡内金代之亦可。

[方论] 初拟此方时,原专治产后瘀血成癥瘕,后以治室女月闭血枯亦效,又间用以治男子劳瘵亦效验,大有开胃进食,扶羸

起衰之功。《内经》有四乌贼骨一藘茹丸，原是男女并治，为调血补虚之良方。此方窃师《内经》之意也。从来医者调气行血，习用香附而不习用三棱、莪术。盖以其能破癥瘕，遂疑其过于猛烈。而不知能破癥瘕者，三棱、莪术之良能，非二药之性烈于香附也。愚精心考验多年，凡习用之药，皆确知其性情能力。若论耗散气血，香附犹甚于三棱、莪术。若论消磨癥瘕，十倍香附亦不及三棱、莪术也。且此方中，用三棱、莪术以消冲中瘀血，而即用参、芪诸药，以保护气血，则瘀血去而气血不至伤损。且参、芪能补气，得三棱、莪术以流通之，则补而不滞，而元气愈旺。元气既旺，愈能鼓舞三棱、莪术之力以消癥瘕，此其所以效也。(《医学衷中参西录·治女科方·理冲汤》)

女子癥瘕多因产后恶露未净凝结于冲任之中，而流走之新血又日凝滞其上以附益之，遂渐积而为癥瘕矣。癥者有实可征，在一处不移。瘕者犹可移动，按之或有或无，若有所假托。由斯而论，癥固甚于瘕矣。此证若在数月以里，其身体犹强壮，所结之癥瘕犹未甚坚，可用《金匮》下瘀血汤下之。然必如《金匮》所载服法，先制为丸，再煎为汤，连渣服之方效。若其病已逾年，或至数年，癥瘕积将满腹，硬如铁石，月信闭塞，饮食减少，浸成劳瘵，病势至此，再投以下瘀血汤，必不能任受，即能任受，亦不能将瘀血通下，惟治以拙拟理冲汤(生黄芪三钱、党参二钱、于术二钱、生山药五钱、天花粉四钱、知母四钱、三棱三钱、莪术三钱、生鸡内金三钱。主治闭经、癥瘕、气郁、脾弱、满闷、痞胀、不能饮食。编者注)补破之药并用，其身形弱者服之，更可转弱为强。即十余年久积之癥瘕，硬如铁石，久久服之，亦可徐徐尽消。本方后附载有治愈之案若干，可参观也。近在津门，用其方因证加减，治愈癥瘕数人。(《医学衷中参西录·论女子癥瘕治法》)

(二)理冲丸

[组成]　水蛭不用炙，一两　生黄芪一两半　生三棱五钱　生莪术五钱　当归六钱　知母六钱　生桃仁带皮尖，六钱

[**用法**]　上药七味,共为细末,炼蜜为丸桐子大,开水送服二钱,早晚各一次。

[**主治**]　主治经闭或产后恶露不尽结为癥瘕、劳瘵、癥瘕、积聚、气郁、脾弱、满闷、痞胀。

[**方论**]　仲景抵当汤、大黄䗪虫丸、百劳丸,皆用水蛭,而后世畏其性猛,鲜有用者,是未知水蛭之性也。《本经》曰:水蛭气味咸平无毒,主逐恶血、瘀血、月闭,破癥瘕、积聚、无子、利水道。徐灵胎注云:凡人身瘀血方阻,尚有生气者易治,阻之久则生气全消而难治。盖血既离经,与正气全不相属,投之轻药,则拒而不纳,药过峻,又转能伤未败之血,故治之极难。水蛭最善食人之血,而性又迟缓善入。迟缓则生血不伤,善入则坚积易破,借其力以消既久之滞,自有利而无害也。观《本经》之文与徐氏之注,则水蛭功用之妙,为何如哉! 特是徐氏所谓迟缓善入者,人多不解其理。盖水蛭行于水中,原甚迟缓。其在生血之中,犹水中也,故生血不伤也。着人肌肉,即紧贴善入。其遇坚积之处,犹肌肉也,故坚积易消也。

水蛭破瘀血,而不伤新血,徐氏之论确矣。不但此也,凡破血之药,多伤气分,惟水蛭味咸专入血分,于气分丝毫无损。且服后腹不觉疼,并不觉开破,而瘀血默消于无形,真良药也。愚治妇女月闭癥瘕之证,其脉不虚弱者,恒但用水蛭轧细,开水送服一钱,日两次。虽数年瘀血坚结,一月可以尽消。

水蛭、虻虫皆为破瘀血之品。然愚尝单用以实验之,虻虫无效,而水蛭有效。以常理论之,凡食血之物,皆能破血。然虻虫之食血以嘴,水蛭之食血以身。其身与他物紧贴,即能吮他物之血。故其破瘀血之功独优。至破瘀血而不伤新血者,徐氏之注详矣,而犹有剩义。盖此物味咸气腐,与瘀血气味相近,有同气相求之妙。至新血虽亦味咸,却无腐气,且其质流通似水。水蛭之力,在新血之中,若随水荡漾而毫无着力之处,故不能伤新血也。(《医学衷中参西录·治女科方·理冲丸》)

（三）十全育真汤

[组成]　野台参四钱　生黄芪四钱　生山药四钱　知母四钱　玄参四钱　生龙骨捣细,四钱　生牡蛎捣细,四钱　丹参二钱　三棱钱半　莪术钱半

[主治]　虚劳,脉弦、数、细、微,肌肤甲错,形体羸瘦,饮食不壮筋力,或自汗,或咳逆,或喘促,或寒热不时,或多梦纷纭,精气不固。

[方论]　仲景治劳瘵,有大黄䗪虫丸,有百劳丸,皆多用破血之药。诚以人身经络,皆有血融贯其间,内通脏腑,外溉周身,血一停滞,气化即不能健运,劳瘵恒因之而成。是故劳瘵者肌肤甲错,血不华色,即日食珍馐服参苓,而分毫不能长肌肉、壮筋力。或转消瘦支离,日甚一日,诚以血瘀经络阻塞其气化也。玉田王清任著《医林改错》一书,立活血逐瘀诸汤,按上中下部位,分消瘀血,统治百病,谓瘀血去而诸病自愈。其立言不无偏处,然其大旨则确有主见,是以用其方者,亦多效验。今愚因治劳瘵,故拟十全育真汤,于补药剂中,加三棱、莪术以通活气血,窃师仲景之大黄䗪虫丸、百劳丸之意也。且仲景于《金匮》列虚劳一门,特以血痹虚劳四字标为提纲。益知虚劳者必血痹,而血痹之甚,又未有不虚劳者。并知治虚劳必先治血痹,治血痹亦即所以治虚劳也。

世俗医者,遇脉数之证,大抵责之阴虚血涸。不知元气虚极莫支者,其脉可至极数。设有人或力作,或奔驰,至气力不能支持之时,其脉必数。乃以力倦之不能支持,以仿气虚之不能支持,其事不同而其理同也。愚临证细心体验,凡治虚劳之证,固不敢纯用补药,然理气药多于补气药,则脉即加数,补气药多于理气药,则脉即渐缓。是知脉之数与不数,固视乎血分之盈亏,实尤兼视乎气分之强弱。故此十全育真汤中,台参、黄芪各四钱,而三棱、莪术各钱半,补气之药原数倍于理气之药。若遇气分虚甚者,犹必以鸡内金易三棱、莪术也。（《医学衷中参西录·治阴虚劳热方·十全育真汤》）

四、临证医案

(一)胃脘痛

奉天大东关宋氏女,年十九岁,自十七岁时,胃有瘀滞作疼,调治无效,浸至不能饮食。脉象沉而无力,右部尤甚,为疏方:鸡内金一两,生酒曲、党参各五钱,三棱、莪术、知母各三钱,樗鸡俗名红娘子十五个。服至八剂,大小二便皆下血,胃中豁然,其疼遂愈。(《医学衷中参西录·鸡内金解》)

(二)痞满

一媪,年六旬。气弱而且郁,心腹满闷,不能饮食,一日所进谷食,不过两许,如此已月余矣。愚诊视之,其脉甚微细,犹喜至数调匀,知其可治。遂用此汤(理冲汤:生黄芪三钱、党参二钱、白术二钱、生山药五钱、天花粉四钱、知母四钱、三棱三钱、莪术三钱、生鸡内金三钱。主治妇女经闭不行、癥瘕、积聚、气郁、脾弱、满闷、痞胀等。编者注),将三棱、莪术各减一钱,连服数剂,即能进饮食。又服数剂,病遂痊愈。(《医学衷中参西录·治女科方·理冲汤》)

(三)胁痛

去岁仲冬,吾邑西崔庄刘媪南兄,系弟之同学,病左胁焮疼。诸治无效,询方于弟。授以活络效灵丹方,服之不应,因延为诊视。脉象他部皆微弱惟左关沉而有力。治以金铃泻肝汤(川楝子五钱、生明乳香四钱、生明没药四钱、三棱三钱、莪术三钱、甘草一钱。主治胁下焮疼。编者注),加当归数钱。服一剂,翌日降下若干绿色黏滞之物,遂豁然而愈。盖此汤原注明治胁下焮疼,由此知兄所拟方各有主治,方病相投,莫不神效也。(《医学衷中参西录·李曰纶来函》)

一人年过四旬,胁下焮疼,大便七八日未行,医者投以大承气汤,大便未通而胁下之疼转甚。其脉弦而有力,知系肝气胆火恣盛也,投以拙拟金铃泻肝汤(川楝子五钱,乳香、没药各四钱,三棱、莪术各三钱,甘草一钱。编者注)加柴胡、龙胆草各四钱,服后须臾大便通下,胁疼顿愈。审是则《本经》谓"柴胡主肠胃中饮食积聚,推陈致新"者,诚非虚语也。且不但能通大便也,方书通小便亦多有用之者,愚试之亦颇效验。盖小便之下通,必由手少阳三焦,三焦之气化能升而后能降,柴胡不但升足少阳实兼能升手少阳也。(《医学衷中参西录·柴胡解》)中

(四)癥瘕

奉天省议员孙益三之夫人,年四十许。自幼时有癥瘕结于下脘,历二十余年。癥瘕之积,竟至满腹,常常作疼,心中怔忡,不能饮食,求为诊治。因思此证,久而且剧,非轻剂所能疗。幸脉有根柢,犹可调治。遂投以理冲汤(生黄芪三钱、党参二钱、白术二钱、生山药五钱、天花粉四钱、知母四钱、三棱三钱、莪术三钱、生鸡内金三钱。用水三盅,煎至将成,加好醋少许,滚数沸服。服此汤十余剂后,虚证自退,三十剂后,瘀血可尽消。编者注),加水蛭三钱。恐开破之力太过,参、芪又各加一钱,又加天冬三钱,以解参、芪之热。数剂后,遂能进食。服至四十余剂,下瘀积若干,癥瘕消有强半。益三柳河人,因有事与夫人还籍,药遂停止。阅一载,腹中之积,又将复旧,复来院求为诊治。仍照前方加减,俾其补破凉热之间,与病体适宜。仍服四十余剂,积下数块。又继服三十余剂,瘀积大下。其中或片或块且有膜甚厚,若胞形。此时身体觉弱,而腹中甚松畅。恐瘀犹未净,又调以补正活血之药,以善其后。

隔数月,益三又介绍其同邑友人王尊三之夫人,来院求为治癥瘕。自言瘀积十九年矣,满腹皆系硬块。亦治以理冲汤(生黄芪三钱、党参二钱、白术二钱、生山药五钱、天花粉四钱、知母四钱、三棱三钱、莪术三钱、生鸡内金三钱。用水三盅,煎至将成,加好醋少许,滚数沸服。服此汤十余剂后,虚证自退,三十剂后,瘀血可尽消。编者注),为其平素气虚,将方中参芪加重,三棱、莪术减半。服数剂,饮食增加,将三棱、莪术渐增至原定分量。又服数剂,

气力较壮,又加水蛭二钱、樗鸡俗名红娘十枚。又服二十余剂,届行经之期,随经下紫黑血块若干,病愈其半。又继服三十剂,届经期瘀血遂大下,满腹积块皆消。又俾服生新化瘀之药,以善其后。(《医学衷中参西录·治女科方·理冲汤》)

邻村武生李卓亭夫人,年三十余,癥瘕起于少腹,渐长而上,其当年长者尚软,隔年即硬如石,七年之间上至心口,旁塞两胁,饮食减少,时而昏睡,剧时昏睡一昼夜,不饮不食,屡次服药无效。后愚为诊视,脉虽虚弱,至数不数,许为治愈,授以拙拟理冲汤方(生黄芪三钱、党参二钱、于术二钱、生山药五钱、天花粉四钱、知母四钱、三棱三钱、莪术三钱、生鸡内金黄者三钱。编者注)方载三期八卷,方中有三棱、莪术各三钱,病人自揣其病断无可治之理,竟置不服。次年病益进,昏睡四日不醒,愚用药救醒之,遂恳切告之曰:"去岁若用愚方,病愈已久,何至危困若此,然此病尚可为,慎勿再迟延也。"仍为开前方。病人喜,信愚言,连服三十余剂,磊块皆消。惟最初所结之病根,大如核桃之巨者尚在,又加水蛭不宜炙,服数剂痊愈。(《医学衷中参西录·三棱莪术解》)

(五)虚损

弟长男媳,年二十四岁,于本年丙寅正月间患寒热往来,自因素畏服药,故隐忍不肯言,迨兵革稍静,弟赴沧时尚未知也。至四月初,家人来迓弟,言儿媳病剧。回家视之,虽未卧床不起,而瘦弱实难堪矣。诊其脉,弦而浮数。细询病情,言每逢午后先寒后热,时而微咳无痰,日夜作泻十余次,黎明则头汗出,胸间绵绵作疼,食一下咽即胀满难堪,而诸虚百损之状,显然尽露。筹思良久,为立逍遥散方。服两剂无效,因复至沧取药,适逢张相臣先生自津来沧,遂将儿媳之病细述本末,因相臣先生为当世之名医,故虚心以相质也。相臣先生曰:"以弟之意,将用何方以治之?"答曰:"余拟将《衷中参西录》中资生汤(生山药一两、玄参五钱、于术三钱、生鸡内金二钱、牛蒡子三钱。主治劳瘵羸弱已甚,饮食减少,喘促咳嗽,身热脉虚数者,闭经。编者注)、十全育真汤二方,汇通用之,可乎?"相臣先生曰:"得之矣。此良方也,服之必效。"弟遂师二方之义,用生怀山药八钱,生白术、净萸肉、生鸡内金、生龙骨、生牡蛎、鲜石斛各三钱,丹参四钱。连服四剂,诸证皆大轻减。又于原方加三棱、莪术(十全育真汤中,用此二药者,因虚劳之证多血痹也)各一钱,粉丹皮、地骨皮各二钱。又连服八剂,诸病悉退,饮食增加,今已完全成功矣。此病治愈之后,恒喜不成寝,玩索筹思,始悟《衷中参西录》有曰:"至哉坤元,万物资生。"此言天地间之万物,莫不藉土德而生长,而人之脏腑气血亦莫不藉脾土而生长也。(《医学衷中参西录·李品三来函》)

其所最效者,用十全育真汤治愈同学朱凤岩之夫人虚劳病。此病曾经汉皋著名西医江徐二君诊治年余,化费千元,不但无效,而且备后事矣。青见其所患与十全育真汤主治之病相同,为书原方(人参/野台参四钱、生黄芪四钱、生山药四钱、知母四钱、玄参四钱、生龙骨四钱、生牡蛎四钱、丹参二钱、三棱钱半、莪术钱半。编者注)服之。四剂病若失,群惊为神。(《医学衷中参西录·萧介青来函》)

大枣—生姜/干姜

一、配伍解读

将鲜姜种于地中,秋后刳出,去皮晒干为干姜;将姜上所生之芽种于地中,秋后刳出其当年所生之姜为生姜。是以干姜为母姜,生姜为子姜,干姜老而生姜嫩也。为生姜系嫩姜,其味之辛、性之温,皆亚于干姜,而所具生发之气则优于干姜,故能透表发汗。(《医学衷中参西录·生姜解》)

陈修园曰:"干姜气温,禀厥阴风木之气,若温而不烈,则气归平和而属土矣。味辛得阳明燥金之味,若辛而不偏,则金能生水而转润矣,故干姜为脏寒之要药也。胸中者肺之分也,肺寒则金失下降之性,气壅于胸中而满也;满则气上,所以咳逆上气之证生焉;其主之者辛散温行也。中者土也,土虚则寒,而此能温之,止血者多指下血而言,若吐血衄血亦间有因寒者,必与赭石同用方妥,以阳虚阴必走,得暖则血自归经也。出汗者,辛温能发散也,逐风湿痹者,治寒邪之留于筋骨也,治肠澼下利者,除寒邪之陷于肠胃也。以上诸主治,皆取其雄烈之用,如孟子所谓刚大浩然之气,塞乎天地之间也。生则辛味浑全,故又申言之曰,生者尤良。即《金匮》治肺痿用甘草干姜汤,自注炮用,以肺虚不能骤受过辛之味,炮之使辛味稍减,亦一时之权宜,非若后世炮黑炮炭,全失姜之本性也。"

徐灵胎曰:"凡味厚之药主守,气厚之药主散,干姜气味俱厚,故散而能守。夫散不全散,守不全守,则旋转于经络脏腑之间,驱寒除湿和血通气所必然矣,故性虽猛峻,不妨服食。"(《医学衷中参西录·干姜解》)

生姜以通窍络兼和营卫也。(《医学衷中参西录·论水臌、气臌治法》)

大枣味甘微辛,性温,其津液浓厚滑润,最能滋养血脉,润泽肌肉,强健脾胃,固肠止泻,调和百药,能缓猛药健悍之性,使不伤脾胃。是以十枣汤、葶苈大枣汤诸方用之。

《内经》谓其能安中者,因其味至甘能守中也。又谓其能通九窍者,因其津液滑润且微有辛味,故兼有通利之能也。谓其补少气少津液者,为其味甘能益气,其津液浓厚滑润,又能补人身津液之不足也。虽为寻常食品,用之得当能建奇功。(《医学衷中参西录·大枣解》)

(生姜)与大枣同用,善和营卫,盖借大枣之甘缓,不使透表为汗,惟旋转于营卫之间,而营卫遂因之调和也。其辛散之力,善开痰理气,止呕吐,逐除一切外感不正之气。若但用其皮,其温性稍减,又善通利小便。能解半夏毒及菌蕈诸物毒。食料中少少加之,可为健胃进食之品。孕妇食之,令儿生支指。疮家食之,致生恶肉,不可不知。(《医学衷中参西录·生姜解》)

周伯度曰:"生姜味辛色黄,由阳明入卫;大枣味甘色赤,由太阴入营。其能入营由于甘中有辛,惟能甘守之力多,得生姜乃不至过守;生姜辛通之力多,得大枣乃不至过通,二药并用所以为和营卫主剂。"

(大枣)若与生姜并用,为调和营卫之妙品,是以桂枝汤、柴胡汤诸方用之。(《医学衷中参西录·大枣解》)

生姜、大枣以宣发中焦之气。(《医学衷中参西录·论大柴胡汤证》)

二、功效主治

发汗解表,调和营卫,健脾温中,和胃降逆。主治伤寒、咳嗽、喘证、肺痈、心悸、胃脘痛、呕吐、痞满、泄泻、头痛、水肿、疟病、肌肤麻痹、热入血室、慢惊风等。

三、代表方剂

(一)桂枝汤

[组成]　桂枝_{去皮,三两}　苟药_{三两}　炙甘草_{二两}　生姜_三
_两　大枣_{擘,十二枚}

[用法]　上五味㕮咀,以水七升,微火煮取三升,去滓,适寒
温,服一升。服已须臾,啜热稀粥一升余,以助药力,温复令一时
许,遍体漐漐微似有汗者益佳,不可令如水流漓,病必不除。(《医
学衷中参西录·太阳病桂枝汤证》)

[功效]　能和营卫,暖肌肉,活血脉。(《医学衷中参西录·
桂枝解》)

[主治]　太阳中风,阳浮而阴弱_{脉法关前为阳,关后为阴,其浮脉}
_{见于关前,弱脉见于关后,浮者着手即得,弱者不任重按,阳浮者热自发,}
_{阴弱者汗自出,啬啬恶寒单弱不胜寒之意,淅淅恶风为风所伤,恒畏风}
_{声之意,翕翕发热其热蕴而不散之意,鼻鸣干呕者,桂枝汤主之。}
(《医学衷中参西录·太阳病桂枝汤证》)

[加减]　太阴之病……若其脉之浮而有力者,宜将桂枝减半
_{用钱半},加连翘三钱,盖凡脉有浮热之象者,过用桂枝,恒有失血之
虞,而连翘之性凉而宣散,凡遇脉象之浮而有力者,恒得之即可出
汗,故减桂枝之半而加之以发汗也。恐其汗不出者,服药后亦可
啜粥,若间有太阴腹满之本病者,可加生莱菔子三钱。盖莱菔子
生用,其辛辣之味不但可以消胀满,又可助连翘发汗也。(《医学
衷中参西录·太阴病桂枝汤证》)

[方论]　桂枝汤为治伤风有汗之方。释者谓风伤营则有汗,
又或谓营分虚损即与外邪相感召。斯说也,愚尝疑之。人之营
卫,皆为周身之外廓。卫譬则郭也,营譬则城也,有卫以为营之外
围,外感之邪,何能越卫而伤营乎? 盖人之胸中大气,息息与卫气
相关,大气充满于胸中,则饶有吸力,将卫气吸紧,以密护于周身,
捍御外感,使不得着体,即或着体,亦止中于卫,而不中于营,此理

固显然也。有时胸中大气虚损，不能吸摄卫气，卫气散漫，不能捍御外邪，则外邪之来，直可透卫而入营矣。且愚临证实验以来，凡胸中大气虚损，或更下陷者，其人恒大汗淋漓，拙拟升陷汤（生黄芪六钱、知母三钱、柴胡一钱五分、桔梗一钱五分、升麻一钱。编者注）。是知凡桂枝汤证，皆因大气虚损，其汗先有外越之机，而外邪之来，又乘卫气之虚，直透营分，扰其营中津液，外泄而为汗也。究之，风寒原不相离，即系伤风，其中原挟有寒气，若但中于卫则亦能闭汗矣。故所用桂枝汤中，不但以祛风为务，而兼有散寒之功也。（《医学衷中参西录·治伤寒方·加味桂枝代粥汤》）

桂枝非发汗之品，亦非止汗之品，其宣通表散之力，旋转于表里之间，能和营卫、暖肌肉、活血脉，俾风寒自解，麻痹自开，因其味辛而且甘，辛者能散，甘者能补，其功用在于半散半补之间也。故服桂枝汤欲得汗者，必啜热粥，其不能发汗可知；若阳强阴虚者，误服之则汗即脱出，其不能止汗可知。（《医学衷中参西录·桂枝解》）

（二）桂枝加葛根汤

[组成]　桂枝_{去皮，二两}　芍药_{二两}　甘草_{炙，二两}　生姜_{切，三两}　大枣_{擘，十二枚}　葛根_{四两}

[用法]　上六味，以水七升，纳诸药，煮取三升，去滓，温服一升，不须啜粥，余如桂枝法将息及禁忌。（《医学衷中参西录·太阳阳明合病桂枝加葛根汤证》）

[主治]　太阳病，项背强几几_{音殳}，反汗出恶风。（《医学衷中参西录·太阳阳明合病桂枝加葛根汤证》）

[方论]　王和安曰：手阳明经，根于大肠出络胃，外出肩背合于督脉，其气由大肠胃外之油膜吸水所化，循本经上出肩背。葛根纯为膜丝管之组织，性善吸水，入土最深，能吸引土下黄泉之水，化气结脂，上升于长藤支络，最与阳明经性切合，气味轻清，尤善解热，故元人张元素谓为阳明仙药也。此方以桂枝汤治太阳中风之本病，加葛根以清解阳明经之兼病，使兼及阳明经之郁热化

为清阳,仍以姜、桂之力引之,从太阳所司之营卫而出。至葛根之分量用之独重者,所以监制姜、桂之热不使为弊也。不须吸粥者,以葛根养液无须谷力之助也。伤寒之病手经足经皆有,因手、足之经原相毗连不能为之分清,是以仲景著书,只浑言某经未尝确定其为手为足也。愚于第一课首节中,曾详论之。王氏注解此方,以手经立论,原《伤寒论》中当有之义,勿讶其为特创别说也。

愚按:太阳主皮毛,阳明主肌肉,人身之筋络于肌肉之中,为其热在肌肉,筋被热铄有拘挛之意,有似短羽之鸟,俾颈难于飞举之状,故以几几者状之也。至葛根性善醒酒葛花优良,古有葛花解酲汤,其凉而能散可知。且其能鼓胃中津液上潮以止消渴,若用以治阳明之病,是藉阳明府中之气化,以逐阳明在经之邪也,是以其奏效自易也。(《医学衷中参西录·太阳阳明合病桂枝加葛根汤证》)

(三)桂枝附子汤

[组成]　桂枝去皮,四两　附子炮、去皮、破八片,三枚　甘草炙,二两　生姜切,三两　大枣擘,十二枚

[主治]　伤寒八九日,风湿相搏,身体疼烦,不能自转侧,不呕不渴,脉浮虚而涩。

[方论]　仲景用附子之温有二法,杂于苓、芍、甘草中,杂于地黄、泽泻中,如冬日可爱补虚法也,佐以姜、桂之热,佐以麻、辛之雄,如夏日可畏救阳法也。用附子之辛又有三法,桂枝附子汤、桂枝附子去桂加白术汤、甘草附子汤,辛燥以祛除风湿也;附子汤、芍药甘草附子汤,辛润以温补水脏也;若白通汤、通脉四逆汤、加人尿猪胆汁汤,则取西方秋收之气,得复元阳而有大封大固之妙矣。(《医学衷中参西录·附子乌头天雄解》)

(四)小建中汤

[组成]　桂枝去皮,三两　甘草炙,二两　大枣擘,十二枚　芍药六两　生姜切,三两　胶饴一升

[主治]　伤寒二三日,心中悸而烦者,小建中汤主之。

[方论] 又曰:"伤寒阳脉涩,阴脉弦,法当腹中急痛者,先与小建中汤,不差者,与小柴胡汤主之。"(《医学衷中参西录·治伤寒方·小柴胡汤解》)

(五)麻黄连轺赤小豆汤

[组成] 麻黄去节,二两 赤小豆一升 连轺二两 杏仁去皮尖,二十个 大枣擘,十二枚 生梓白皮切,一升 生姜切,二两 甘草炙,二两

[用法] 上八味,以潦水一斗,先煮麻黄,再沸,去上沫,纳诸药,煮取三升,去滓,分温三服,半日服尽。

[主治] 又伤寒瘀热在里,身必黄。

[方论] 按:连轺非连翘,乃连翘根也。其性凉能泻热,兼善利湿,后世改用连翘则性不同矣。赤小豆,即做饭之小豆,形如绿豆而色赤者,非南来之红豆也。梓白皮,药局无鬻者,有梓树处自加之可也。陈修园云,若无梓白皮,可以茵陈代之。

唐容川曰:在里言在肌肉中,对皮毛而言则为在里也。肌是肥肉,气分所居;肉是瘦肉,血分所藏。若热入肌肉,令气血相蒸则汗滞不行,是名瘀热。气瘀则为水,血瘀则为火,水火蒸发于肌肉中,现出土之木色,是以发黄。故用麻黄、杏仁发皮毛以散水于外,用梓白皮以利水于内,梓白皮象人之膜,人身肥肉均生于膜上,膜中通利,水不停,汗则不蒸热,故必利膜而水乃下行,此三味是去水分之瘀热也。连翘散血分之热,赤豆疏血分之结,观仲景赤小豆当归散是疏结血,则此处亦同,此二味是去血分之瘀热也。尤必用甘、枣、生姜宣胃气,协诸药使达于肌肉,妙在潦水是云雨既解之水,用以解水火之蒸郁为切当也。即方观证,而义益显明。(《医学衷中参西录·阳明病茵陈蒿汤栀子檗皮汤麻黄连轺赤小豆汤诸发黄证》)

(六)加味四神丸

[组成] 补骨脂酒炒,六两 吴茱萸盐炒,三两 五味子炒,四两 肉豆蔻面裹煨,四两 花椒微焙,一两 生硫黄六钱 大枣八十一

枚　生姜切片,六两

[用法]　先煮姜十余沸,入枣同煮,至烂熟去姜,余药为细末,枣肉为丸,桐子大。

[主治]　治黎明腹疼泄泻。

[方论]　人禀天地之气而生,人身一小天地也。天地之一阳生于子,故人至夜半之时,肾系命门之处,有气息息萌动,即人身之阳气也。至黎明寅时,为三阳之候,人身之阳气,亦应候上升,自下焦而将达中焦。其人或元阳之根柢素虚,当脐之处,或兼有凝寒遮蔽,即互相薄激,致少腹作疼。久之阳气不胜凝寒,上升之机转为下降,大便亦即溏下,此黎明作泻之所由来也。夫下焦之阳气少火也,即相火也,其火生于命门,而寄于肝胆。故四神方中,用补骨脂以补命门,吴茱萸以补肝胆,此培火之基也。然泻者关乎下焦,实又关乎中焦,故又用肉豆蔻之辛温者,以暖补脾胃。且其味辛而涩,协同五味之酸收者,又能固涩大肠,摄下焦气化。且姜枣同煎,而丸以枣肉,使辛甘化合,自能引下焦之阳,以达于中焦也。然此药病轻者可愈,病重者服之,间或不愈,以其补火之力犹微也。故又加花椒、硫黄之大补元阳者以助之,而后药力始能胜病也硫黄生用,理详见第八卷服生硫黄方下。(《医学衷中参西录·治泄泻方·加味四神丸》)

(七)加味越婢加半夏汤

[组成]　麻黄二钱　石膏煅、捣,三钱　生山药五钱　寸麦冬带心,四钱　清半夏三钱　牛蒡子炒、捣,三钱　玄参三钱　甘草一钱五分　大枣劈开,三枚　生姜三片

[主治]　素患劳嗽,因外感袭肺,而劳嗽益甚,或兼喘逆,痰涎壅滞者。

[方论]　《伤寒论》有桂枝二越婢一汤,治太阳病发热恶寒,热多寒少。《金匮》有越婢汤治受风水肿。有越婢加半夏汤治外感袭肺,致肺中痰火壅滞,胀而作喘。今因其人素患劳嗽,外感之邪与肺中蕴蓄之痰,互相胶漆,壅滞肺窍,而劳嗽益甚。故用越婢

加半夏汤,以祛外袭之邪。而复加山药、玄参、麦冬、牛蒡子,以治其劳嗽。此内伤外感兼治之方也。(《医学衷中参西录·治温病方·加味越婢加半夏汤》)

(八)吴茱萸汤

[**组成**]　吴茱萸_{洗,一升}　人参_{三两}　生姜_{切,六两}　大枣_{擘,}十二枚

[**主治**]　少阴病,吐利,手足厥冷,烦躁欲死。

柯韵伯曰:少阴病,吐利烦躁四逆者死。四逆者四肢厥冷兼臂胫而言也,此云手足是指掌而言,四肢之阳犹在也。

陈古愚曰:师于不治之证,不忍坐视,专求阳明是得绝处逢生之妙,所以与通脉四逆汤、白通加猪胆汁汤三方鼎峙也。论云,食谷欲呕者属阳明也,吴茱萸汤主之。又云,干呕吐涎沫头痛者,吴茱萸汤主之。此阳明之正方也。或谓吴茱萸降浊阴之气为厥阴专药,然温中散寒,又为三阴并用之药,而佐以人参、姜、枣,又为胃阳衰败之神方也。周伯度曰:吴茱萸树高丈余,皮青绿色,结实梢头。其气燥,故得木气多而用在于肝。叶紫、花紫、实紫,紫乃水火相乱之色。实熟于季秋,气味苦辛而温性且烈,是于水火相乱之中,燥转旋拨乱之权,故能入肝伸阳戢阴而辟寒邪。味辛则升、苦则降,辛能散、苦能坚,亦升亦降,亦散亦坚,故上不至极上、下不至极下,第为辟肝中之寒邪而已。食谷欲呕者,肝受寒邪上攻其胃,不食谷则肝气犹舒,食谷则肝不能容而欲呕,与胃虚之有反胃迥殊,故非吴茱萸汤不治。夫肝邪上攻,则胃病为木乘土,下迫则肾病为子传母,迫子传母则吐利交作,而不止一吐矣,少阴自病下利已耳,未必兼吐,吐而利矣,未必兼逆冷烦躁吐利,而且手足逆冷烦躁欲死,非肝邪盛极而何! 此时疗之,舍吴茱萸汤亦别无他法也。按:上两节之议论,一主胃,一主肝。究之吴茱萸汤之实用,乃肝胃同治之剂也。至于此证烦躁欲死,非必因肝邪盛极,实因寒邪阻塞而心肾不交也。盖人心肾之气,果分毫不交,其人即危不旋踵,至于烦躁欲死,其心肾几分毫不交矣。夫心肾之所

以相交者,实赖脾胃之气上下通行,是以内炼家以肾为婴儿,心为姹女,婴儿姹女相会,必赖黄婆为媒,黄婆者脾胃也。是以少阴他方中皆用干姜,而吴茱萸汤中则重用生姜至六两,取其温通之性,能升能降生姜善发汗,是其能升,善止呕吐,是其能降,以开脾胃凝滞之寒邪,使脾胃之气上下通行,则心肾自能随脾胃气化之升降而息息相通矣。(《医学衷中参西录·少阴病吴茱萸汤证》)

(九)当归四逆加吴茱萸生姜汤

[组成] 当归三两 桂枝去皮,三两 芍药三两 细辛三两 大枣擘,二十五枚 甘草炙,二两 通草二两 吴茱萸二升 生姜切,半斤

[用法] 以水六升、清酒六升,和煮取五升,去滓,分温五服。

[主治] 手足厥寒,脉细欲绝,内有久寒。

[方论] 王和安曰:厥阴经气来自足少阴经,宜于手太阴经,成循环不息之常度。若以血寒自郁于脏,脉象应有弦凝之征。今脉细欲绝,可知少阴经气来源先虚,及复本经受脏寒之感,则虚寒转甚,细而欲绝也。治以当归四逆汤,意在温肝通郁,而必以桂枝、白芍疏浚经气之源,细辛、通草畅达经气之流,内有凝寒,重加吴萸、生姜,温经通气,仍加入原方以全其用,解此,则治经气之定义可三反矣。(《医学衷中参西录·厥阴病当归四逆汤及加吴茱萸生姜汤证》)

(十)益脾饼

[组成] 白术四两 干姜二两 鸡内金二两 熟枣肉半斤

[用法] 上药四味,白术、鸡内金皆用生者,每味各自轧细焙熟先轧细而后焙者,为其焙之易匀也。再将干姜轧细,共和枣肉,同捣如泥,作小饼。木炭火上炙干,空心时,当点心,细嚼咽之。

[功效] 温中健脾,消食止泄。

[主治] 治脾胃湿寒,饮食减少,长作泄泻,完谷不化。(《医学衷中参西录·治泄泻方·益脾饼》)

四、临证医案

(一)伤寒

曾治一人,冬日得伤寒证,胸中异常烦躁,医者不识为大青龙汤证,竟投以麻黄汤,服后分毫无汗,胸中烦躁益甚,自觉屋隘莫能容,诊其脉洪滑而浮,治以大青龙汤,为加天花粉八钱,服后五分钟,周身汗出如洗,病若失。或问:服桂枝汤者,宜微似有汗,不可令如水流漓,病必不除,服麻黄汤者,复取微似汗,知亦不可令汗如水流漓也。今于大青龙汤中加花粉,服汤后竟汗出如洗而病若失者何也?答曰:善哉问也,此中原有妙理,非此问莫能发之。凡伤寒、温病,皆忌伤其阴分,桂枝汤证与麻黄汤证,禁过发汗者恐伤其阴分也。至大青龙汤证,其胸中蕴有燥热,得重量之石膏则化合而为汗,其燥热愈深者,化合之汗愈多,非尽量透发于外,其燥热即不能彻底清肃,是以此等汗不出则已,出则如时雨沛然莫可遏抑。盖麻黄、桂枝等汤,皆用药以祛病,得微汗则药力即能胜病,是以无事过汗以伤阴分。至大青龙汤乃合麻、桂为一方,又去芍药之酸收,益以石膏之辛凉,其与胸中所蕴之燥热化合,犹如冶红之铁沃之以水,其热气自然蓬勃四达,此乃调燮其阴阳,听其自汗,此中精微之理,与服桂枝、麻黄两汤不可过汗者,迥不侔也。或问:大青龙汤证,当病之初得何以胸中即蕴此大热?答曰:此伤寒中伏气化热证也温病中有伏气化热,伤寒中亦有伏气化热。因从前所受外寒甚轻,不能遽病,惟伏藏于三焦脂膜之中,阻塞升降之气化,久而化热,后又因薄受外感之激动,其热陡发,窜入胸中空旷之府,不汗出而烦躁,夫胸中原为太阳之府胸中及膀胱皆为太阳之府,其理详见六经总论中,为其犹在太阳,是以其热虽甚而仍可汗解也。(《医学衷中参西录·太阳病大青龙汤证》)

(二)咳嗽

一叟,年近七旬。素有劳嗽,初冬宿病发动,又兼受外感,痰涎壅滞胸间,几不能息。剧时昏不知人,身躯后挺。诊其脉,浮数无力。为制此汤（加味越婢加半夏汤：麻黄二钱、煅石膏三钱、生山药五钱、寸麦冬四钱、清半夏三钱、炒牛蒡子三钱、玄参三钱、甘草一钱五分、大枣三枚、生姜三片。编者注），一剂气息通顺，将麻黄、石膏减半，又服数剂而愈（《医学衷中参西录·治伤寒方》录有本案。编者注）。（《医学衷中参西录·治温病方·加味越婢加半夏汤》）

（三）喘证

马朴臣，辽宁大西关人，年五旬，业商，得受风水肿兼有痰证。

病因：因秋末远出经商，劳碌受风遂得斯证。

证候：腹胀，周身漫肿，喘息迫促，咽喉膺胸之间时有痰涎杜塞，舌苔淡白，小便赤涩短少，大便间日一行，脉象无火而微浮，拟是风水，当遵《金匮》治风水之方治之。

处方：生石膏一两捣细、麻黄三钱、甘草二钱、生姜二钱、大枣四枚辦开、西药阿司匹林三分；药共六味，将前五味煎汤一大盅，冲化阿司匹林，温服，被覆取汗。方解：此方即越婢汤原方加西药阿司匹林也。当时冬初，北方天气寒凉汗不易出，恐但服越婢汤不能得汗，故以西药之最善发汗兼能解热者之阿司匹林佐之。复诊：将药服后，汗出遍体，喘息顿愈，他证如故，又添心中热渴不思饮食。诊其脉仍无火象，盖因痰饮多而湿胜故也。斯当舍脉从证，而治以清热之重剂。处方：生石膏四两捣细、天花粉八钱、薄荷叶钱半；共煎汤一大碗，俾分多次徐徐温饮下。三诊：将药服后，热渴痰涎皆愈强半，小便亦见多，可进饮食，而漫肿腹胀不甚见轻。斯宜注重利其小便以消漫肿，再少加理气之品以消其腹胀。处方：生石膏一两捣细、滑石一两、地肤子三钱、丈菊子三钱捣碎、海金沙三钱、槟榔三钱、鲜茅根三钱；共煎汤一大盅半，分两次温服下。丈菊，俗名向日葵。究之，向日葵之名当属之卫足花，不可以名丈菊也。丈菊子，《本草纲目》未收，因其善治淋疼利小便，故方中用之。效果：将药煎服两剂，小便大利，肿胀皆见消，因将方中石膏、滑石、槟榔皆减半，连服三剂病痊愈。（《医学衷中参西

录·肿胀门》)下

一人,年二十二,喘逆甚剧,脉数至七至,用一切治喘药皆不效,为制此方(生山药一两、炒于术三钱、广陈皮二钱、炒牛蒡子二钱、生杭芍三钱、玄参三钱、生赭石三钱、炙甘草二钱。主治虚劳喘逆,饮食减少,或兼咳嗽,并治一切阴虚羸弱诸证。编者注)。将药煎成,因喘剧不能服,温汤三次始服下,一剂见轻,又服数剂痊愈。(《医学衷中参西录·治喘息方·滋培汤》)

(四)心悸

一媪,年近六旬。资禀素弱,又兼家务劳心,遂致心中怔忡,肝气郁结,胸腹胀满,不能饮食,舌有黑苔,大便燥结,十数日一行。广延医者为治,半载无效,而羸弱支离,病势转增。后愚诊视,脉细如丝,微有弦意,幸至数如常,知犹可治。遂投以升降汤(野台参二钱、生黄芪二钱、白术二钱、广陈皮二钱、川厚朴二钱、生鸡内金捣细二钱、知母三钱、生杭芍三钱、桂枝尖一钱、川芎一钱、生姜二钱。编者注),为舌黑便结,加鲜地骨皮一两,数剂后,舌黑与便结渐愈,而地骨皮亦渐减。至十剂病愈强半,共服百剂,病愈而体转健康。(《医学衷中参西录·治气血郁滞肢体疼痛方·升降汤》)

(五)胃脘痛

胞妹路姑,年四十余岁,体素瘦弱,久患脾胃湿寒,胃脘时觉疼痛,饮食减少,常作泄泻,完谷不化。因照泄泻门中益脾饼(生白术四两、干姜二两、生鸡内金二两、熟枣肉半斤。上药四味,白术、鸡内金为末焙熟。再将干姜轧细,共和枣肉,同捣如泥,作小饼。木炭火上炙干,空心时,当点心,细嚼咽之。主治脾胃湿寒,饮食减少,泄泻或完谷不化。编者注)原方,为制一料,服之即愈。为善后计,又服一料,永久被除病根。(《医学衷中参西录·宗弟相臣来函》)

(六)痞满

表叔高福亭先生,年过五旬,胃阳不足,又兼肝气郁结,因之饮食减少,时觉满闷,服药半载,毫无效验。适愚远游还里,觌面谈及,俾用大枣六斤,生姜一斤切片,同在饭甑蒸熟,臼内捣如泥,加桂枝尖细末三两,炒熟麦面斤半,和匀捏成小饼,炉上炙干,随意当点心服之,尽剂而愈。(《医学衷中参西录·大枣解》)

(七)泄泻

曾为友人制此方(益脾饼:白术四两、干姜二两、鸡内金二两、熟枣肉半斤。白术、鸡内金皆用生者,每味各自轧细焙熟先轧细而后焙者,为其焙之易匀也。再将干姜轧细,共和枣肉,同捣如泥,作小饼。木炭火上炙干,空心时,当点心,细嚼咽之。功效:温中健脾,消食止泻。主治脾胃湿寒,饮食减少,长作泄泻,完谷不化。编者注),和药一料,服之而愈者数人。后屡试此方,无不效验。(《医学衷中参西录·治泄泻方·益脾饼》)

(八)水肿

一妇人,年四十许,得水肿证。其脉象大致平和,而微有滑数之象。俾浓煎鲜茅根汤饮之,数日病愈强半。其子来送信,愚因嘱之曰:有要紧一言,前竟忘却。患此证者,终身须忌食牛肉。病愈数十年,食之可以复发。孰意其子未返,已食牛肉。且自觉病愈,出坐庭中,又兼受风。其证陡然反复,一身尽肿,两目因肿甚不能开视。愚用越婢汤(麻黄、石膏、生姜、甘草、大枣。编者注)发之,以滑石易石膏用越婢汤原方,常有不汗者,若以滑石易石膏则易得汗,一剂汗出,小便顿利,肿亦见消。再饮白茅根汤,数日病遂痊愈。按:白茅根,拙拟二鲜饮与三鲜饮,用以治吐衄。此方又用以治水肿,而其功效又不止此也。愚治伤寒温病,于大便通后,阳明之盛热已消,恒俾浓煮鲜茅根汤,渴则饮之,其人病愈必速,且愈后即能饮食,更无反复之患。盖寒温愈后,其人不能饮食与屡次复病者,大抵因余热未尽,与胃中津液未复也。白茅根甘凉之性,既能清外感余热,又能滋胃中津液。至内有郁热,外转觉凉者,其性又善宣通郁热使达于外也。又按:凡膨胀,无论或气、或血、或水肿。治愈后,皆终身忌食牛肉。盖牛肉属土,食之能壅滞气血,且其彭亨之形,有似腹胀,故忌之也。医者治此等证,宜切嘱病家,慎勿误食。用越婢汤治风水,愚曾经验,遇药病相投,功效甚捷。其方《金匮》以治风水恶风,一身悉肿,脉浮不渴,续自汗出,无大热者。而愚临证体验以来,即非续自汗出者,用之亦可,若一剂而汗不出者,可将石膏易作滑石分量须加重。(《医学衷中参西录·治癃闭方·加味苓桂术甘汤》)

(九)肌肤麻痹

赵晴初曰:族侄柏堂,二十一岁时,酒后寐中受风,遍身肌肤麻痹,搔之不知疼痒,饮食如常。时淮阴吴鞠通适寓伊芳家,投以桂枝汤,桂枝五钱、白芍四钱、甘草三钱、生姜三片、大枣两枚,水三杯,煎二杯,先服一杯,得汗止后服,不汗再服。并嘱弗夜膳,临睡腹觉饥,服药一杯,须臾啜热稀粥一碗,覆被取汗。柏堂如其法,只一服,便由头面至足,遍身得微汗,汗到处以手搔之,辄知疼痒,次日病若失。观此医案,知欲用桂枝汤原方发汗者,必须啜粥,若不啜粥,即能发汗,恐亦无此功效。(《医学衷中参西录·治伤寒方·加味桂枝代粥汤》)

(十)慢惊风

辽宁省公署科员侯寿平之幼子,年七岁,于季秋得慢脾风证。

病因:秋初病疟月余方愈,愈后觉左胁下痞硬,又屡服消瘀之品,致脾胃虚寒不能化食,浸至吐泻交作,兼发抽掣。证候:日晡潮热,两颧发红,昏睡露睛,手足时作抽掣,剧时督脉紧而头向后仰俗名角弓反张,无论饮食药物服后半点钟即吐出,且带出痰涎若干,时作泄泻,其脉象细数无力。诊断:疟为肝胆所受之邪,木病侮土,是以久病疟者多伤脾胃。此证从前之左胁下痞硬,脾因受伤作胀也。而又多次服消导开破之品,则中焦气化愈伤,以致寒痰留饮积满上溢,迫激其心肺之阳上浮,则面红外越而身热,而其病本实则凉也。其不受饮食者,为寒痰所阻也;其兼泄泻者,下焦之气化不固也;其手足抽掣者,血虚不能荣筋养肝,则肝风内动而筋紧缩也;抽掣剧时头向后仰者,不但督脉因寒紧缩,且以督脉与神经相连,督脉病而脑髓神经亦病,是以改其常度而妄行也。拟先用《福幼编》逐寒荡惊汤开其寒痰,俾其能进饮食斯为要务。

处方:胡椒一钱、干姜一钱、肉桂一钱、丁香十粒,四味共捣成粗渣高丽参一钱、甘草一钱;先用灶心土三两煮汤澄清,以之代水,先煎人参、甘草七八沸,再入前四味同煎三四沸,取清汤八分杯,徐徐灌之。此方即逐寒荡惊汤原方加人参、甘草也。原方干姜原系炮用,然炮之则其气轻浮,辣变为苦,其开通下达之力顿减,是以不如生者。特是生用之则苛辣过甚,故加甘草和之,且能逗留干姜之力使绵长也。又加人参者,欲以补助胸中大气以运化诸药之力,仲师所谓大气一转,其气即痰饮乃散也。又此方原以胡椒为主,若遇寒痰过甚者,可用至钱半。又此物在药局中原系背药,陈久则力减,宜向食料铺中买之。

复诊:将药服后呕吐即止,抽掣亦愈,而潮热泄泻亦似轻减,拟继用《福幼编》中加味理中地黄汤,略为加减俾服之。处方:熟怀地黄五钱、生怀山药五钱、焦白术三钱、大甘枸杞三钱、野党参二钱、干姜二钱、生杭芍二钱、净萸肉二钱、肉桂一钱后入、红枣三枚掰开、炙甘草一钱、胡桃一个用仁捣碎,共煎汤一大盅,分多次徐徐温服下。效果:将药连服两剂,潮热与泄泻皆愈,脉象亦较前有力。遂去白术,将干姜改用一钱、又服两剂痊愈。(《医学衷中参西录·痫痉颠狂门》下

附子—干姜/生姜

一、配伍解读

附子味辛，性大热，为补助元阳之主药，其力能升能降，能内达能外散，凡凝寒锢冷之结于脏腑、着于筋骨、痹于经络血脉者，皆能开之、通之。而温通之中，又大具收敛之力，故治汗多亡阳汗多有亡阳、亡阴之殊，亡阳者身凉，亡阴者身热，临证时当审辨。凉亡阳者，宜附子与萸肉、人参并用；热亡阴者，宜生地与萸肉、人参并用，肠冷泄泻，下焦阳虚阴走，精寒自遗，论者谓善补命门相火，而服之能使心脉跳动加速，是于君相二火皆能大有补益也。（《医学衷中参西录·生姜解》）

用干姜、附子之大辛大温，直达下焦，据其故垒，张赤帜而招之。（《医学衷中参西录·治伤寒温病同用方·仙露汤》）

干姜为温暖脾胃之主药……附子色黑入肾，其非常之热力，实能补助肾中之相火，以厚脾胃温暖之本源也。（《医学衷中参西录·阳明病四逆汤证》）

下利固系少阴有寒，然实与脾胃及心脏有关，故方（指白通汤。编者注）中用附子以暖肾，用干姜以暖脾胃，用葱白以通心肾之气，即引心君之火下济天道下济而光明，以消肾中之寒也。（《医学衷中参西录·少阴病白通汤证及白通加猪胆汁汤证》）

二、功效主治

辛温散寒，温脾暖胃，大补肾阳。主治内科伤寒、咳嗽、喘证、心悸、神昏、胸满、呕吐、腹痛、泄泻、痢疾、癃闭、痰饮、血证、闭经、痉证、斑疹、喉痛等病证。

三、代表方剂

(一)真武汤

[组成] 茯苓、芍药、生姜各切,三两　白术二两　附子炮、去皮、破八片,一枚

[用法] 上五味,以水八升,煮取三升,去滓,温服七合,日三服。

[加减] 若咳者,加五味子半升,细辛、干姜各一两;若小便利者,去茯苓;若下利者,去芍药加干姜二两;若呕者,去附子加生姜足前成半斤。

[方论] 罗东逸曰:真武者,北方司水之神也,以之名汤者,藉以镇水之义也。夫人一身制水者脾,主水者肾也,肾为胃关,聚水而从其类,倘肾中无阳,则脾之枢机虽运,而肾之关门不开,水即欲行以无主制,故泛溢妄行而有是证也。用附子之辛温,壮肾之元阳则水有所主矣。白术之温燥,建立中土,则水有所制矣。生姜之辛散,佐附子以补阳,于补水中寓散水之意。茯苓之渗淡,佐白术以建土,于制水中寓利水之道焉。而尤重在芍药之苦降,其旨甚微。盖人身阳根于阴,若徒以辛热补阳,不少佐以苦降之品,恐真阳飞越矣。芍药为春花之殿,交夏而枯,用之以极亟收散漫之阳气而归根。下利减芍药者,以其苦降涌泻也。加干姜者,以其温中胜寒也。水寒伤肺则咳,加细辛、干姜者,胜水寒也;加五味子者,收肺气也。小便利者,去茯苓,恐其过利伤肾也。呕者,去附子倍生姜,以其病非下焦,水停于胃,所以不须温肾以行水,只当温胃以散水,且生姜功能止呕也。(《医学衷中参西录·少阴病真武汤证》)

(二)加味苓桂术甘汤

[组成] 于术三钱　桂枝尖二钱　茯苓片二钱　甘草一钱　干姜三钱　人参三钱　乌附子二钱　威灵仙一钱五分

[功效] 温补脾肾,利水消肿。

[**主治**]　治水肿小便不利,其脉沉迟无力,自觉寒凉者。

[**加减**]　服药数剂后,小便微利;其脉沉迟如故者,用此汤送服生硫黄末四五厘。若不觉温暖,体验渐渐加多,以服后移时觉微温为度。

[**方论**]　人之水饮,非阳气不能宣通。上焦阳虚者,水饮停于膈上。中焦阳虚者,水饮停于脾胃。下焦阳虚者,水饮停于膀胱。水饮停蓄既久,遂渐渍于周身,而头面肢体皆肿,甚或腹如抱瓮,而膨胀成矣。此方用苓桂术甘汤,以助上焦之阳。即用甘草协同人参、干姜,以助中焦之阳。又人参同附子,名参附汤。能固下焦元阳将脱协同桂枝,更能助下焦之阳桂枝上达胸膈,下通膀胱故肾气丸用桂枝不用肉桂。三焦阳气宣通,水饮亦随之宣通,而不复停滞为患矣。(《医学衷中参西录·治癃闭方·加味苓桂术甘汤》)(加味苓桂术甘汤为人参汤、参附汤、四逆汤、苓桂术甘汤四个经方加减合方而成。编者注)

(三)加味理中地黄汤

[**组成**]　熟地五钱　焦白术三钱　当归、党参、炙芪、故纸炒、捣、枣仁炒、捣、枸杞各二钱　炮姜、萸肉去净核、炙草、肉桂各一钱　生姜三片　红枣掰开,三枚　胡桃用仁、打碎为引,二个

[**用法**]　仍用灶心土代以灶炉土二两,煮水煎药。取浓汁一茶杯,加附子五分,煎水掺入。量小儿大小,分数次灌之。

[**加减**]　如咳嗽不止者,加米壳、金樱子各一钱。如大热不退者,加生白芍一钱。泄泻不止,去当归加丁香七粒。隔二三日,止用附子二三分。盖因附子大热,中病即宜去之。如用附子太多,则大小便闭塞不出。如不用附子,则脏腑沉寒,痼结不开。若小儿虚寒至极,附子又不妨用一二钱。若小儿但泻不止,或微见惊搐,尚可受药吃乳便利者,并不必服逐寒荡惊汤,只服此汤一剂,而风定神清矣。若小儿尚未成慢惊,不过昏睡发热,或有时热止,或昼间安静,夜间发热,均宜服之。若新病壮实之小儿,眼红口渴者,乃实火之证,方可暂行清解。但果系实火,必大便闭结,

气壮声洪,且喜多饮凉水。若吐泻交作,则非实火可知。此方补造化阴阳之不足,有起死回生之功。倘大虚之后,服一剂无效,必须大剂多服为妙。方书所谓天吊风、慢脾风皆系此证。

[方论]　按:此原方加减治泻不止者,但加丁香,不去当归。而当归最能滑肠,泻不止者,实不宜用。若减去当归,恐滋阴之药少,可多加熟地一二钱又服药泻仍不止者,可用高丽参二钱捣为末,分数次用药汤送服,其泻必止。(《医学衷中参西录·治小儿风证方·镇风汤》)

(四)四逆汤

[组成]　甘草炙,二两　干姜两半　附子生用、去皮、破八片,一枚

[用法]　上三味,以水三升,煮取一升二合,去滓,分温再服,强人可大附子一枚、干姜三两。

[方论]　干姜为温暖脾胃之主药,伍以甘草,能化其猛烈之性使之和平,更能留其温暖之力使之常久也。然脾胃之温暖,恒赖相火之壮旺,附子色黑入肾,其非常之热力,实能补助肾中之相火,以厚脾胃温暖之本源也。方名四逆者,诚以脾主四肢,脾胃虚寒者,其四肢常觉逆冷,服此药后,而四肢之厥逆可回也。四肢常觉逆冷,服此药后,而四肢之厥逆可回也。方中附子注明生用,非剖取即用也。(《医学衷中参西录·阳明病四逆汤证》)

(五)白通汤

[组成]　葱白四茎　干姜一两　附子生用、去皮、破八片,一枚

[用法]　上三味,以水三升,煮取一升,去滓,分温再服。

[主治]　少阴病,下利,脉微。或下利不止,厥逆无脉,干呕烦。

[加减]　加人尿五合,猪胆汁一合,为白通加猪胆汁汤。以上五味,以水三升,煮取一升,去滓,纳胆汁、人尿,和令相得,分温再服,若无胆汁,亦可用。

[方论]　下利固系少阴有寒,然实与脾胃及心脏有关,故方中用附子以暖肾,用干姜以暖脾胃,用葱白以通心肾之气,即引心

君之火下济(天道下济而光明),以消肾中之寒也。

张令韶曰:脉始于足少阴肾,主于手少阴心,生于足阳明胃。少阴下利脉微者,肾中之生阳不升也。与白通汤以启下陷之阳,若利不止、厥逆无脉、干呕烦者、心无所主、胃无所生、肾无所始也。白通汤三面俱到,加猪胆汁、人尿,调和后入,生气俱在,为效倍速,苦咸合为一家,入咽之顷,苦先入心,即随咸味而直交于肾,肾得心君之助,则生阳之气升。又有附子在下以启之,干姜从中以接之,葱白在上以通之,利止厥回,不烦不呕,脉可微续,危证必仗此大力也。若服此汤后,脉不微续而暴出,灯光回焰,药亦无如之何矣。(《医学衷中参西录·少阴病白通汤证及白通加猪胆汁汤证》)

(六)通脉四逆汤

[组成] 甘草炙,二两　附子生用、去皮、破八片、大者,一枚　干姜三两,强人可四两

[用法] 上三味,以水三升,煮取一升二合,去滓,分温再服,其脉即渐而出者愈非若暴出者之自无而忽有、既有而仍无,如灯火之回焰也。

[加减] 面赤色者,加葱九茎。腹中痛者,去葱加芍药二两。呕者,加生姜二两。咽痛者,去芍药加桔梗一两。利止脉不出者,去桔梗加人参二两。病皆与方相应者,乃服之。

[方论] 按:太阳篇四逆汤中干姜两半,以治汗多亡阳之证。至通脉四逆汤药味同前,惟将干姜加倍。盖因寒盛脉闭,欲藉辛热之力开凝寒以通脉也。面赤者加葱九茎权用粗葱白切上九寸即可,盖面赤乃阴寒在下,逼阳上浮,即所谓戴阳证也。加葱以通其上下之气,且多用同于老阳之数,则阳可下归其宅矣。而愚遇此等证,又恒加芍药数钱。盖芍药与附子并用,最善收敛浮越之元阳下降也。《金鉴》注曰:论中扶阳抑阴之剂,中寒阳微,不能外达,主以四逆;中外俱寒,阳气虚甚,主以附子;阴盛于下,格阳于上,主以白通;阴盛于内,格阳于外,主以通脉。是可知四逆运行

阳气者也,附子温补阳气者也,白通宣通上下之阳者也,通脉通达内外之阳者也。今脉微欲绝,里寒外热,是肾中阴盛格阳于外故主之也。倍干姜加甘草佐附子易名通脉四逆汤者,以其能大壮元阳,主持中外,共招外热,返之于内。盖此时生气已离,亡在俄顷,若仍以柔缓之甘草为君,何能疾招外阳,故易以干姜,然必加甘草、干姜等分者,恐涣漫之余,姜附之猛不能安养元气,所谓有制之师也。若面赤加葱以通格上之阳,腹痛加芍药以和在里之阴,呕逆加生姜以宣胃,咽痛加桔梗以利经,利不止脉不出气少者,加参以生元气而复脉也。(《医学衷中参西录·少阴病通脉四逆汤证》)

(七)乌梅丸

[**组成**] 乌梅三百个 细辛六两 干姜十两 黄连一斤 当归四两 附子炮、去皮,六两 蜀椒炒出汗,四两 人参六两 黄檗六两 桂枝六两

[**用法**] 上十味,异捣筛,合治之,以苦酒渍乌梅一宿,去核,蒸之五升米下,饭熟捣成泥,和药令相得,内臼中,与蜜杵二千下,丸如梧桐子大,先食饮服十丸,日三服。稍加至二十丸,禁生冷、滑物、臭食等。

[**方论**] 陈元犀曰:通篇之眼目,在"此为脏寒"四字。言见证虽有风木为病,相火上攻,而其脏则为寒。何也?厥阴为三阴,阴之尽也,《周易》震卦,一阳居二阴之下,为厥阴本象。病则阳逆于上,阴陷于下,饥不欲食,下之利不止,是下寒之确征也。消渴,气上撞心,心中疼热,吐蚘,是上热之确征也。方用乌梅,渍以苦酒,顺曲直作酸之本性,逆者顺之,还其所固有,去其所本无,治之所以臻于上理也。桂、椒、辛、附辛温之品,导逆上之火,以还震卦下一画之奇,黄连、黄柏苦寒之品,泻心胸之热,以还震卦上四画之偶,又佐以人参之甘寒,当归之甘温,干姜之辛温,三物合用,能令中焦受气取汁,而乌梅蒸于米下,服丸送以米饮,无非养中焦之法,所谓厥阴不治,求之阳明者此也。此为厥阴证之总方,注家第

谓蛔得酸则静,得辛则伏,得苦则下,扰浅乎侧乌梅丸也。(《医学衷中参西录·厥阴病乌梅丸证》)

四、临证医案

(一)伤寒

李仟斋,天津山东省银行理事,年三十二岁,于夏季得伤寒证。病因:午间恣食瓜果,因夜间失眠,遂食余酣睡,值东风骤至,天气忽变寒凉,因而冻醒,其未醒之时又复梦中遗精,醒后遂觉周身寒凉抖战,腹中又复隐隐作疼,惧甚,遂急延为诊视。证候:迨愚至为诊视时,其寒战腹疼益甚,其脉六部皆微细欲无,知其已成直中少阴之伤寒也。按:直中少阴伤寒为麻黄附子细辛汤证,而因在梦遗之后,腹中作疼,则寒凉之内侵者益深入也,是宜于麻黄附子细辛汤中再加温暖补益之品。处方:麻黄二钱、乌附子三钱、细辛一钱、熟地黄一两、生怀山药五钱、净萸肉五钱、干姜三钱、公丁香十粒。煎汤一大盅,温服,温覆取汗,勿令过度。效果:将药服后,过一点钟,周身微汗,寒战与腹疼皆愈。或问:麻黄附子细辛汤证,伤寒始得发热脉沉也,今斯证寒战脉沉细,夫寒战与发热迥异矣,何以亦用麻黄附子细辛汤乎?答曰:麻黄附子细辛汤证,是由太阳传少阴也,为其病传少阴是以脉沉,为其自太阳传少阴是以太阳有反应之力而发热。此证昼眠冻醒,是自太阳传少阴,又因恣食寒凉,继而昼寝梦遗,其寒凉又直中少阴,内外寒凉夹攻,是以外寒战而内腹疼,太阳虽为表阳亦无反应之力也。方中用麻黄以逐表寒,用附子以解里寒,用细辛以通融表里,使表里之寒尽化;又因其少阴新虚,加熟地黄、萸肉、山药以补之,养正即以除邪也;又因其腹疼,知寒侵太深,又加干姜、丁香助附子、细辛以除之,寒邪自无遁藏也。方中用意周匝,是以服之即效。至于麻黄发汗只二钱者,因当夏令也,若当冬令则此证必须用四钱方能出汗,此用药因时令而有异也。至若在南方,虽当冬令,用麻黄二钱亦能发汗,且南方又有麻黄不过钱之说,此又用药因地点

而有异也。(《医学衷中参西录·伤寒门·少阴伤寒》)

(二)咳嗽

一妇人年五旬,上焦阳分虚损,寒饮留滞作嗽,心中怔忡,饮食减少,两腿畏寒,卧床不起者已二年矣。医者见其咳嗽怔忡,犹认为阴分虚损,复用熟地、阿胶诸滞泥之品,服之病益剧。后愚诊视,脉甚弦细,不足四至,投以拙拟理饮汤(白术四钱、干姜五钱、桂枝二钱、炙甘草二钱、茯苓片二钱、白芍二钱、橘红一钱半、川厚朴一钱半。编者注)加附子三钱,服七、八日咳嗽见轻,饮食稍多,而仍不觉热,知其数载沉疴,非程功半载不能愈也。俾每日于两餐之前服生硫黄三分,体验加多,后服数月,其病果愈。(《医学衷中参西录·杂录·服硫黄法》)

(三)喘证

一叟年六十有一,频频咳吐痰涎,兼发喘逆。人皆以为劳疾,未有治法。诊其脉甚迟,不足三至,知其寒饮为恙也。投以拙拟理饮汤(白术四钱、干姜五钱、桂枝二钱、炙甘草二钱、茯苓片二钱、白芍二钱、橘红一钱半、川厚朴一钱半。编者注)加人参、附子各四钱,喘与咳皆见轻而脉之迟仍旧。因思脉象如此,非草木之品所能挽回。俾服生硫黄少许,不觉温暖,则徐徐加多,两月之间服生硫黄斤余,喘与咳皆愈,脉亦复常。(《医学衷中参西录·杂录·服硫黄法》)

(四)血证

邻村高边务高某,年四十余,小便下血久不愈,其脉微细而迟,身体虚弱,恶寒,饮食减少。知其脾胃虚寒,中气下陷,黄坤载所谓:"血之亡于便溺者,太阴不升也。"为疏方:干姜、于术各四钱,生山药、熟地黄各六钱,乌附子、炙甘草各三钱。煎服一剂血即见少,连服十余剂痊愈。此方中不用肉桂者,恐其动血分也。(《医学衷中参西录·论吐血衄血证间有因寒者》)

(五)神昏

休宁吴文哉伤寒,烦躁面赤,昏乱闷绝,时索冷水。其弟日休,求余诊视。手扬足掷,五六人制之,方得就诊。其脉洪大无伦,按之如丝。余曰:浮大沉小,阴证似阳也,与附子理中汤,当有生理。日休骇曰:医者十辈至,不曰柴胡、承气,则曰竹叶石膏。今反用热药,恶乎敢?余曰:温剂犹生,凉剂立危矣。遂用理中汤(人参、白术、炮干姜、甘草。编者注),加人参四钱、附子三钱,煎成,将药碗置冷水中,候冷与饮。眼后一时,狂躁定矣。再剂而神爽,服参五斤而安。文哉遗以书曰:弟为俗医所误,既登鬼录矣,而兄翁拯全之,大奇亦大幸也。方弟躁热之时,医以三黄汤入牛黄,服之转加闷绝,举室哀号,惟候目眼而已。不愆兄翁毅然以为可活,参附以投,阴藉见既。荆妻稚子,含泪欢呼。父母生之,而兄翁再生之,大恩周极,莫可言喻。敢志艰末,乞附案轶,俾天下万世,知药不可轻投,命不可轻弃,何莫非大仁人回春之泽哉。(《医学衷中参西录·治伤寒温病同用方·仙露汤》)

吴仁斋治一人,伤寒七八日,因服凉药太过,遂变身冷,手足厥逆,通身黑斑,惟心头温暖,乃伏火也。诊其六脉沉细,昏沉不知人事,亦不能言语,状似尸厥。遂用人参三白汤,加熟附子半枚,干姜二钱,水煎服下。待一时许,斑色渐红,手足渐暖。而苏醒后,复有余热不清,此伏火后作也。以黄连解毒汤、竹叶石膏汤调之而愈,此阴毒发斑中有伏阳也。(《医学衷中参西录·治瘟疫瘟疹方·青盂汤》)

(六)胸满

一少妇上焦满闷烦躁,不能饮食,绕脐板硬,月信两月未见。其脉左右皆弦细。仲景谓双弦者寒,偏弦者饮,脉象如此,其为上有寒饮、下有寒积无疑。其烦躁者腹中寒气充溢,迫其元阳浮越也。投以理饮汤方载于干姜解下,去桂枝加附子三钱,方中芍药改用五钱,一剂满闷烦躁皆见愈。又服一剂能进饮食,且觉腹中凉甚,遂去芍药将附子改用五钱,后来又将干姜减半,附子加至八钱,服逾十剂,大便日行四五次,所下者多白色冷积,汤药仍日进一剂,如此五日,冷积泻尽,大便自止。再诊其脉,见有滑象,尺部

177

较甚,疑其有妊,俾停药勿服,后至期果生子。夫附子原有殒胎之说,此证服附子如此之多,而胎固安然无恙,诚所谓"有故无殒亦无殒也"。(《医学衷中参西录·附子乌头天雄解》)

(七)呕吐

邻村泊北庄张氏妇,年二十余,胃寒作吐,所吐之食分毫不能消化,医治半年无效,虽投以极热之药亦分毫不觉热,脉甚细弱,且又沉迟。知其胃寒过甚,但用草木之品恐难疗治,俾用生硫黄细末一两,分作十二包,先服一包,过两句钟不觉热,再服一包。又为开汤剂:干姜、炙甘草各一两,乌附子、广油桂、补骨脂、于术各五钱,厚朴二钱。日煎服一剂。其硫黄当日服至八包,犹不觉热,然自此即不吐食矣。后数日,似又反复,遂于汤剂中加代赭石细末五钱,硫黄仍每日服八包,其吐又止。连服数日,觉微热,俾将硫黄减半,汤剂亦减半,惟赭石改用三钱。又服二十余日,其吐永不反复。(《医学衷中参西录·论痢证治法》)

(八)腹痛

一少年,时当夏季,午间恣食西瓜,因夜间失眠,遂于食余当窗醋睡,值东风骤至,天气忽变寒凉,因而冻醒,其未醒之先,又复梦中遗精,醒后遂觉周身寒凉抖战,腹中隐隐作疼,须臾觉疼浸加剧。急迎为诊治,其脉微细若无,为疏方用:麻黄二钱,乌附子三钱,细辛一钱,熟地黄一两,生山药、净萸肉各五钱,干姜三钱,公丁香十粒。共煎汤服之。服后温覆,周身得微汗,抖战与腹疼皆愈。此于麻黄附子细辛汤外而复加药数味者,为其少阴暴虚腹中疼痛也。(《医学衷中参西录·少阴病麻黄附子细辛汤证》)

(九)泄泻

胡益轩,天津南唐官屯人,年四十二岁,业商,于孟秋得泄泻兼灼热病。病因:其兄因痢病故,铺中之事及为其兄殡葬之事,皆其一人经理,哀痛之余,又兼心力俱瘁,遂致大便泄泻,周身发热。证候:一日夜泻十四五次,将泻时先腹疼,泻后疼益甚,移时始愈,每过午一点钟,即觉周身发热,然不甚剧,夜间三点钟后,又渐愈,其脉六部皆弱,两尺尤甚。按:此证系下焦虚寒及胸中大气虚损也。盖下焦寒甚者,能迫下焦之元阳上浮,胸中大气虚甚者,恒不能收摄,致卫气外浮,则元阳之上浮与卫气之外浮相并,即可使周身发热。其发在过午者,因过午则下焦之阴寒益盛,而胸中大气益虚也胸中大气乃上焦之阳气,过午阴盛,是以大气益虚。此本虚寒泄泻之证,原不难治,而医者因其过午身热,皆不敢投以温补,是以屡治不愈。拟治以大剂温补之药,并收敛其元阳归其本源,则泄泻止而灼热亦愈矣。处方:白术炒五钱、熟怀地黄一两、生怀山药一两、净萸肉五钱、干姜三钱、乌附子三钱、生杭芍三钱、云苓片二钱、炙甘草三钱。共煎汤一大盅,温服。复诊:服药一剂,身热即愈,服至三剂,泄泻已愈强半,脉象亦较前有力,遂即原方略为加减,俾再服之。处方:白术炒六钱、熟怀地黄一两、生怀山药一两、净萸肉五钱、龙眼肉五钱、干姜四钱、乌附子四钱、云苓片二钱、炙甘草三钱。效果:将药连服十余剂,病遂痊愈。说明:大队温补药中复用芍药者,取其与附子并用,能收敛元阳归根于阴,且能分利小便则泄泻易愈也。至后方去芍药者,因身已不热,元阳已归其宅,且泄泻已就愈,仍有茯苓以利其小便,无须再用芍药也。(《医学衷中参西录·大小便病门·泄泻兼发灼》)

(十)癃闭

石玉和,辽宁省公署护兵,年三十二岁,于仲冬得小便不通证。病因:晚饭之后,食梨一颗,至夜站岗又受寒过甚,遂致小便不通。证候:病初得时,先入西医院治疗。西医治以引溺管,小便通出,有顷小便复存蓄若干,西医又纳以橡皮引溺管,使久在其中有尿即通出。乃初虽稍利,继则小便仍不出,遂来院中立达医院求为诊治。其脉弦细沉微,不足四至,自言下焦疼甚且凉甚,知其小便因受寒而凝滞也,斯当以温热之药通之。处方:野党参五钱、椒目炒捣五钱、怀牛膝五钱、乌附子三钱、广肉桂三钱、当归三钱、干姜二钱、小茴香二钱、生明没药二钱、威灵仙二钱、甘草二钱。共煎一大盅,温服。方解:方中之义,人参、灵仙并用,可治气虚小便不通。椒目与桂、附、干姜并用,可治因寒小便不通。又佐以当归、牛膝、茴香、没药、甘草诸药,或润而滑之,或引而下之,或辛香以透窍,或温通以开瘀,或和中以止疼,众药相济为功,自当随手奏效也。效果:将药煎服一剂,小便通下,服至三剂,腹疼觉凉痊愈,脉已复常。俾停服汤药,日用生硫黄钱许研细,分作两次服,以善其后(《医学衷中参西录》中"《伤寒论》少阴篇桃花汤是治少阴寒痢非治少阴热痢解"及"论水臌气臌治法"均录有本案。编者注)。(《医学衷中参西录·大小便病门·小便因寒闭塞》)

(十一)闭经

曾治沧州贾官屯张氏妇,上焦满闷,烦躁,不能饮食,下焦板硬,月信逾两月未见,脉象左右皆弦细。仲师谓双弦者寒,偏弦者饮,脉象如此,其为上有寒饮,下有寒积无疑。其烦躁乃假象,寒饮逼心肺之阳上浮也。为疏方用:干姜五钱,于白术四钱,乌附子三钱,云苓片、炙甘草各二钱,陈皮、厚朴各钱半。为其烦躁加生白芍三钱以为反佐。一剂满闷烦躁皆见愈。又服一剂能进饮食,且觉腹中凉甚,遂去芍药,将附子改用五钱。后又将干姜减半,附子加至八钱。服逾十剂,大便日行数次,多系白色冷积。汤药仍日进一剂。如此五日,冷积泻尽,大便自止。再诊其脉,见有滑象,尺部按之如珠,知系受孕,俾停药勿服。至期生子无恙。夫附子原有损胎之说,此证服附子若此之多,而胎竟安然,诚所谓"有故无殒,亦无殒"者也。又无论血瘀冷积,日服真鹿角胶四五钱分两次炖化服之,日久亦可徐消。盖鹿角胶原能入冲任以通血脉,又能入督脉以助元阳,是以无论瘀血冷积,皆能徐为消化也。(《医学衷中参西录·论女子癥瘕治法》)

龙骨—牡蛎

一、配伍解读

龙骨、牡蛎之性，皆善镇肝敛冲，以之治痰原非所长，而陈修园谓龙骨、牡蛎同用，能引逆上之火、泛滥之水下归其宅，为治痰之神品。其所谓痰，皆逆上之火、泛滥之水所成，即此证之冲气上冲、痰饮上泛者是也。是以方中龙骨、牡蛎各重用八钱，辅翼赭石以成降逆消痰之功，而非可泛以之治痰也。至于二药必生用者，非但取其生则性凉能清热也。《伤寒论》太阳篇用龙骨、牡蛎者三方，皆表证未罢，后世解者谓，龙骨、牡蛎，敛正气而不敛邪气，是以仲师于表证未罢者亦用之。然三方中之龙骨、牡蛎下皆未注有煅字，其生用可知，虽其性敛正气不敛邪气，若煅之则其性过涩，亦必于外感有碍也。且煅之则其气轻浮，不能沉重下达，以镇肝敛冲更可知矣。（《医学衷中参西录·温病门·温病兼冲气上冲》）

更用龙骨入肝以安魂，牡蛎入肺以定魄，魂魄者心神之左辅右弼也，且二药与萸肉并用，大能收敛心气之耗散，并三焦之气化亦可因之团聚。（《医学衷中参西录·治心病方·定心汤》）

龙骨、牡蛎以固其脱，而兼有化滞之用理详见第八卷清带汤下。（《医学衷中参西录·治淋浊方》）

龙骨、牡蛎敛正气而不敛邪气，凡心气耗散、肺气息贲、肝气浮越、肾气滑脱，用之皆有捷效。即证兼瘀、兼疼或兼外感，放胆用之，毫无妨碍。拙拟补络补管汤在第二卷、理郁升陷汤在第四卷、从龙汤在第五卷、清带汤在第七卷，诸方中论之甚详，皆可参观。（《医学衷中参西录·治淋浊方·清肾汤》）

龙骨、牡蛎之功用神妙无穷。即脉之虚弱已甚,日服补药毫无起象,或病虚极不受补者,投以大剂龙骨、牡蛎,莫不立见功效,余亦不知其何以能然也。愚曰:人身阳之精为魂,阴之精为魄。龙为天地之元阳所生理详见第五卷从龙汤下,故能安魂。牡蛎为水之真阴结成海气结为蚝山即为牡蛎山,故能强魄。魂魄安强,精神自足,虚弱自愈也。是龙骨、牡蛎,固为补魂魄精神之妙药也。(《医学衷中参西录·治吐衄方·补络补管汤》)

或问:龙骨、牡蛎为收涩之品,兼胁下胀疼者,何以加此二药?答曰:胁为肝之部位,胁下胀疼者,肝气之横恣也,原当用泻肝之药,又恐与大气下陷者不宜。用龙骨、牡蛎,以敛戢肝火,肝气自不至横恣,此敛之即以泻之,古人治肝之妙术也。且黄芪有膨胀之力,胀疼者原不宜用,有龙骨、牡蛎之收敛,以缩其膨胀之力,可放胆用之无碍,此又从体验而知道也。

盖龙骨、牡蛎性虽收涩,而实有开通之力,《本经》谓龙骨消癥瘕,而又有牡蛎之咸能软坚者以辅之,所以有此捷效也。(《医学衷中参西录·治大气下陷方·理郁升陷汤》)

问:中风无论内外,其肢体恒多痿废,即其经络必多闭塞,而方中(镇肝熄风汤。编者注)重用龙骨、牡蛎,独不虞其收涩之性,益致经络闭塞乎?答曰:妙药皆令人不易测,若但以收涩视龙骨、牡蛎,是未深知龙骨、牡蛎者也。《神农本草经》谓龙骨能消癥瘕,其能通血脉、助经络之流通可知。后世本草谓牡蛎能开关节老痰,其能利肢体之运动可知。是以《金匮》风引汤,原治热瘫,而方中龙骨、牡蛎并用也。

惟龙骨、牡蛎能宁心固肾,安神清热,而二药并用,陈修园又称为治痰之神品,诚为见道之言。(《医学衷中参西录·治痰饮方·龙蚝理痰汤》)上

治多梦之纷纭,虚汗之淋漓,龙骨、牡蛎尤胜。(《医学衷中参西录·治阴虚劳热方·十全育真汤》)

二、功效主治

镇肝降冲,收敛固涩,宁心安神,消痰止带。主治伤寒、温病、咳嗽、喘证、心悸、神昏、谵语、胸满、不寐、呕吐、痞满、腹胀、腹痛、泄泻、痢疾、胁痛、头痛、眩晕、中风、淋证、白浊、汗证、血证、痉证、虚损、痿证、奔豚、月经淋漓不断、闭经、崩漏、带下病、胎漏、妊娠/温病、产后下血、产后/喘证、产后/汗证等病证。

三、代表方剂

(一)从龙汤

[**组成**] 龙骨不用煅、捣,一两　牡蛎不用煅、捣,一两　生杭芍五钱　清半夏四钱　苏子炒、捣,四钱　牛蒡子炒、捣,三钱

[**功效**] 豁痰降气,收敛平喘。

[**主治**] 治外感痰喘,服小青龙汤,病未痊愈,或愈而复发者,继服此汤。

[**方论**] 从来愚治外感痰喘,遵《伤寒论》小青龙汤加减法,去麻黄加杏仁,热者更加生石膏,莫不随手而愈。然间有愈而复发,再服原方不效者,自拟得此汤(从龙汤。编者注)后,凡遇此等证,服小青龙汤一两剂即愈者,继服从龙汤一剂,必不再发。未痊愈者服从龙汤一剂或两剂,必然痊愈。名曰从龙汤者,为其最宜用于小青龙汤后也。(《医学衷中参西录·治伤寒方·从龙汤》)

(二)镇冲降胃汤

[**组成**] 生赭石轧细,一两　生怀山药一两　生龙骨细,八钱　生牡蛎捣细,八钱　生杭芍三钱　广三七细末,分两次用头煎、二煎之汤送服,二钱　甘草二钱

[**主治**] 治吐衄证,右脉弦长有力,时觉有气起自下焦,上冲胃腑,饮食停滞不下,或频作呃逆,此冲气上冲,以致胃不降而吐衄也。

[**方论**] 方中龙骨、牡蛎,不但取其能敛冲,且又能镇肝,因

冲气上冲之由,恒与肝气有关系也。(《医学衷中参西录·论吐血、衄血之原因及治法》)

(三)滋阴清降汤

[组成] 生赭石轧细,八钱　生怀山药一两　生地黄八钱　生龙骨捣细,六钱　生牡蛎六钱,捣细　生杭芍四钱　广三七细末,分两次用头煎、二煎之汤送服,二钱　甘草二钱

[主治] 治吐衄证,失血过多,阴分亏损,不能潜阳而作热,不能纳气而作喘,甚或冲气因虚上干,为呃逆、眩晕、咳嗽,心血因不能内荣,为怔忡、惊悸、不寐,脉象浮数重按无力者。

[方论] 此方即三期吐衄门中清降汤,加龙骨、牡蛎、地黄、三七也。原方所主之病,原与此方无异,而加此数味治此病尤有把握。此因临证既多,屡次用之皆验,故于原方有所增加也。(《医学衷中参西录·论吐血、衄血之原因及治法》)

(四)保元清降汤

[组成] 生赭石轧细,一两　野台参五钱　生地黄一两　生怀山药八钱　净萸肉八钱　生龙骨捣细,六钱　生杭芍四钱　广三七细末,分两次用头煎、二煎之汤送服,三钱

[主治] 治吐衄证,血脱气亦随脱,言语若不接续,动则作喘,脉象浮弦,重按无力者。(《医学衷中参西录·论吐血、衄血之原因及治法》)

(五)清带汤

[组成] 生山药一两　生龙骨捣细,六钱　生牡蛎捣细,六钱　海螵蛸去净甲、捣,四钱　茜草三钱

[主治] 治妇女赤白带下。

[方论] 带下为冲任之证。而名谓带者,盖以奇经带脉,原主约束诸脉,冲任有滑脱之疾,责在带脉不能约束,故名为带也。然其病非仅滑脱也,也若滞下。然滑脱之中,实兼有瘀滞。其所瘀滞者,不外气血,而实有因寒、因热之不同。此方用龙骨、牡蛎以固脱,用茜草、海螵蛸以化滞,更用生山药以滋真阴固元气。至

临证时,遇有因寒者,加温热之药,因热者,加寒凉之药,此方中意也。而愚拟此方,则又别有会心也。尝考《神农本草经》龙骨善开癥瘕,牡蛎善消鼠瘘,是二药为收涩之品,而兼具开通之力也。又考轩岐《内经》四乌贼骨一藘茹丸,以雀卵鲍鱼汤送下,治伤肝之病,时时前后血。乌贼鱼骨即海螵蛸,藘茹即茜草,是二药为开通之品,而实具收涩之力也。四药汇集成方,其能开通者,兼能收涩,能收涩者,兼能开通,相助为理,相得益彰。此中消息之妙,有非言语所能罄者。(《医学衷中参西录·治女科方·清带汤》)

(六)熄风汤

[组成] 人参五钱 赭石煅研,五钱 大熟地一两 山萸肉去净核,六钱 生杭芍四钱 乌附子一钱 龙骨不用煅、捣,五钱 牡蛎不用煅、捣,五钱

[方论] 故用赭石佐人参,以挽回其绝阳之络,更有龙骨、牡蛎以收敛之,则阳能下济。……芍药与龙骨、牡蛎、萸肉又为宁熄内风之妙品也。若其肝风虽动,而阴阳不至离绝,其人或怔忡不宁,或目眩头晕,或四肢间有麻木之时,可单将方中龙骨、牡蛎、萸肉各七八钱,更加柏子仁一两以滋润肝木,其风自熄。盖肝为将军之官,内寄龙雷之火,最难驯服,惟养之镇之,恩威并用,而后骄将不难统驭也。(《医学衷中参西录·治内外中风方·熄风汤》)

(七)固冲汤

[组成] 白术炒,一两 生黄芪六钱 龙骨煅、捣细,八钱 牡蛎煅、捣细,八钱 萸肉去净核,八钱 生杭芍四钱 海螵蛸捣细,四钱 茜草三钱 棕边炭二钱 五倍子轧细药汁送服,五分

[主治] 治妇女血崩。

[加减] 脉象热者,加大生地一两。凉者,加乌附子三钱。大怒之后,因肝气冲激血崩者,加柴胡二钱。若服两剂不愈,去棕边炭,加真阿胶五钱,另炖同服。服药觉热者宜酌加生地。

[方论] 从前之方,龙骨、牡蛎皆生用,其理已详见于理冲丸下。此方独用煅者,因煅之,则收涩之力较大,欲借之以收一时之

功也。(《医学衷中参西录·治女科方·固冲汤》)

(八)调气养神汤

[组成] 龙眼肉八钱 柏子仁五钱 生龙骨捣碎,五钱 生牡蛎捣碎,五钱 远志不炙,二钱 生地黄六钱 天门冬四钱 甘松二钱 生麦芽三钱 菖蒲二钱 甘草钱半 镜面朱砂研细、用头次煎药汤两次送服,三分

[功效] 补血养心,重镇安神。

[主治] 思虑过度,伤其神明。或更因思虑过度,暗生内热,其心脏之血消耗日甚,以致心火肝气上冲头部,扰乱神经,致神经失其所司,知觉错乱,以是为非,以非为是,而不至于疯狂过甚者。

[方论] 此乃养神明、滋心血、理肝气、清虚热之方也。龙眼肉色赤入心,且多津液,最能滋补血分,兼能保和心气之耗散,故以之为主药;柏树杪向西北,禀金水之精气,其实采于仲冬,饮受霜露,且多含油质,故善养肝,兼能镇肝水能养木,金能镇木。又与龙骨、牡蛎之善于敛戢肝火、肝气者同用,则肝火、肝气自不挟心火上升,以扰乱神经也;用生地黄者,取其能泻上焦之虚热,更能助龙眼肉生血也;用天门冬者,取其凉润之性,能清心宁神,即以开燥痰也;用远志、菖蒲者,取其能开心窍、利痰涎,且能通神明也;用朱砂、铁锈水者,以其皆能镇安神经,又能定心平肝也;用生麦芽者,诚以肝为将军之官,中寄相火,若但知敛之、镇之,或激动其反应之力,故又加生麦芽,以将顺其性。盖麦芽炒用能消食,生用则善舒肝气也。至于甘松,即西药中之缬草,其性在中医用之以清热、开瘀、逐痹;在西医则推为安养神经之妙药,而兼能治霍乱转筋。(《医学衷中参西录·治癫狂方·调气养神汤》)

(九)既济汤

[组成] 大熟地一两 萸肉去净核,一两 生山药六钱 生龙骨捣细,六钱 生牡蛎捣细,六钱 茯苓三钱 生杭芍三钱 乌附子

一钱

[主治] 大病后阴阳不相维系。阳欲上脱,或喘逆,或自汗,或目睛上窜,心中摇摇如悬旌;阴欲下脱,或失精,或小便不禁,或大便滑泻。一切阴阳两虚,上热下凉之证。

或问:既济汤原为救脱之药,方中何以不用人参?答曰:人参之性补而兼升,以治上脱,转有气高不返之虞。喻嘉言《寓意草》中论之甚详。惟与赭石同用,始能纳气归根。而证兼下脱者,赭石又不宜用,为不用赭石,所以不敢用人参。且阳之上脱也,皆因真阴虚损,不能潜藏元阳,阳气始无所系恋而上奔。故方中重用熟地、山药以峻补真阴,俾阴足自能潜阳。而佐以附子之辛热,原与元阳为同气,协同芍药之苦降《本经》味苦,自能引浮越之元阳下归其宅。更有萸肉、龙骨、牡蛎以收敛之,俾其阴阳痼结,不但元阳不复上脱,而真阴亦永不下脱矣。或问:此方能治脱证宜矣,而并能治心疼者何也?答曰:凡人身内外有疼处,皆其气血痹而不通。《本经》谓"山茱萸主心下邪气、寒热、温中、逐寒湿痹",是萸肉不但酸敛,而更善开通可知。李士材治肝虚作疼,萸肉与当归并用。愚治肝虚腿疼,曾重用萸肉随手奏效详案在第四卷曲直汤下。盖萸肉得木气最厚,酸敛之中大具条畅之性,故善于治脱,尤善于开痹也。大抵其证原属虚痹,气血因虚不能流通而作疼。医者不知,惟事开破,迨开至阴阳将脱,而其疼如故,医者亦束手矣。而投以此汤,惟将萸肉加倍,竟能于救脱之外,更将心疼除根。此非愚制方之妙,实寿田之因证施用,而善于加减也。(《医学衷中参西录·治阴虚劳热方·既济汤》)

(十)来复汤

[组成] 萸肉去净核,二两　生龙骨捣细,一两　生牡蛎捣细,一两　生杭芍六钱　野台参四钱　甘草蜜炙,二钱

[主治] 寒温外感诸证,大病瘥后不能自复,寒热往来,虚汗淋漓;或但热不寒,汗出而热解,须臾又热又汗,目睛上窜,势危欲脱;或喘逆,或怔忡,或气虚不足以息,诸证若见一端,即宜急服。

[方论]　凡人元气之脱,皆脱在肝。故人虚极者,其肝风必先动,肝风动,即元气欲脱之兆也。又肝与胆脏腑相依,胆为少阳,有病主寒热往来;肝为厥阴,虚极亦为寒热往来,为有寒热,故多出汗。萸肉既能敛汗,又善补肝,是以肝虚极而元气将脱者服之最效。愚初试出此药之能力,以为一己之创见,及详观《神农本草经》山茱萸原主寒热,其所主之寒热,即肝经虚极之寒热往来也。特从前涉猎观之,忽不加察,且益叹《本经》之精当,实非后世本草所能及也。又《本经》谓山茱萸能逐寒湿痹,是以前方可用以治心腹疼痛。四卷曲直汤用以治肢体疼痛,为其味酸能敛。二卷中补络补管汤,用之以治咳血吐血,再合以此方重用之,最善救脱敛汗,则山茱萸功用之妙,真令人不可思议矣。(《医学衷中参西录·治阴虚劳热方·来复汤》)

(十一)补络补管汤

[组成]　生龙骨捣细,一两　　生牡蛎捣细,一两　　萸肉去净核,一两　　三七研细、药汁送服,二钱

[用法]　服之血犹不止者,可加赭石细末五六钱。

[主治]　咳血吐血,日久不愈。

[方论]　张景岳谓"咳嗽日久,肺中络破,其人必咳血。"西人谓胃中血管损伤破裂,其人必吐血。龙骨、牡蛎、萸肉,性皆收涩,又兼具开通之力,故能补肺络与胃中血管,以成止血之功,而又不至有遮止之患,致留瘀血为恙也。又佐以三七者,取其化腐生新使损伤之处易愈,且其性善理血,原为治衄之妙品也。(《医学衷中参西录·治吐衄方·补络补管汤》)

(十二)治元阳浮越方

[组成]　生山药、熟地黄各一两　　玄参、生龙骨、生牡蛎、生龟板、甘枸杞各五钱　　生杭芍三钱　　生鸡内金、甘草各钱半

[主治]　有下焦真阴虚损,元阳无所系恋而浮越者,其脉象多弦数,或重按无力,其证时作灼热,或口苦舌干,或喘嗽连连。

[方论]　此所谓壮水之主,以制阳光也。(《医学衷中参西

录·论火不归原治法》)

四、临证医案

(一)伤寒

一童子年十六,于季冬得伤寒证。因医者用发表药太过,周身时时出汗,仍表里大热,心中怔忡,精神恍惚。脉象洪数,按之无力。遂用此汤(白虎加人参以山药代粳米汤:生石膏三两、知母一两、人参六钱、生山药六钱、甘草三钱。编者注),加龙骨、牡蛎皆不煅各一两。煎汁一大碗,分数次温饮下,尽剂而愈。(《医学衷中参西录·治伤寒温病同用方》)

(二)温病

曾姓媪,年过六旬,春间患温病。医者见其年老体弱,于桂、麻、羌、独发表药中,杂以归、芎养血等药。服后神识渐昏,舌苔燥黑,身热而厥。其家人惶急,日更十余医,咸云莫救。延生往视时,气息奄奄,仅存一线,其脉细数欲绝,动而中止,心惕惕然大动,舌卷干黑,烦躁不宁,汗出如油。证本不救,踌躇再四,强为拟复脉法,以救其逆。方用:生龟板、生龙骨、生牡蛎、生地黄各一两,生杭芍六钱,生枣仁五钱,大麦冬、粉甘草各八钱,花旗人参四钱。浓煎汁一大盅,俾分两次服。初服一次,烦躁益甚,病家恐极。生晓之曰:"此勿恐,药轻不胜病也,再服一次即安矣。"迟片时,将余一半服下,沉沉睡去,约三点钟始醒,醒后神识渐清。再诊其脉,犹无起色,俾将药渣煎服。明晨往诊,脉息稍和,仍有结象。据云昨夜思食,已进藕粉羹半盏。生俾其再服时,可改用山药粥。至所服之药仍用前方。一剂病势大减,三剂后已起床矣。继用益胃养阴之药,调理数日痊愈。生因熟读《衷中参西录》,见书中之方,龟板、龙骨、牡蛎、芍药诸药皆生用,取其凉润滋阴,本性纯全,生效而用之,如此重病,竟能随手奏效,诚得力于师训者多也。(《医学衷中参西录·周禹锡来函》)

外孙王竹孙,年五十,身体素羸弱,于仲夏得温病。心中热而烦躁,忽起忽卧,无一息之停。其脉大而且硬,微兼洪象,其舌苔薄而微黑,其黑处若斑点,知其内伤与外感并重也。其大便四日未行,腹中胀满,按之且有硬处。其家人言,腹中满硬系宿病,已逾半载,为有此病,所以身形益羸弱。因思宿病宜从缓治,当以清其温热为急务。为疏方用白虎加人参汤,方中石膏用生者两半,人参用野台参五钱,又以生山药八钱代方中粳米,煎汤两盅,分三次温饮下。一剂外感之热已退强半,烦躁略减,仍然起卧不安,而可睡片时。脉之洪象已无,而大硬如故。其大便尤未通下,腹中胀益甚。遂用生赭石细末、生怀山药各一两,野台参六钱,知母、玄参各五钱,生鸡内金钱半。煎汤服后,大便通下。迟两点钟,腹中作响,觉瘀积已开,连下三次,皆系陈积,其证陡变,脉之大与硬,较前几加两倍,周身脉管皆大动,几有破裂之势,其心中之烦躁,精神之骚扰,起卧之频频不安,实有不可言语形容者。其家人环视惧甚。愚毅然许为治愈。遂急开净萸肉、生龙骨各两半,熟地黄、生山药各一两,野台参、白术各六钱,炙甘草三钱。煎汤一大碗,分两次温饮下,其状况稍安,脉亦见敛。当日按方又进一剂,可以安卧。须臾,其脉渐若瘀积未下时,其腹亦见软,惟心中时或发热。继将原方去白术,加生地黄八钱,日服一剂。三剂后,脉象已近平和,而大便数日未行,且自觉陈积未净,遂将萸肉、龙骨各减五钱,加生赭石六钱,当归三钱。又下瘀积若干。其脉又见大,遂去赭石、当归,连服十余剂痊愈。(《医学衷中参西录·论革脉之形状及治法》)

邑赵家庄赵绍文,患温病。医者投以桂枝汤,觉热渴气促。又与柴胡汤,热尤甚,且增喘嗽,颇吐痰涎,不得卧者六七日。医者谓病甚重,不能为矣。举家闻之,惶恐无措。伊弟绍义延为诊治。既至见病人喘促肩息,头汗自出,表里皆热,舌苔深灰,缩不能言。急诊其脉,浮数有力,重按甚空。因思此证阳明热极,阴分将竭,实为误服桂枝、柴胡之坏证。急投以白虎加人参以山药代粳米汤,更以玄参代知母。连服两剂,渴愈喘止,脉不浮数,仍然有力,舌伸能言,而痰嗽不甚见轻。继投以从龙汤(煅龙骨一两、煅牡蛎一两、生杭芍五钱、清半夏四钱、炒苏子四钱、炒牛蒡子三钱。编者注),去苏子,加人参四钱,天冬八钱。服七剂痊愈。(《医学衷中参西录·董寿山来函》)

郑伯恕,奉天裕盛铭印书局经理,年五十二岁,于季春得温病,兼冲气自下上冲。病因:其人素有痰饮,偶有拂意之事,肝火内动,其冲气即挟痰饮上涌,连连呕吐痰水。季春之时,因受感冒成温病。温热内传,触动冲气又复上冲。证候:表里俱壮热,嗜饮凉水,痰涎上泛,屡屡咳吐,呃逆哕气,连连不除,两胁作胀。舌苔白厚,而中心微黄。大便三日未行。其脉左部弦硬而长,右部洪滑而长,皆重按有力。此温病之热,已入阳明之腑,又兼肝火挟冲气上冲也。是以其左脉弦硬为肝火炽盛,其弦硬而长即为冲脉上冲之现象也;其右脉洪滑,为温热已入阳明胃腑,其洪滑而长,亦冲气上冲之现象也。因冲脉虽居于上,而与阳明、厥阴皆有连带之关系也。欲治此证,当重用白虎汤以清阳明之热,而以泻肝降冲理痰之品辅之。处方:生石膏捣细三两、生赭石轧细一两、生龙骨捣碎八钱、生牡蛎捣碎八钱、白知母八钱、生杭芍六钱、清半夏三钱、厚朴钱半、甘草二钱、粳米四钱。共煎汤三盅,分三次温饮下。效果:将药分三次服完,热退气平,痰涎亦减十之七八,脉象亦近平和。其大便犹未通下,遂即原方将石膏、龙骨、牡蛎各减半,再煎服一剂,大便通下病痊愈。方书用石膏未有与赭石并用者,即愚生平用石膏亦未尝与赭石并用,恐其寒凉之性与赭石之重坠者并用,而直趋下焦也。然遇有当用之病则病当之,非人当之。有如此证,不重用石膏则阳明之大热不除,不重用赭石则上逆之冲气莫制,此所以并用之而无妨碍也。(《医学衷中参西录·温病门·温病兼冲气上冲》)

(三)温病愈后脉弦硬

杨德俊疯狂温病,愈后,变成脉弦硬,用生赭石两半,龙骨、牡蛎各八钱,杭芍、花粉各四钱,半夏、菖蒲各三钱,远志、甘草各二

钱,服一剂而愈。(《医学衷中参西录·治愈笔记》)

(四)喘证

门人高如璧曾治一外感痰喘,其喘剧脉虚,医皆诿为不治。如璧投以小青龙汤(麻黄去节三两、芍药三两、细辛三两、干姜三两、甘草三两、桂枝去皮三两、五味子半升、半夏汤洗半升。编者注),去麻黄,加杏仁,又加生石膏一两、野台参五钱,一剂而喘定。恐其反复,又继投以从龙汤(煅龙骨一两、煅牡蛎一两、生杭芍五钱、清半夏四钱、炒苏子四钱、炒牛蒡子三钱。编者注),亦加人参与生石膏,其病霍然顿愈。(《医学衷中参西录·用小青龙汤治外感痰喘之经过及变通之法》)

一妇人,年三十余,劳心之后兼以伤心,忽喘逆大作,迫促异常。其翁知医,以补敛元气之药治之,觉胸中窒碍不能容受。更他医以为外感,投以小剂青龙汤,喘益甚。延愚诊视,其脉浮而微数,按之即无,知为阴阳两虚之证。盖阳虚则元气不能自摄,阴虚而肝肾又不能纳气,故作喘也。为制此汤(参赭镇气汤:野台参四钱、生赭石六钱、生芡实五钱、生山药五钱、萸肉六钱、生龙骨六钱、生牡蛎六钱、生杭芍四钱、苏子二钱。编者注),病人服药后,未及覆杯曰:吾有命矣。询之,曰从前呼吸惟在喉间,几欲脱去,今则转落丹田矣。果一剂病愈强半,又服数剂痊愈。

按:生赭石压力最胜,能镇胃气、冲气上逆,开胸膈,坠痰涎、止呕吐、通燥结,用之得当,诚有捷效。虚者可与人参同用(《医学衷中参西录·赭石解》录有本案:友人毛仙阁次男媳,劳心之后,兼以伤心,忽喘逆大作,迫促异常。仙阁知医,自治以补敛元气之药,觉胸中窒碍不能容受,更他医以为外感,投以小青龙汤喘益甚。延愚诊视,其脉浮而微数,按之即无,知为阴阳两虚之证。盖阳虚则元气不能自摄,阴虚而肝肾又不能纳气,故其喘若是之剧也。遂用赭石、龙骨、牡蛎、萸肉各六钱,野台参、白芍各四钱,山药、芡实各五钱,苏子二钱,惟苏子炒熟,余皆生用方载三期二卷,名参赭镇气汤,煎服后,未及覆杯,病人曰:"吾有命矣。"询之,曰:

"从前呼吸惟在喉间,今则转落丹田矣"果一刻病愈强半,又服数剂痊愈。后用此方治内伤之喘,愈者不胜纪。参、赭并用,不但能纳气归原也,设如逆气上干,填塞胸臆,或兼呕吐,其证之上盛下虚者,皆可参、赭并用以治之。编者注)。(《医学衷中参西录·治喘息方·参赭镇气汤》)

邑许孝子庄赵叟,年六十三岁,于仲冬得伤寒证,痰喘甚剧。其脉浮而弱,不任循按,问其平素,言有劳病,冬日恒发喘嗽。再三筹思,强治以小青龙汤去麻黄,加杏仁、生石膏,为其脉弱,俾预购补药数种备用。服药后喘稍愈,再诊其脉微弱益甚,遂急用净萸肉一两,生龙骨、生牡蛎各六钱,野合参四钱,生杭芍三钱为方,皆所素购也。煎汤甫成,此时病人呼吸俱微,自觉气息不续,急将药饮下,气息遂能接续。(《医学衷中参西录·山萸肉解》)

愚因反复研究,此证(外感痰喘。编者注)非不可治,特用药未能吻合,是以服药终不见效。徐灵胎谓:龙骨之性,敛正气而不敛邪气。故《伤寒论》方中,仲景于邪气未尽者,亦用之。外感喘证服小青龙汤愈而仍反复者,正气之不敛也。遂预拟一方,用龙骨、牡蛎皆不煅各一两以敛正气,苏子、清半夏各五钱以降气利痰,名之曰从龙汤(生龙骨一两、生牡蛎一两、生杭芍五钱、清半夏四钱、炒苏子四钱、炒牛蒡子三钱。编者注),谓可用于小青龙汤之后。甫拟成,适有愚外祖家近族舅母刘媪得外感痰喘证,迎为诊治,投以小青龙汤(麻黄去节三两、芍药三两、细辛三两、干姜三两、甘草三两、桂枝去皮三两、五味子半升、半夏汤洗半升。编者注)去麻黄、加杏仁,为脉象有热又加生石膏一两,其喘立愈。翌日喘又反复,而较前稍轻。又投以原方,其喘止后迟四五点钟,遂将从龙汤煎服一剂,其喘即不反复而脱然痊愈矣。(《医学衷中参西录·用小青龙汤治外感痰喘之经过及变通之法》)

(五)心悸

曾治一少妇,忽然饮食甚多,一时觉饥不食,即心中怔忡。医者以为中消证,屡治不效,向愚询方。疑其胸中大气下陷,为开升陷汤方(生黄芪六钱、知母三钱、柴胡一钱五分、桔梗一钱五分、升麻一钱。编者注),加龙骨、牡蛎皆不用煅各五钱,数剂而愈。(《医学衷中参西录·治大气下陷方·升陷汤》)

(六)谵语

一媪年六十二,资禀素羸弱。偶当外感之余,忽然妄言妄见,惊惧异常,手足扰动,饥渴不敢饮食,少腹塌陷,胸膈突起。脉大于平时一倍,重按无力。知系肝肾大虚,冲气上逆,痰火上并,心神扰乱也。投以此汤(龙蚝理痰汤:清半夏四钱、生龙骨六钱、生牡蛎六钱、生代赭石三钱、朴硝二钱、黑芝麻三钱、柏子仁三钱、生白芍三钱、陈皮二钱、茯苓二钱;主治因思虑生痰,因痰生热,神志不宁。编者注),去朴硝,倍赭石,加生山药、山萸肉去净核、生地黄各六钱。又磨取铁锈水煎,一剂即愈。又服一剂,以善其后。(《医学衷中参西录·治痰饮方》)

(七)胸满

沧州中学学生安瑰奇,年十八九,胸胁满闷,饮食减少,时作哕逆,腹中漉漉有声,盖气冲痰涎作响也,大便干燥,脉象弦长有力。为疏方用:生龙骨、牡蛎、代赭石各八钱,生山药、生芡实各六钱,半夏、生杭芍各四钱,芒硝、苏子各二钱,厚朴、甘草各钱半。一剂后,脉即柔和。按方略有加减,数剂痊愈。陈修园谓龙骨、牡蛎为治痰之神品,然泛用之多不见效,惟以治此证之痰,则效验非常。因此等痰涎,原因冲气上冲而生,龙骨、牡蛎能镇敛冲气,自能引导痰涎下行也。盖修园原谓其能导引逆上之火、泛滥之水下归其宅,故能治痰,夫火逆上、水泛滥,其中原有冲气上冲也。(《医学衷中参西录·论冲气上冲之病因病状病脉及治法》)

(八)不寐

一媪,年五十余,累月不能眠,屡次服药无效。诊其脉有滑象,且其身形甚丰腴,知其心下停痰也。为制此汤(安魂汤:龙眼肉六钱、酸枣仁炒捣四钱、生龙骨捣末五钱、生牡蛎捣末五钱、清半夏三钱、茯苓片三钱、生赭石轧细四钱。编者注),服两剂而愈。

《医学衷中参西录·治心病方·安魂汤》）

(九)呕吐

又天津南马厂所住陆军营长赵松如,因有冲气上冲病,来沧求为诊治。自言患此病[冲气上冲之病甚多,而医者识其病者甚少,即或能识此病,亦多不能洞悉其病因,而施以相当之治法也。冲者,奇经八脉之一,其脉在胞室之两旁,与任脉相连,为肾脏之辅弼,气化相通,是以肾虚之人,冲气多不能收敛,而有上冲之弊。况冲脉之上系原隶阳明胃腑,因冲气上冲,胃腑之气亦失其息息下行之常(胃气以息息下行为常),或亦转而上逆,阻塞饮食,不能下行,多化痰涎,因腹中膨闷、哕气、呃逆连连不止,甚则两肋疼胀、头目眩晕。其脉则弦硬而长,乃肝脉之现象也。盖冲气上冲之证,固由于肾脏之虚,亦多由肝气恣横。素性多怒之人,其肝气之暴发,更助冲胃之气上逆,故脉之现象如此。编者注]已三年,百方调治,毫无效验。其病脉情状大略与前案同(胸胁满闷,饮食减少,时作哕逆,腹中漉漉有声,盖气冲痰涎作响也,大便干燥,脉象弦长有力。编者注),惟无痰声漉漉,而尺脉稍弱。遂于前方(生龙骨、牡蛎、代赭石各八钱,生山药、生芡实各六钱,半夏、生杭芍各四钱,芒硝、苏子各二钱,厚朴、甘草各钱半。编者注)去芒硝,加柏子仁、枸杞子各五钱。连服数剂痊愈。(《医学衷中参西录·论冲气上冲之病因病状病脉及治法》）

(十)腹痛

珍内子常患腹疼,疼剧时则呕吐,屡次服药不能除根。近遵书中既济汤方(大熟地一两、净萸肉一两、生山药六钱、生龙骨六钱、生牡蛎六钱、茯苓三钱、白芍三钱、附子一钱。主治大病后阴阳不相维系。编者注),加赭石、吴茱萸、生姜,服后却不疼不吐。后又减去赭石、吴茱萸连服三剂,至今数月未尝反复。(《医学衷中参西录·田聘卿来函》）

(十一)泄泻

一妇人,年四十许。初因心中发热,气分不舒,医者投以清火理气之剂，遂泄泻不止。更延他医，投以温补之剂，初服稍轻，久服，则泻仍不止。一日夜四五次，迁延半载，以为无药可治。后愚为诊视，脉虽濡弱，而无弦数之象，知犹可治。但泻久身弱，虚汗淋漓，心中怔忡，饮食减少，踌躇久之，为拟此方，补脾兼补心肾。数剂泻止，而汗则加多。遂于方中（扶中汤：于术炒一两、生山药一两、龙眼肉一两。编者注）加龙骨、牡蛎皆不用煅各六钱，两剂汗止，又变为漫肿。盖从前泻时，小便短少，泻止后，小便仍少，水气下无出路，故蒸为汗，汗止又为漫肿也。斯非分利小便，使水下有出路不可。特其平素常觉腰际凉甚，利小便之药，凉者断不可用。遂用此方，加椒目三钱，连服十剂痊愈（《医学衷中参西录·龙眼肉解》也录有本案。编者注）。（《医学衷中参西录·治泄泻方·扶中汤》）

（十二）胁痛

尝治一少妇，经水两月不见，寒热往来，胁下作疼，脉甚微弱而数至六至。询之常常短气，投以理郁升陷汤（生黄芪六钱、知母三钱、当归身三钱、桂枝尖钱半、柴胡钱半、乳香不去油三钱、没药不去油三钱。编者注），加龙骨、牡蛎各五钱，为脉数又加玄参、生地、白芍各数钱，连服四剂。觉胁下开通，瘀血下行，色紫黑，自此经水调顺，诸病皆愈。（《医学衷中参西录·治大气下陷方·理郁升陷汤》）

（十三）头痛

曾治一人年三十余，头疼数年，服药或愈，仍然反复，其脉弦而有力，左关尤甚，知其肝血亏损，肝火炽盛也。投以熟地、柏实各一两，生龙骨、生牡蛎、龙胆草、生杭芍、枸杞各四钱，甘草、芎䓖各二钱，一剂疼止，又服数剂永不反复。（《医学衷中参西录·芎䓖解》）

近在奉天曾治安东何道尹犹女，年二十余岁，每日至巳头疼异常，左边尤甚，过午则愈。先经东人治之，投以麻醉脑筋之品不效。后求为诊视，其左脉浮弦有力者，系少阳之火挟心经之热，乘阳旺之时而上升以冲突脑部也。为疏方:赭石、龙骨、牡蛎、龟板、萸肉、白芍各六钱,龙胆草二钱,药料皆用生者,煎服一剂,病愈强半,又服两剂痊愈。隔数日,又治警察厅鞠一鸣夫人,头疼亦如前状,仍投以此方两剂痊愈。(《医学衷中参西录·赭石解》)

天津铃当阁于氏少妇,头疼过剧,且心下发闷作疼,兼有行经过多证,以建瓴汤(生怀山药一两、怀牛膝一两、生赭石八钱、生龙骨六钱、生牡蛎六钱、生怀地黄六钱、生杭芍四钱、柏子仁四钱。编者注)加减治愈。(《医学衷中参西录·治愈笔记》)

(十四)眩晕

又治邻村韩姓媪,年六旬。于外感病愈后,忽然胸膈连心下突胀,腹脐塌陷,头晕项强,妄言妄见,状若疯狂,其脉两尺不见,关前摇摇无根,数至六至,此下焦虚惫,冲气不摄,挟肝胆浮热上干脑部乱其神明也。遂用赭石、龙骨、牡蛎、山药、地黄皆用生者各一两,野台参、净萸肉各八钱,煎服一剂而愈。又少为加减再服一剂以善其后。(《医学衷中参西录·赭石解》)

邻村李子勋,年五旬,偶相值,求为诊脉,言前月有病服药已愈,近觉身体清爽,未知脉象何如。诊之,其脉尺部无根,寸部摇摇有将脱之势,因其自调病愈,若遽悚以危语,彼必不信,姑以脉象平和答之。遂秘谓其侄曰:"令叔之脉甚危险,当服补敛之药,以防元气之暴脱。"其侄向彼述之,果不相信。后二日,忽遣人迎愚,言其骤然眩晕不起,求为诊治。既至见其周身颤动,头上汗出,言语错乱,自言心怔忡不能支持,其脉上盛下虚之象较前益甚,急投以净萸肉两半,生龙骨、生牡蛎、野台参、生赭石各五钱,一剂即愈。继将萸肉改用一两,加生山药八钱,连服数剂,脉亦复常。按:此方赭石之分量,宜稍重于台参。(《医学衷中参西录·山萸肉解》)

(十五)中风

曾治一叟,年近六旬,忽得痿废证。两手脉皆弦硬,心中骚扰不安,夜不能寐。每于方中(补偏汤:生黄芪一两五钱、当归五钱、天花粉四钱、天冬四钱、甘松三钱、生乳香三钱、生没药三钱。主治偏枯。编者注）重用龙骨、牡蛎，再加降胃之药，脉始柔和，诸病皆减，二十剂外，渐能步履。（《医学衷中参西录·治肢体痿废方·补偏汤》）

（十六）淋证

一人年三十许，遗精白浊，小便时疼如刀割，又甚涩数。诊其脉滑而有力，知其系实热之证。为其年少，疑兼花柳毒淋。遂投以此汤（清肾汤：知母四钱、黄柏四钱、生龙骨四钱、生牡蛎三钱、海螵蛸三钱、茜草二钱、生白芍四钱、生山药四钱、泽泻一钱半。编者注），加没药三钱，鸭蛋子四十粒，数剂而愈。（《医学衷中参西录·治淋浊方·清肾汤》）

一叟，年七十余，遗精白浊，小便频数，微觉疼涩。诊其六脉平和，两尺重按有力，知其年虽高，而肾经确有实热也。投以此汤（清肾汤。编者注），五剂痊愈。（《医学衷中参西录·治淋浊方·清肾汤》）

张灼芳，年二十八岁，小学教员，于去岁冬月初，得膏淋，继之血淋。所便者，或血条，或血块，后则继以鲜血，溺频茎疼。屡经医者调治，病转加剧。其气色青黑，六脉坚数，肝脉尤甚。与以淋浊门理血汤（生山药一两、生龙骨六钱、生牡蛎六钱、海螵蛸四钱、茜草二钱、生杭芍三钱、白头翁三钱、真阿胶三钱，主治血淋及溺血，大便下血证之由于热者。编者注），俾连服三剂，血止，脉稍平，他证仍旧。继按淋浊门诸方加减治之，十余剂痊愈。灼芳谢曰："予得此证，食少不寐，肌肉消瘦，一月有余，屡治不效，病势日增。不意先生用药如此神妙，竟能挽回垂危之命。"（《医学衷中参西录·张让轩来函》）

（十七）白浊

李克明，天津东门里宝林书庄理事，年二十六岁，得小便白浊证。病因：其家在盐山，距天津二百余里，于季秋乘载货大车还家，中途遇雨，衣服尽湿，夜宿店中，又披衣至庭中小便，为寒风所袭,遂得白浊之证。证候:尿道中恒发刺痒,每小便完时有类精髓流出数滴。今已三阅月,屡次服药无效,颇觉身体衰弱,精神短少,其脉左部弦硬,右部微浮重按无力。诊断:《内经》谓肾主蛰藏,肝主疏泄;又谓风气通于肝;又谓肝行肾之气。此证因风寒内袭入肝,肝得风助,其疏泄之力愈大,故当小便时,肝为肾行气过于疏泄,遂致肾脏失其蛰藏之用,尿出而精亦随之出矣。其左脉弦硬者,肝脉挟风之象,其右脉浮而无力者,因病久而气血虚弱也。其尿道恒发刺痒者,尤显为风袭之明征也。此宜散其肝风,固其肾气,而更辅以培补气血之品。处方:生箭芪五钱、净萸肉五钱、生怀山药五钱、生龙骨捣碎五钱、生牡蛎捣碎五钱、生杭芍四钱、桂枝尖三钱、生怀地黄三钱、甘草钱半。共煎汤一大盅,温服。方解:方中以黄芪为主者,因《本经》原谓黄芪主大风,是以风之入脏者,黄芪能逐之外出,且其性善补气,气盛自无滑脱之病也。桂枝亦逐风要药,因其性善平肝,故尤善逐肝家之风,与黄芪相助为理则逐风之力愈大也。用萸肉、龙骨、牡蛎者,以其皆为收敛之品,又皆善收敛正气而不敛邪气,能助肾脏之蛰藏而无碍肝风之消散,拙著药物讲义中论之详矣。用山药者,以其能固摄下焦气化,与萸肉同为肾气丸中要品,自能保合肾气不使虚泻也。用芍药、地黄者,欲以调剂黄芪、桂枝之热,而芍药又善平肝,地黄又善补肾,古方肾气丸以干地黄为主药,即今之生地黄也。用甘草者,取其能缓肝之急,即能缓其过于疏泄之力也。效果:将药连服三剂,病即痊愈,因即原方去桂枝以熟地易生地,俾再服数剂以善其后。(《医学衷中参西录·大小便病门·小便白浊》)

(十八)汗证

一人,年二十余,于孟冬得伤寒证,调治十余日,表里皆解。忽遍身发热,顿饭顷,汗出淋漓,热顿解,须臾又热又汗。若是两昼夜,势近垂危,仓猝迎愚诊治。及至,见汗出浑身如洗,目上窜不露黑睛,左脉微细模糊,按之即无,此肝胆虚极,而元气欲脱也,盖肝胆虚者,其病象为寒热往来,此证之忽热忽汗,亦即寒热往来之意。急用净萸肉二两煎服,热与汗均愈其半,遂为拟此方(来复汤:萸肉二两、生龙骨一两、生牡蛎一两、生杭芍六钱、野台参四钱、甘草二钱。编者注),服两剂而病若失。(《医学衷中参西录·治阴虚劳热方·来复汤》)

一人,年四十七。咳嗽短气,大汗如洗,昼夜不止,心中怔忡,病势危急。遣人询方,俾先用山萸肉去净核二两煎服,以止其汗。翌日迎愚诊视,其脉微弱欲无,呼吸略似迫促。自言大汗虽止,而仍有出汗之时,怔忡见轻,仍觉短气。知其确系大气下陷,遂投以升陷汤,为其有汗,加龙骨、牡蛎皆不用煅各五钱,三剂而愈。(《医学衷中参西录·治大气下陷方·升陷汤》)

(十九)血证

沧州北关赵姓,年过四旬,患吐血证,从前治愈,屡次反复,已历三年,有一年重于一年之势。其脉濡而迟,气息虚,常觉呼气不能上达,且少腹间时觉有气下堕,此胸中宗气亦名大气下陷也。《内经》谓宗气积于胸中,以贯心脉而行呼吸,是宗气不但能统摄气分,并能主宰血分,因其下陷,则血分失其统摄,所以妄行也。遂投以拙拟升陷汤(生箭芪六钱、知母三钱、柴胡一钱五分、桔梗一钱五分、升麻一钱。编者注),加生龙骨、生牡蛎各六钱。服两剂后,气息即顺,少腹亦不下堕。遂将升麻减去,加生怀山药一两,又服数剂,其吐血证自此除根。(《医学衷中参西录·论吐血衄血之原因及治法》)

沧州路家庄马氏少妇,咳血三年,百药不效,即有愈时,旋复如故。后愚为诊视,其夜间多汗,遂用净萸肉、生龙骨、生牡蛎各一两,俾煎服,拟先止其汗,果一剂汗止,又服一剂咳血亦愈。盖从前之咳血久不愈者,因其肺中之络,或胃中血管有破裂处,萸肉与龙骨、牡蛎同用,以涩之、敛之,故咳血亦随之愈也(《医学衷中参西录·山萸肉解》也录有本案。编者注)。(《医学衷中参西录·治吐衄方·补络补管汤》)

后又治一少年或旬日,或浃辰之间,必吐血数口,浸至每日必

吐,屡治无效。其脉近和平,微有芤象,亦治以龙骨、牡蛎、萸肉各一两,三剂而愈。(《医学衷中参西录·治吐衄方》)

继有表弟张印权出外新归,言患吐血证,初则旬日或浃辰吐血数口,浸至每日必吐,屡治无效。其脉近和平,微有芤象。亦治以此方(净萸肉、生龙骨、生牡蛎各一两。编者注),三剂痊愈。后将此方传于同邑医友赵景山、张康亭,皆以之治愈咳血、吐血之久不愈者。后又将其方煎汤送服三七细末二钱,则奏效尤捷。因名其方为补络补管汤。……龙骨、牡蛎、萸肉皆善敛补其破裂之处,三七又善化瘀生新,使其破裂之处速愈,是以愈后不再反复也。若服药后血仍不止者,可加生赭石细末五六钱,同煎服。(《医学衷中参西录·论吐血、衄血之原因及治法》)

近治奉天商埠警察局长张厚生,年近四旬,陡然鼻中衄血甚剧,脉象关前洪滑,两尺不任重按,知系上盛下虚之证,自言头目恒不清爽,每睡醒舌干无津,大便甚燥,数日一行。为疏方:赭石、生地黄、生山药各一两,当归、白芍、生龙骨、生牡蛎、怀牛膝各五钱,煎汤送服旱三七细末二钱凡用生地治吐衄者,皆宜佐以三七,血止后不至瘀血留于经络,一剂血顿止。后将生地减去四钱,加熟地、枸杞各五钱,连服数剂,脉亦平和。(《医学衷中参西录·赭石解》)

天津北宁路材料科委员赵一清,年近三旬,病吐血,经医治愈,而饮食之间若稍食硬物,或所食过饱,病即反复。诊其六脉和平,重按似有不足。知其脾胃消化弱,其胃中出血之处,所生肌肉犹未复原,是以被食物撑挤,因伤其处而复出血也。斯当健其脾胃,补其伤处,吐血之病庶可除根。为疏方用:生山药、赤石脂各八钱,煅龙骨、煅牡蛎、净萸肉各五钱,白术、生明没药各三钱,天花粉、甘草各二钱。按此方加减,服之旬余,病遂除根。(《医学衷中参西录·论吐血衄血之原因及治法》)

吐衄之证,因宗气下陷者极少,愚临证四十余年,仅遇赵姓一人,再四斟酌,投以升陷汤(生黄芪六钱、知母三钱、柴胡一钱五分、桔梗一钱五分、升麻一钱;主治胸中大气下陷,气短不足以息。

编者注)加龙骨、牡蛎治愈,然此方实不可轻试也。(《医学衷中参西录·论吐血、衄血之原因及治法》)

(二十)痉证

湖北天门崔兰亭君来函:张港杨新茂粮行主任患脑充血证,忽然仆地,上气喘急,身如角弓,两目直视。全家惶恐,殓服已备,迎为诊治。遵先生五期建瓴汤(生怀山药一两、怀牛膝一两、生赭石八钱、生龙骨六钱、生牡蛎六钱、生怀地黄六钱、生杭芍四钱、柏子仁四钱。编者注)原方治之,一剂病愈强半,后略有加减,服数剂,脱然痊愈。(《医学衷中参西录·治内外中风方·镇肝熄风汤》)

(二十一)虚损

其所最效者,用十全育真汤治愈同学朱凤岩之夫人虚劳病。此病曾经汉皋著名西医江徐二君诊治年余,化费千元,不但无效,而且备后事矣。青见其所患与十全育真汤主治之病相同,为书原方(人参/野台参四钱、生黄芪四钱、生山药四钱、知母四钱、玄参四钱、生龙骨捣细四钱、生牡蛎捣细四钱、丹参二钱、三棱钱半、莪术钱半。主治虚劳。编者注)服之。四剂病若失,群惊为神。(《医学衷中参西录·萧介青来函》)

又十年春,族弟妇产后虚羸少食,迁延月余,渐至发灼、自汗、消瘦、乏气、干呕、头晕等证,此方书所谓蓐劳也。经医四人治不效,并添颧红作泻。适生自安东归,为之诊视,六脉虚数。检阅所服之方,有遵《金鉴》三合饮者,有守用养荣汤者,要皆平淡无奇。然病势至此,诚难入手,幸脉虽虚数,未至无神,颧虽红,犹不抟聚若抟聚则阴阳离矣,不抟聚是其阴阳犹未离,似尚可治。此盖素即阴虚,又经产后亡血,气亦随之,阴不中守,阳不外固,故汗出气乏;其阴阳不相维系,阴愈亏而阳愈浮,故发烧咳嗽头晕。其颧红者,因其部位应肾,肾中真阳上浮,故发现于此,而红且热也。其消瘦作泻者,以二阳不纳,无以充肌肉,更不特肾阴虚,而脾阴胃液均虚,中权失司,下陷不固,所必然者。此是病之原委欤。再四思维,非《衷中参西录》资生汤不可。遂处方用生怀山药二两,于术三钱,玄参四钱,鸡内金、牛蒡子各二钱此系资生汤原方稍加重,外加净萸肉、龙骨、牡蛎各五钱,止汗并以止泻。五剂后,汗与泻均止,饮食稍进,惟干咳与发热仅去十之二三。又照原方加粉甘草、天冬、生地等味,连服七剂。再照方减萸肉,加党参二钱,服四剂后,饮食大进,并能起坐矣。惟经尚未行。更按资生汤原方,加当归四钱。服数剂后,又复少有加减,一月经脉亦通。(《医学衷中参西录·万泽东来函》)

(二十二)月经淋漓不断

天津赵稚堂君夫人,年四十余岁,行经过期不止,诸治不效,延弟诊视。见两部之脉皆微细无力,为开固冲汤(白术一两、生黄芪六钱、龙骨八钱、牡蛎八钱、山茱萸八钱、生杭芍四钱、海螵蛸四钱、茜草三钱、棕边炭二钱、五倍子五分。主治妇女血崩。编者注)原方予之,服数剂即全收功。因思如此年岁,血分又如此受伤,谅从此断生育矣。不意年余又产一子,安然无恙。盖因固冲汤止血兼有补血之功也。(《医学衷中参西录·李日纶来函》)

一妇人年三十余。夫妻反目,恼怒之余,经行不止,且又甚多。医者用十灰散加减,连服四剂不效。后愚诊视,其右脉弱而且濡。询其饮食多寡,言分毫不敢多食,多即泄泻。遂投以此汤(安冲汤:白术六钱、生黄芪六钱、生龙骨六钱、生牡蛎六钱、生地黄六钱、生白芍三钱、海螵蛸四钱、茜草三钱、续断四钱;主治妇女经水行时多而且久,过期不止或不时漏下。编者注),去黄芪,将白术改用一两。一剂血止,而泻亦愈。又服一剂,以善其后。(《医学衷中参西录·治女科方·安冲汤》)

友人刘干臣其长郎妇,经水行时,多而且久,淋漓八九日始断。数日又复如故。医治月余,初稍见轻,继又不愈。延愚诊视,观所服方,即此安冲汤(白术六钱、生黄芪六钱、生龙骨六钱、生牡蛎六钱、生地黄六钱、生白芍三钱、海螵蛸四钱、茜草三钱、续断四钱;主治妇女经水行时多而且久,过期不止或不时漏下。编者注)

去茜草、螵蛸。遂仍将二药加入,一剂即愈。又服一剂,永不反复。(《医学衷中参西录·治女科方·安冲汤》)

(二十三)崩漏

黄芪升补之力,尤善治流产崩漏。县治西傅家庄王耀南夫人,初次受妊,五月滑下二次,受妊至六七月时,觉下坠见血。时正为其姑治病,其家人仓猝求为治疗,急投以生黄芪、生地黄各二两,白术、净萸肉、煅龙骨、煅牡蛎各一两,煎汤一大碗顿服之,胎气遂安,又将药减半,再服一剂以善其后。至期举一男,强壮无恙。(《医学衷中参西录·黄芪解》)

斯年初秋,佃户李姓之女,年十七岁,下血不止,面唇皆白,六脉细数。治以安冲汤(炒白术六钱、生黄芪六钱、生龙骨六钱、生牡蛎六钱、大生地六钱、生杭芍三钱、海螵蛸四钱、茜草三钱、川续断四钱。主治月经量多、崩漏、月经淋漓不断。编者注),重用山萸肉,三剂而愈。(《医学衷中参西录·孙香荪来函》)

忆在籍时,曾治沧州董姓妇人,患血崩甚剧。其脉象虚而无力,遂重用黄芪、白术,辅以龙骨、牡蛎、萸肉诸收涩之品,服后病稍见愈,遂即原方加海螵蛸四钱,茜草二钱,服后其病顿愈,而分毫不见血矣。(《医学衷中参西录·海螵蛸茜草解》)

(二十四)带下病

后在沧州治一媪年近六旬,患带下赤白相兼,心中发热,头目眩晕,已半载不起床矣。诊其脉甚洪实,遂于清带汤(生山药一两、生龙骨六钱、生牡蛎六钱、海螵蛸四钱、茜草三钱。编者注)中加苦参、龙胆草、白头翁各数钱,连服八剂痊愈,心热眩晕亦愈。(《医学衷中参西录·海螵蛸茜草解》)

一妇人,年二十余,患白带甚剧,医治年余不愈。后愚诊视,脉甚微弱。自言下焦凉甚,遂用此方(清带汤:生山药一两、生龙骨捣细六钱、生牡蛎捣细六钱、海螵蛸四钱、茜草三钱。主治带下病。编者注),加干姜六钱,鹿角霜三钱,连服十剂痊愈。(《医学衷中参西录·治女科方·清带汤》)

又本邑一少妇，累年多病，身形羸弱，继又下白带甚剧，屡经医治不效。诊其脉迟弱无力，自觉下焦凉甚，治以清带汤（生山药一两、生龙骨六钱、生牡蛎六钱、海螵蛸四钱、茜草三钱；单赤带加白芍、苦参各二钱，单白带加鹿角霜、白术各三钱。主治妇女赤白带下。编者注），为加干姜六钱、鹿角胶三钱、炙甘草三钱，连服十剂痊愈。统以上经验观之，则海螵蛸、茜草之治带下不又确有把握哉。至其能消癥瘕与否，因未尝单重用之，实犹欠此经验而不敢遽定也。（《医学衷中参西录·海螵蛸茜草解》）

（二十五）胎漏

曾治一少妇，其初次有妊，五六月而坠。后又有妊，六七月间，忽胎动下血，急投以生黄芪、生地黄各二两，白术、山萸肉去净核、龙骨煅捣、牡蛎煅捣各一两，煎汤一大碗，顿服之，胎气遂安。将药减半，又服一剂。后举一男，强壮无恙。（《医学衷中参西录·治女科方·寿胎丸》）

（二十六）产后恶露不绝

又天津张华亭君夫人，年二十四岁，因小产后血不止者绵延月余，屡经医治无效。诊其脉象，微细而数，为开固冲汤方（白术一两、生黄芪六钱、龙骨八钱、牡蛎八钱、山茱萸八钱、生杭芍四钱、海螵蛸四钱、茜草三钱、棕边炭二钱、五倍子五分。主治妇女血崩。编者注）。因其脉数，加生地一两。服药后，病虽见轻，而不见大功。反复思索，莫得其故。细询其药价过贱，忽忆人言此地药房所鬻黄芪，有真有假，今此方无显著之功效，或其黄芪过劣也。改用口黄芪，连服两剂痊愈。由斯知药物必须地道真正方效也。（《医学衷中参西录·李日纶来函》）

（二十七）产后喘证

同庄张氏女，适邻村郭氏，受妊五月，偶得伤寒，三四日间，胎忽滑下。上焦燥渴，喘而且呻，痰涎壅盛，频频咳吐，延医服药，病未去而转增滑泻，昼夜十余次，医者辞不治，且谓危在旦夕。其家人惶恐，因其母家介绍迎愚诊视。其脉似洪滑，重按指下豁然，两尺尤甚,然为流产才四五日,不敢剧用山药滑石方。遂先用生山药二两,酸石榴一个连皮捣烂,同煎汁一大碗,分三次温饮下,滑泻见愈,他病如故。再诊其脉,洪滑之力较实,因思此证虽虚,且当忌用寒凉之时,然确有外感实热,若不解其热,他病何以得愈。时届晚三句钟,病人自言每日此时潮热,又言精神困倦已极,昼夜苦不得睡。遂放胆投以生山药两半,滑石一两,生杭芍四钱,甘草三钱,煎汤一大碗,徐徐温饮下,一次止饮药一口,诚以产后脉象又虚,欲其药力常在上焦,不欲其寒凉侵下焦也。斯夜遂得安睡,渴与滑泻皆愈,喘与咳亦愈其半。又将山药、滑石各减五钱,加生龙骨、生牡蛎各八钱,一剂而愈。(《医学衷中参西录·山药解》)

黄芪—桂枝

一、配伍解读

用黄芪以补胸中大气,大气壮旺,自能运化水饮,仲景所谓"大气一转,其气指水饮之气乃散"也,而黄芪协同干姜、桂枝,又能补助心肺之阳,使心肺阳足,如日丽中天,阴霾自开。(《医学衷中参西录·答台湾严坤荣代友问痰饮治法》)

而桂枝、黄芪并用,又善补少阳相火即胆中寄生之相火也。(《医学衷中参西录·论人身君火相火有先后天之分》)

黄芪为补脾胃之正药,同桂枝、柴胡,能助脾气之升,同陈皮、厚朴,能助胃气之降。清升浊降满闷自去,无事专理肝气,而肝气自理。况桂枝、柴胡与麦芽,又皆为舒肝之妙品乎。用芍药者,恐肝气上升,胆火亦随之上升,且以解黄芪、桂枝之热也。用生姜者,取其辛散温通,能浑融肝脾之气化于无间也。(《医学衷中参西录·治气血郁滞肢体疼痛方·培脾舒肝汤》)

二、功效主治

益气温阳,解表止汗。主治伤寒、喘证、心悸、胃脘痛、呕吐、黄疸、胁痛、汗证、虚损、痹证、闭经、阴挺等病证。

三、代表方剂

(一)加味桂枝代粥汤

[组成] 桂枝尖三钱　生杭芍三钱　甘草钱半　生姜三钱　大枣擘开,三枚　生黄芪三钱　知母三钱　防风二钱

[主治] 伤寒表虚有汗。

[用法]　煎汤一茶盅,温服,覆被令一时许,遍身微似有汗者益佳。不可如水流漓,病必不除。

[方论]　桂枝汤为治伤风有汗之方。……是知凡桂枝汤证,皆因大气虚损,其汗先有外越之机,而外邪之来,又乘卫气之虚,直透营分,扰其营中津液,外泄而为汗也。究之,风寒原不相离,即系伤风,其中原挟有寒气,若但中于卫则亦能闭汗矣。故所用桂枝汤中,不但以祛风为务,而兼有散寒之功也。(《医学衷中参西录·治伤寒方·加味桂枝代粥汤》)

(二)加味黄芪五物汤

[组成]　生箭芪一两　于术五钱　当归五钱　桂枝尖三钱　秦艽三钱　广陈皮三钱　生杭芍五钱　生姜五片

[主治]　历节风证,周身关节皆疼,或但四肢作疼,足不能行步,手不能持物。

[方论]　《金匮》桂枝芍药知母汤,治历节风之善方也。而气体虚者用之,仍有不效之时,以其不胜麻黄、防风之发也。今取《金匮》治风痹之黄芪五物汤,加白术以健脾补气,而即以逐痹《神农本草经》逐寒湿痹。当归以生其血,血活自能散风方书谓血活风自去。秦艽为散风之润药,性甚和平,祛风而不伤血。陈皮为黄芪之佐使,而其里白似肌肉,外红似皮肤,筋膜似脉络,棕眼似毛孔,又能引肌肉经络之风达皮肤由毛孔而出也。(《医学衷中参西录·加味黄芪五物汤》)

(三)回阳升陷汤

[组成]　生黄芪八钱　干姜六钱　当归身四钱　桂枝尖三钱　甘草一钱

[主治]　治心肺阳虚,大气又下陷者。其人心冷、背紧、恶寒,常觉短气。

[方论]　周身之热力,借心肺之阳,为之宣通,心肺之阳,尤赖胸中大气,为之保护。大气一陷,则心肺阳分素虚者,至此而益虚,欲助心肺之阳,不知升下陷之大气,虽日服热药无功也。(《医

学衷中参西录·治大气下陷方·回阳升陷汤》)

(四)舒和汤

[组成] 桂枝尖四钱 生黄芪三钱 续断三钱 桑寄生三钱 知母三钱

[主治] 小便遗精白浊,因受风寒者,其脉弦而长,左脉尤甚。

[方论] 服此汤数剂后病未痊愈者,去桂枝,加龙骨、牡蛎皆不用煅各六钱。(《医学衷中参西录·治淋浊方》)

(五)升降汤

[组成] 野台参二钱 生黄芪二钱 白术二钱 广陈皮二钱 川厚朴二钱 生鸡内金捣细,二钱 知母三钱 生杭芍三钱 桂枝尖一钱 川芎一钱 生姜二钱

[功效] 益气健脾,疏肝解郁。

[主治] 肝郁脾弱,胸胁胀满,不能饮食。

[方论] 世俗医者,动曰平肝,故遇肝郁之证,多用开破肝气之药。至遇木盛侮土,以致不能饮食者,更谓伐肝即可扶脾。不知人之元气,根基于肾,而萌芽于肝。凡物之萌芽,皆嫩脆易于伤损,肝既为元气萌芽之脏,而开破之若是,独不虑损伤元气之萌芽乎?《内经》曰"厥阴肝经不治,求之阳明胃经",《金匮》曰"见肝之病,当先实脾",先圣后圣,其揆如一。

故此方,惟少用桂枝、川芎以舒肝气,其余诸药无非升脾降胃,培养中土,俾中宫气化敦厚,以听肝气之自理。实窃师《内经》求之阳明,与《金匮》当先实脾之奥旨耳。

按:"见肝之病,当先实脾"二句,从来解者,谓肝病当传脾,实之所以防其相传,如此解法固是,而实不知实脾,即所以理肝也。兼此二义,始能尽此二句之妙。(《医学衷中参西录·升降汤》)

(六)活络祛寒汤

[组成] 生黄芪五钱 当归四钱 丹参四钱 桂枝尖二钱 生杭芍三钱 生明乳香四钱 生明没药四钱 生姜三钱

[功效]　补气温经,活血止痛。

[主治]　经络受寒,四肢发搐,妇女多有此证。

[加减]　寒甚者,加干姜三钱。

[方论]　证寒在经络,不在脏腑。经络多行于肌肉之间,故用黄芪之温补肌肉者为君,俾其形体壮旺,自能胜邪。又佐以温经络、通经络诸药品,不但能祛寒,且能散风,此所谓血活风自去也。风寒既去,血脉活泼,其搐焉有不止者乎?(《医学衷中参西录·活络祛寒汤》)

(七)加味玉屏风散

[组成]　生箭芪一两　白术八钱　当归六钱　桂枝尖钱半　防风钱半　黄蜡三钱　生白矾一钱

[功效]　益气养血,祛风止痉。

[主治]　治破伤后预防中风,或已中风而瘛疭,或因伤后房事不戒以致中风。

[方论]　此方原为预防中风之药,故用黄芪以固皮毛,白术以实肌肉,黄蜡、白矾以护膜原。犹恐破伤时微有感冒,故又用当归、防风、桂枝以活血散风。其防风、桂枝之分量特轻者,诚以此方原为预防中风而设,故不欲重用发汗之药以开腠理也。自拟此方以来,凡破伤后恐中风者,俾服药一剂,永无意外之变,用之数十年矣。盖《本经》原谓黄芪主大风,方中重用黄芪一两,又有他药以为之佐使,宜其风证皆可治也。(《医学衷中参西录·治内外中风方·加味玉屏风散》)

四、临证医案

(一)伤寒

一人年近四旬,身体素羸弱,于季冬得伤寒证,医者投以麻黄汤汗无分毫,求为诊治,其脉似紧而不任重按,遂于麻黄汤中加生黄芪、天花粉各五钱,一剂得汗而愈。(《医学衷中参西录·太阳病麻黄汤证》)

又曾治一人,年过三旬,身形素羸弱,又喜吸鸦片。于冬令得伤寒证,因粗通医学,自服麻黄汤,分毫无汗。求为诊视,脉甚微细,无紧象。遂即所用原方,为加生黄芪五钱。服后得汗而愈。(《医学衷中参西录·论伤寒脉紧及用麻黄汤之变通法》)

(二)胃脘痛

天津十区宝华里,徐氏妇,年近三旬,得胃脘疼闷证。病因:本南方人,出嫁随夫,久居北方,远怀乡里,归宁不得,常起忧思,因得斯证。证候:中焦气化凝郁,饮食停滞艰于下行,时欲呃逆,又苦不能上达,甚则蓄极绵绵作疼。其初病时,惟觉气分不舒,服药治疗三年,病益加剧,且身形亦渐羸弱,呼吸短气,口无津液,时常作渴,大便时常干燥,其脉左右皆弦细,右脉又兼有牢意。诊断:《内经》谓脾主思,此证乃过思伤脾,以致脾不升胃不降也。为其脾气不上升,是以口无津液,呃逆不能上达;为其胃气不降,是以饮食停滞,大便干燥。治之者当调养其脾胃,俾还其脾升胃降之常,则中焦气化舒畅,疼胀自愈,饮食加多而诸病自除矣。处方:生怀山药一两、大甘枸杞八钱、生箭芪三钱、生鸡内金黄色的捣三钱、生麦芽三钱、玄参三钱、天花粉三钱、天冬三钱、生杭芍二钱、桂枝尖钱半、生姜三钱、大枣劈开三枚。共煎汤一大盅,温服。方解:此方以山药、枸杞、黄芪、姜、枣培养中焦气化,以麦芽升脾麦芽生用善升,以鸡内金降胃鸡内金生用善降,以桂枝升脾兼以降胃气之当升者遇之则升,气之当降者遇之则降,又用玄参、花粉诸药,以调剂姜、桂、黄芪之温热,则药性归于和平,可以久服无弊。复诊:将药连服五剂,诸病皆大轻减,而胃疼仍未脱然,右脉仍有牢意。度其疼处当有瘀血凝滞,拟再于升降气化药中加消瘀血之品。处方:生怀山药一两、大甘枸杞八钱、生箭芪三钱、玄参三钱、天花粉三钱、生麦芽三钱、生鸡内金黄色的捣二钱、生杭芍二钱、桃仁去皮、炒捣二钱、广三七轧细二钱。药共十味,将前九味煎汤一大盅,送服三七末一半,至煎渣再服时,仍送服其余一半。效果:将药连服四剂,胃中安然不疼,诸病皆愈,身形渐强壮。脉象已如常人,将

原方再服数剂以善其后。(《医学衷中参西录·肠胃病门·胃脘疼闷》)

(三)呕吐

一妇人年近五旬,常觉短气,饮食减少,屡延医服药,或投以宣通,或投以升散,或投以补脾胃兼理气之品,皆分毫无效。浸至饮食日减,羸弱不起,奄奄一息,病家亦以为不治之证。后闻愚在邻村屡救危险之证,延为诊视。其脉弦细欲无,频吐稀涎,心中觉有物杜塞,气不上达,知为寒饮凝结。投以理饮汤(干姜五钱,于术四钱,桂枝尖、生杭芍、茯苓片、炙甘草各二钱,陈皮、厚朴各钱半。编者注),方中干姜改用七钱,连服三剂,胃口开通,又觉呼吸无力,遂于方中加生黄芪三钱,连服十余剂痊愈。(《医学衷中参西录·干姜解》)

(四)黄疸

曾治一人受感冒,恶寒无汗,周身发黄,以麻黄汤发之,汗出而黄不退。细诊其脉,左部弦而无力,右部濡而无力,知其肝胆之阳不振,而脾胃又虚寒也。盖脾胃属土,土色本黄,脾胃有病,现其本色,是以其病湿热也,可现明亮之黄色,其病湿寒也,亦可现黯淡之黄色。观此所现之黄色,虽似黯淡而不甚黯淡者,因有胆汁妄行在其中也。此盖因肝胆阳分不振,其中气化不能宣通胆汁达于小肠化食,以致胆管闭塞,胆汁遂蓄极妄行,溢于血分而透黄色,其为黄色之根源各异,竟相并以呈其象,是以其发黄似黯淡而非黯淡也。审病既确,遂为拟分治左右之方以治之。生箭芪六钱,桂枝尖二钱,干姜三钱,厚朴钱半,陈皮钱半,茵陈二钱。上药六味,共煎汤一大盅,温服。方中之义,用黄芪以助肝胆之阳气,佐以桂枝之辛温,更有开通之力也。用干姜以除脾胃之湿寒,辅以厚朴能使其热力下达。更辅以陈皮,能使其热力旁行,其热力能布护充周,脾胃之寒湿自除也。用茵陈者,为其具有升发之性,实能开启胆管之闭塞,且其性能利湿,更与姜、桂同用,虽云苦寒而亦不觉其苦寒也。况肝胆中寄有相火,肝胆虽凉,相火之寄者仍在,相火原为龙雷之火,不可纯投以辛热之剂以触发之,少加茵陈,实兼有热因寒用之义也。(《医学衷中参西录·阳明病茵陈蒿汤栀子檗皮汤麻黄连轺赤小豆汤诸发黄证》)

(五)汗证

又绍文之族弟妇,年三十二,偶得外感,医者与以麻黄汤,出大汗二次,竟身软无力,胸满气短,寒热如疟,间日一发,非大汗一身,热不能解,解后汗仍不止。有本庄医者投以截疟七宝饮,寒热更甚。诊其脉,浮大无力,沉部紧涩。谓病家曰:"此非疟疾。脉浮大无力者,大汗亡阳也。沉部紧涩者,血塞凝滞也。"病人云:"曩以产后受寒,致少腹作疼,已二年矣。"答曰:"亡阳急证,宜先回其阳。瘀血证从缓,从末治之可也。"为开生黄芪八钱,野台参五钱,知母、附子、于术各三钱,肉桂、甘草各二钱。服两剂,而寒热不发,汗止思食。逾三日,又为开理冲汤(生黄芪三钱、党参二钱、于术二钱、生山药五钱、天花粉四钱、知母四钱、三棱三钱、莪术三钱、生鸡内金三钱。主治闭经、癥瘕、气郁、脾弱、满闷、痞胀、不能饮食。编者注),知母减半,加附子二钱,生水蛭三钱。进七八剂,瘀血行而愈,今生一女矣。(《医学衷中参西录·董寿山来函》)

(六)虚损

一妇人,年三十许。胸中满闷,不能饮食。医者纯用开破之药数剂,忽然寒热,脉变为迟。医者见脉迟,又兼寒热,方中加黄芪、桂枝、干姜各数钱,而仍多用破气之药。购药未服,愚应其邻家延请,适至其村,病家求为诊视,其脉迟而且弱。问其呼吸觉短气乎?答曰:今于服药数剂后,新添此证。知其胸中大气因服破气之药下陷。时医者在座,不便另为疏方。遂谓医曰:子方中所加之药,极为对证,然此对其胸中大气下陷,破气药分毫不可再用。遂单将所加之黄芪、桂枝、干姜煎服。寒热顿已,呼吸亦觉畅舒。后医者即方略为加减,又服数剂痊愈。(《医学衷中参西录·治大气下陷方·升陷汤》)

一妇人，年三十许。胸中满闷，时或作疼，鼻息发热，常常作渴。自言得之产后数日，劳力过度。其脉迟而无力，筹思再三，莫得病之端绪。姑以生山药一两，滋其津液，鸡内金二钱，陈皮一钱，理其疼闷，服后忽发寒热。再诊其脉，无力更甚，知其气分郁结，又下陷也。遂为制此汤（生黄芪六钱、知母三钱、当归身三钱、桂枝尖一钱半、柴胡钱半、乳香三钱、没药三钱。主治胸中大气下陷，又兼气分郁结，经络湮淤者。编者注），一剂诸病皆觉轻，又服四剂痊愈。（《医学衷中参西录·治大气下陷方·理郁升陷汤》）

黄芪—当归

一、配伍解读

当归为生血之主药，与黄芪并用，古名补血汤，因气旺血自易生，而黄芪得当归之濡润，又不至燥热也。（《医学衷中参西录·论脑贫血痿废治法答内政部长杨阶三先生》）

更加以当归之温滑，与黄芪并用，则气血双补。（《医学衷中参西录·黄芪解》）

二、功效主治

益气健脾，养血活血通络。

主治发热、咳嗽、神昏、胁痛、中风、癃闭、虚损、癥瘕、痿证、痹证、腿痛、月经淋漓不断、痛经、闭经、倒经、崩漏、带下病、产后癃闭、阴挺、疮疡、破伤风等病症。

三、代表方剂

（一）升麻黄芪汤

[**组成**]　生黄芪五钱　当归四钱　升麻二钱　柴胡二钱

[**主治**]　小便滴沥不通。偶因呕吐咳逆，或侧卧欠伸，可通少许，此转胞也。

[**方论**]　用升提药，提其胞而转正之，胞系不了戾，小便自利。

盖黄芪实表，表虚则水聚皮里膜外，而成肿胀，得黄芪以开通水道，水被祛逐，胀自消矣。

按：水肿之证，有虚有实，实者似不宜用黄芪。然其证实者甚少,而虚者居多。至其证属虚矣,又当详辨其为阴虚阳虚,或阴阳俱虚。阳虚者气分亏损,可单用、重用黄芪,若《医话》中所云云者。阴虚者其血分枯耗,宜重用滋阴之药,兼取阳生阴长之义,而以黄芪辅之。至阴阳俱虚者,黄芪与滋阴之药,可参半用之。医者不究病因,痛诋为不可用,固属卤莽,至其连用除湿猛剂,其卤莽尤甚。盖病至积成水肿,即病因实者,其气血至此,亦有亏损。猛悍药,或一再用犹可。若不得已而用至数次,亦宜以补气血之药辅之。况其证原属重用黄芪治愈之虚证乎。至今之医者,对于此证,纵不用除湿猛剂,亦恒多用利水之品。不知阴虚者,多用利水之药则伤阴;阳虚者,多用利水之药亦伤阳。夫利水之药,非不可用,然贵深究其病因,而为根本之调治,利水之药,不过用作向导而已。(《医学衷中参西录·升麻黄芪汤》)

(二)玉烛汤

[组成]　生黄芪五钱　生地黄六钱　玄参四钱　知母四钱　当归三钱　香附醋炒,三钱　柴胡一钱五分　甘草一钱五分

[功效]　益气养血,疏肝解热。

[主治]　妇女寒热往来,或先寒后热,汗出热解,或月事不调,经水短少。

[方论]　妇女多寒热往来之证,而方书论者不一说。有谓阳分虚则头午寒,阴分虚则过午热者。夫午前阳盛,午后阳衰而阴又浸盛。当其盛时,虚者可以暂实。何以其时所现之病状,转与时成反比例也。有谓病在少阳则寒热往来,犹少阳外感之邪,与太阳并则寒,与阳明并则热者。而内伤之病原无外邪。又何者与太阳、阳明并作寒热也。有谓肝虚则乍热乍寒者。斯说也,愚曾验过。遵《本经》山茱萸主寒热之旨,单重用山萸肉去净核二两煎汤,服之立愈验案在第一卷来复汤下。然此乃肝木虚极,内风将动之候,又不可以概寻常寒热也。盖人身之气化,原与时序之气化息息相通。一日之午前,犹一岁之有春夏。而人身之阳气,即感之发动,以敷布于周身。妇女性多忧思,以致脏腑经络多有郁结闭

塞之处,阻遏阳气不能外达,或转因发动而内陷,或发动不遂,其发动排挤经络愈加闭塞。于是周身之寒作矣。迨阳气蓄极,终当愤发。而其愤发之机与抑遏之力,相激相荡于脏腑经络之间,热又由兹而生。此前午之寒,所以变后午之热也。

黄芪为气分之主药,能补气更能升气。辅以柴胡之升举,香附之宣通,阳气之抑遏者皆畅发矣。然血随气行,气郁则血必瘀,故寒热往来者,其月事恒多不调,经血恒多虚损。用当归以调之,地黄以补之,知母、元参与甘草甘苦化阴以助之,则经血得其养矣。况地黄、知母诸凉药与黄芪温热之性相济,又为燮理阴阳调和寒热之妙品乎。至方书有所谓日晡发热者,日晡者,申时也,足少阴肾经主令之候也。其人或肾经阴虚,至此而肾经之火乘时而动,亦可治以此汤。将黄芪减半,地黄改用一两。(《医学衷中参西录·治女科方·玉烛汤》)

(三)健运汤

[**组成**]　生黄芪六钱　野台参三钱　当归三钱　寸麦冬带心,三钱　知母三钱　生明乳香三钱　生明没药三钱　莪术一钱　三棱一钱

[**功效**]　补气养血,活血止痛。

[**主治**]　腿疼、臂疼、腰疼因气虚者。

[**方论**]　从来治腿疼臂疼者,多责之风寒湿痹,或血瘀、气滞、痰涎凝滞。不知人身之气化壮旺流行,而周身痹者、瘀者、滞者,不治自愈,即偶有不愈,治之亦易为功也。

愚临证体验以来,知元气素盛之人,得此病者极少。故凡遇腿疼、臂疼,历久调治不愈者,补其元气以流通之,数载沉疴,亦可随手奏效也。

(四)逐风汤

[**组成**]　生箭芪六钱　当归四钱　羌活二钱　独活二钱　全蝎二钱　全蜈蚣大者,两条

[**功效**]　益气养血,祛风通络。

[主治]　中风抽掣及破伤后受风抽掣。

[方论]　蜈蚣最善搜风,贯串经络脏腑无所不至,调安神经又具特长因其节节有脑是以调理神经。而其性甚和平,从未有服之觉瞑眩者。(《医学衷中参西录·治内外中风方·逐风汤》)

(五)治老妇血崩方

[组成]　生黄芪一两　当归酒洗,一两　桑叶十四片　三七末药汁送下,三钱

[加减]　若觉热者,用此方宜加生地两许。

[用法]　水煎服,二剂血止,四剂不再发。

[方论]　又单用醋炒当归一两煎服,治血崩亦恒有效。是当归可用以活血,亦可用以止血,故其药原名"文无",为其能使气血各有所归,而又名当归也。产后血脉紊乱,且兼有瘀血,故可谓产后良药。至川芎其香窜之性,虽甚于当归,然善升清阳之气。凡清阳下陷作寒热者,用川芎治之甚效,而产后又恒有此证。(《医学衷中参西录·诊余随笔·答王兰远问时方生化汤》)

(六)滋乳汤

[组成]　生黄芪一两　当归五钱　知母四钱　玄参四钱　穿山甲炒、捣,二钱　六路通捣、大者,三枚　王不留行炒,四钱

[主治]　少乳。

[加减]　若用猪前蹄两个煮汤,用以煎药更佳。

[用法]　用丝瓜瓤作引,无者不用亦可。

[方论]　其乳少由于气血虚或经络瘀者,服之皆有效验。(《医学衷中参西录·治女科方·滋乳汤》)

(七)逐风通痹汤

[组成]　生箭芪六钱　麻黄三钱　全当归五钱　丹参三钱　乳香三钱　没药三钱　全蝎二钱

[主治]　风袭肌肉经络,初则麻木不仁,浸至肢体关节不利。

[加减]　脉象迟弱无力恶寒者,将黄芪重用一两,再照加乌头二三钱;脉象有力恶热者,以薄荷易麻黄,再加天花粉一两。初

服以遍体皆得微汗为佳,至汗后再服,宜将麻黄减半,或只用一钱;筋骨软弱者,加明天麻三钱;口眼歪斜者,加蜈蚣二条,其病剧者,可加三条。此风中身之外廓,未入于脏腑也。是以心中无病,而病在于肌肉、肢体、经络、关节之处。

(八)加味补血汤

[组成]　生箭芪一两　当归五钱　龙眼肉五钱　真鹿角胶另炖同服,三钱　丹参三钱　明乳香三钱　明没药三钱　甘松二钱

[功效]　补气养血,活血通络。

[主治]　身形软弱,肢体渐觉不遂,或头重目眩,或神昏健忘,或觉脑际紧缩作疼。甚或昏仆移时苏醒致成偏枯,或全身痿废,脉象迟弱,内中风证之偏虚寒者肝过盛生风,肝虚极亦可生风,此即西人所谓脑贫血病也。久服此汤当愈。

[加减]　服之觉热者,酌加天花粉、天冬各数钱。觉发闷者,加生鸡内金钱半或二钱。服数剂后,若不甚见效,可用所煎药汤送服麝香二厘取其香能通窍或真冰片半分亦可。若服后仍无甚效,可用药汤,送制好马钱子二分制马钱子法详见振颏丸下。

[方论]　是以此方不以当归为主药,而以黄芪为主药也。用龙眼肉者,因其味甘色赤,多含津液,最能助当归以生血也。用鹿角胶者,因鹿之角原生于头顶督脉之上,督脉为脑髓之来源,故鹿角胶之性善补脑髓。凡脑中血虚者,其脑髓亦必虚,用之以补脑髓,实可与补血之药相助为理也。用丹参、乳香、没药者,因气血虚者,其经络多瘀滞,此于偏枯痿废亦颇有关系,加此通气活血之品,以化其经络之瘀滞,则偏枯痿废者自易愈也。用甘松者,为其能助心房运动有力,以多输血于脑,且又为调养神经之要品,能引诸药至脑以调养其神经也。用麝香、梅片者,取其香能通窍以开闭也。用制过马钱子者,取其能动脑髓神经使之灵活也。(《医学衷中参西录·治内外中风方·加味补血汤》)

(九)补脑振痿汤

生箭芪二两、当归八钱、龙眼肉八钱、杭萸肉五钱、胡桃肉五钱、䗪虫三枚、地龙三钱、乳香三钱、没药三钱、鹿角胶六钱、制马前子末三分。

[主治] 肢体痿废偏枯,脉象极微细无力。(《医学衷中参西录·论脑贫血痿废治法答内政部长杨阶三先生》)

(十)和血熄风汤

[组成] 当归一两 生黄芪六钱 真阿胶不炒,四钱 防风三钱 荆芥三钱 川芎三钱 生杭芍二钱 红花一钱 生桃仁带皮尖、捣,钱半

[主治] 产后受风发搐。

[方论] 此方虽治产后受风,而实以补助气血为主。盖补正气,即所以逐邪气,而血活者,风又自去也(血活风自去方书成语)。若产时下血过多或发汗过多,以致发搐者,此方仍不可用,为其犹有发表之药也。当滋阴养血,以荣其筋,熄其内风,其搐自止。若血虚而气亦虚者,又当以补气之药辅之。而补气之药以黄芪为最,因黄芪不但补气,实兼能治大风也《本经》谓黄芪主大风。(《医学衷中参西录·治女科方·和血熄风汤》)

(十一)升肝舒郁汤

[组成] 生黄芪六钱 当归三钱 知母三钱 柴胡一钱五分 生明乳香三钱 生明没药三钱 川芎一钱五分

[主治] 妇女阴挺,亦治肝气虚弱,郁结不舒。

[方论] 肝主筋,肝脉络阴器,肝又为肾行气。阴挺自阴中挺出,形状类筋之所结。病之原因,为肝气郁而下陷无疑也。故方中黄芪与柴胡、芎藭并用,补肝黄芪补肝之理详见第四卷醒脾升陷汤下即以舒肝,而肝气之陷者可升。当归与乳香、没药并用,养肝即以调肝,而肝气之郁者可化。又恐黄芪性热,与肝中所寄之相火不宜,故又加知母之凉润者,以解其热也。(《医学衷中参西录·治女科方·升肝舒郁汤》)

四、临证医案

(一)发热

安东友人刘仲友,年五十许。其左臂常觉发热,且有酸软之意。医者屡次投以凉剂,发热如故,转觉脾胃消化力减少。后愚诊之,右脉和平如常,左脉微弱,较差于右脉一倍。询其心中不觉凉热,知其肝木之气虚弱,不能条畅敷荣,其中所寄之相火,郁于左臂之经络,而作热也。遂治以曲直汤(净萸肉一两、知母六钱、生乳香三钱、生没药三钱、当归三钱、丹参三钱。主治肝虚腿疼。编者注),加生黄芪八钱,佐萸肉以壮旺肝气黄芪补肝气之理详见前醒脾升陷汤下,赤芍药三钱,佐当归、丹参诸药以流通经络,服两剂,左脉即见起,又服十剂痊愈(《医学衷中参西录·黄芪解》也录有本案。编者注)。(《医学衷中参西录·治气血郁滞肢体疼痛方·曲直汤》)

(二)咳嗽

后治一妇人,年近五旬。身热劳嗽,脉数几至八至。先用六味地黄丸加减作汤服不效,继用左归饮加减亦不效。愚忽有会悟,改用生黄芪六钱、知母八钱为方,数剂见轻,又加丹参、当归各三钱,连服十剂痊愈。以后凡遇阴虚有热之证,其稍有根柢可挽回者,于方中重用黄芪、知母,莫不随手奏效。始知叔和脉法谓数至七八至为不治之脉者,非确论也。盖人禀天地之气以生,人身之气化即天地之气化,天地将雨之时,必阳气温暖上升,而后阴云会合大雨随之。黄芪温升补气,乃将雨时上升之阳气也;知母寒润滋阴,乃将雨时四合之阴云也。二药并用,大具阳升阴应云行雨施之妙。膏泽优渥烦热自退,此不治之治也此理参观第二卷玉液汤后跋语益明。况劳瘵者多损肾,黄芪能大补肺气,以益肾水之源,使气旺自能生水,而知母又大能滋肺中津液,俾阴阳不至偏胜,即肺脏调和,而生水之功益善也黄芪、知母虽可并用以退虚热,然遇阴虚热甚者,又必须加生地黄八钱或至一两,方能服之有效。(《医学衷中参西

录·治阴虚劳热方·十全育真汤》)

黄芪不但能补气,用之得当,又能滋阴。本村张媪年近五旬,身热劳嗽,脉数至八至,先用六味地黄丸加减煎汤服不效,继用左归饮加减亦不效。踌躇再四忽有会悟,改用生黄芪六钱,知母八钱,煎汤服数剂,见轻,又加丹参、当归各三钱,连服十剂痊愈。(《医学衷中参西录·黄芪解》)

(三)神昏

一妇人,年四十余。忽然昏倒不语,呼吸之气,大有滞碍,几不能息,其脉微弱而迟。询其生平,身体羸弱,甚畏寒凉。知其心肺阳虚,寒痰结胸,而大气又下陷也。然此时形势将成痰厥,取药无及,遂急用胡椒二钱捣碎,煎二三沸,澄取清汤灌下,须臾胸中作响,呼吸顿形顺利。又用干姜八钱,煎汤一盅,此时已自能饮下,须臾气息益顺,精神亦略清爽,而仍不能言,且时作呵欠,十余呼吸之顷,必发太息。知其痰饮虽开,大气之陷者犹未复也。遂投以回阳升陷汤(生黄芪八钱、干姜六钱、当归四钱、桂枝三钱、甘草一钱;主治心肺阳虚,大气又下陷,症见心冷、背紧、恶寒,常觉短气。编者注)数剂,呵欠与太息皆愈,渐能言语(《医学衷中参西录·论结胸治法》也录有本案,文字有不同:一赵姓媪,年近五旬,忽然昏倒不语,呼吸之气大有滞碍,几不能息,其脉微弱而迟。编者注)。(《医学衷中参西录·治大气下陷方·回阳升陷汤》)

(四)胁痛

又治一妇人,十七岁,自二七出嫁,未见行经。先因腹胁作疼求为诊治,投以活络效灵丹(当归五钱、丹参五钱、生明乳香五钱、生明没药五钱。编者注)立愈。继欲调其月事,投以理冲汤(生黄芪三钱、党参二钱、于术二钱、生山药五钱、天花粉四钱、知母四钱、三棱三钱、莪术三钱、生鸡内金三钱。编者注)三剂,月经亦通,三日未止。犹恐瘀血未化,改用王清任少腹逐瘀汤,亦三剂,其人从此月事调顺,身体强壮矣。(《医学衷中参西录·宾仙园来函》)

(五)中风

曾治一媪,年过七旬,陡然左半身痿废,其左脉弦硬而大,有外跃欲散之势,投以此汤(生黄芪一两五钱、当归五钱、天花粉四钱、天冬四钱、甘松三钱、生乳香三钱、生没药三钱。主治中风。编者注)加萸肉一两,一剂而愈。夫年过七旬,瘫痪鲜而愈者,盖萸肉禀木气最厚,木主疏通,《神农本草经》谓其逐寒湿痹,后世本草亦谓其能通利九窍。(《医学衷中参西录·治肢体痿废方·补偏汤》)

奉天铁岭傅光德夫人,年二十余。夏日当窗寝而受风,觉半身麻木,其麻木之边,肌肉消瘦,浸至其边手足若不随用。诊其脉,左部如常,右部似有郁象,而其麻木之边适在右,知其经络为风所袭不能宣通也。为疏方用生黄芪一两,当归八钱,羌活、知母、乳香、没药各四钱,全蝎二钱,全蜈蚣三条,煎汤服一剂见轻,又服两剂痊愈(《医学衷中参西录·论肢体痿废之原因及治法》也录有本案。编者注)。(《医学衷中参西录·黄芪解》)

(六)癃闭

黄芪之性,又善利小便。奉天本溪湖煤铁公司科员王云锦,年四十余。溺道艰涩,滴沥不能成溜,每小便一次,必须多半点钟。自两胁下连腿作疼,剧时有如锥刺。其脉右部如常,左部甚微弱,知其肝气盛弱,不能条达,故作疼痛,且不能疏泄《内经》谓肝主疏泄,故小便难也。为疏方用生黄芪八钱,净萸肉、知母各六钱,当归、丹参、乳香、没药、续断各三钱,煎服一剂,便难与腿胁疼皆见愈。又为加柴胡钱半,连服二十剂痊愈。至于萸肉酸敛之性,或有疑其用于此方不宜者,观后山萸肉解自明矣。(《医学衷中参西录·黄芪解》)

(七)虚损

奉天大东关于氏女,年近三旬,出嫁而孀,依于娘门。其人善英文英语,英商之在奉者,延之教其眷属。因病还家,夜中忽不能言,并不能息。其同院住者王子岗系愚门生,急来院叩门求为挽救。因向曾为诊脉,方知其气分甚弱,故此次直断为胸中大气下陷,不能司肺脏之呼吸,是以气息将停而言不能出也。急为疏方,用生箭芪一两,当归四钱,升麻二钱,煎服,须臾即能言语。翌晨,舁至院中,诊其脉沉迟微弱,其呼吸仍觉气短,遂用原方减升麻之半,又加山药、知母各三钱,柴胡、桔梗各钱半(此方去山药,即拙拟升陷汤,载处方编中四卷专治大气下陷)连服数剂痊愈。按:此证脉迟而仍用知母者,因大气下陷之脉,大抵皆迟,非因寒凉而迟也。用知母以济黄芪之热,则药性和平,始能久服无弊。(《医学衷中参西录·黄芪解》)

一人,年五十余。大怒之后,下痢月余始愈。自此胸中常觉满闷,饮食不能消化。数次延医服药,不外通利气分之品,即间有温补脾胃者,亦必杂以破气之药,愈服病愈增重。后愚诊视,其脉沉细微弱,至数甚迟。询其心中,常有觉凉之时,知其胸中大气下陷,兼上焦阳分虚损也。遂投以此汤(回阳升陷汤:生黄芪八钱、干姜六钱、当归身四钱、桂枝尖三钱、甘草一钱。主治心肺阳虚,大气又下陷者。编者注),十剂痊愈。后因怒病又反复,医者即愚方加厚朴二钱,服后少腹下坠作疼,彻夜不能寐,复求为诊治,仍投以原方而愈。(《医学衷中参西录·治大气下陷方·回阳升陷汤》)

(八)癥瘕

一少女,年十五。脐下左边起一癥瘕,沉沉下坠作疼,上连腰际,亦下坠作疼楚,时发呻吟。剧进常觉小便不通,而非不通也。诊其脉,细小而沉。询其得病之由,言因小便不利,便时努力过甚,其初腰际坠疼,后遂结此癥瘕。其方结时,揉之犹软,今已五阅月,其患处愈坚结。每日晚四点钟,疼即增重,至早四点钟,又渐觉轻。愚闻此病因,再以脉象参之,知其小便时努力过甚,上焦之气陷至下焦而郁结也。遂治以理郁升陷汤(生黄芪六钱、知母三钱、当归身三钱、桂枝尖一钱半、柴胡钱半、乳香三钱、没药三钱。编者注),方中乳香、没药皆改用四钱,又加丹参三钱、升麻钱半,二剂而坠与疼皆愈。遂去升麻,用药汁送服朱血竭末钱许,连服数剂,癥瘕亦消。(《医学衷中参西录·治大气下陷方·理郁升陷汤》)

(九)痿证

门人张甲升曾治一人,年三十余。于季冬负重贸易,日行百余里,歇息时,又屡坐寒地。后觉腿疼,不能行步,浸至卧床不能动转,周身筋骨似皆痿废,服诸药皆不效。甲升治以加味补血汤(加味补血汤:生箭芪一两、当归五钱、龙眼肉五钱、丹参三钱、明乳香三钱、明没药三钱、甘松二钱,真鹿角胶三钱,另炖同服。久服此汤当愈。编者注),将方中乳香、没药皆改用六钱,又加净萸肉一两。数剂后,腿即不疼。又服十余剂,遂痊愈。按:加味补血汤,原治内中风之气血两亏者,而略为变通,即治腿疼如此效验,可谓善用成方者矣(《医学衷中参西录·山萸肉解》也录有本案:寿田之侄甲升,从愚学医。曾治一人,年三十余,于季冬负重贸易,日行百里,歇息时又屡坐寒地,后觉腿疼不能行步,浸至卧床不能转侧,周身筋骨似皆痿废,延医调治罔效。甲升治以曲直汤,方中当归丹参、乳香、没药皆改用四钱,去知母,加黄芪一两,服至五剂后,腿即不疼,又服十余剂痊愈。编者注)。(《医学衷中参西录·治内外中风方·加味补血汤》)

(十)痹证

湖北医兵张某,患历节风证,西医名偻麻质斯,服其药年余无效,步履艰难,天未凉即着皮裤。诊其脉,浮数有力,知为经络虚而有热之象。遂用痿废门加味黄芪五物汤(生箭芪一两、于术五钱、当归五钱、桂枝尖三钱、秦艽三钱、广陈皮三钱、生杭芍五钱、生姜五片。编者注),遵嘱热者加知母又加生薏米、鲜桑枝、牛膝、木通。服一剂觉轻减,三剂离杖,五剂痊愈。近年用此方治痛风、历节证,愈者甚多。若无热者,即用书中原方,亦甚效验。(《医学衷中参西录·宗弟相臣来函》)

(十一)腿痛

一室女腿疼,几不能步,治以拙拟健运汤(生黄芪六钱、野台参三钱、当归三钱、寸麦冬三钱、知母三钱、生明乳香三钱、生明没药三钱、莪术一钱、三棱一钱。主治腿疼、臂疼因气虚者。亦治腰疼。编者注)而愈。次年旧病复发,又兼腰疼,再服前方(指健运汤,编者注)不效。诊其脉,右关甚濡弱,询其饮食减少,为制此汤(振中汤:炒白术六钱、当归身二钱、陈皮二钱、厚朴钱半、生明乳香钱半、生明没药钱半。编者注),数剂,饮食加多,二十剂后,腰疼腿疼皆愈。盖此方重用白术以健补脾胃,脾胃健则气化自能旁达。且白术主风寒湿痹,《神农本草经》原有明文,又辅以通活气血之药,不惟风寒湿痹开,而气血之痹而作疼者,亦自开也。(《医学衷中参西录·治气血郁滞肢体疼痛方·振中汤》)

(十二)月经淋漓不断

本庄黄氏妇,年过四旬,因行经下血不止,彼时愚甫弱冠,为近在比邻,延为诊视,投以寻常治血崩之药不效,病势浸至垂危。后延邻村宿医高鲁轩,投以傅青主女科中治老妇血崩方,一剂而愈。其方系黄芪、当归各一两,桑叶十四片,煎汤送服三七细末三钱。后愚用此方治少年女子血崩亦效,惟心中觉热,或脉象有热者,宜加生地黄一两。(《医学衷中参西录·三七解》)

(十三)痛经

尝治一妇,每当行经之时腰疼殊甚,诊其脉气分甚虚,于四物汤中加黄芪八钱,服数剂而疼愈。(《医学衷中参西录·肢体疼痛门·腰疼》)

又治一妇人行经腰疼且兼腹疼,其脉有涩象,知其血分瘀也。治以当归、生鸡内金各三钱,生明没药、生五灵脂、生箭芪、天花粉各四钱,连服数剂痊愈。(《医学衷中参西录·论腰疼治法》)

(十四)倒经

至于妇女倒经之证,每至行经之期,其血不下行而上逆作吐衄者,宜治以四物汤(当归、地黄、芍药、川芎。编者注)去川芎,加怀牛膝、生赭石细末,先期连服数剂可愈。然其证亦间有因气陷者,临证时又宜细察。曾治一室女吐血,及一少妇衄血,皆系倒行经证,其脉皆微弱无力,气短不足以息,少腹时有气下堕,皆治以他止血之药不效,后再三斟酌,皆投以升陷汤(生黄芪六钱、知母三钱、柴胡一钱五分、桔梗一钱五分、升麻一钱。编者注),先期连服,数日痊愈。总之,吐衄之证,大抵皆因热而气逆,其因凉气逆者极少,即兼冲气肝气冲逆,亦皆挟热,若至因气下陷致吐衄者,不过千中之一二耳。(《医学衷中参西录·论吐血、衄血之原因及治法》)

家族婶有下血证,医治十余年,时愈时发,终未除根。民国十五年六月,病又作,请为诊视。治以《傅青主女科》治老妇血崩方(生黄芪、当归身酒洗各一两,桑叶十四片,三七细末三钱药汤送服。编者注),遵师训加生地黄一两,一服即愈。(《医学衷中参西录·孙香荪来函》)

(十五)带下病

邑北境大仁村刘氏妇,年二十余,身体羸弱,心中常觉寒凉,下白带甚剧,屡治不效,脉甚细弱,左部尤甚。投以生黄芪、生牡蛎各八钱,干姜、白术、当归各四钱,甘草二钱,数剂痊愈。盖此证因肝气太虚,肝中所寄之相火亦虚,因而气化下陷,湿寒下注而为白带。故重用黄芪以补肝气,干姜以助相火,白术扶土以胜湿,牡蛎收涩以固下,更加以当归之温滑,与黄芪并用,则气血双补,且不至有收涩太过之弊在下者引而竭之,甘草之甘缓,与干姜并用,则热力绵长,又不至有过热僭上之患,所以服之有捷效也。(《医学衷中参西录·黄芪解》)

(十六)产后癃闭

又邻村李边务庄李晶波之夫人,产后小便不利,请人询方,俾用生化汤加白芍治之不效。复来询方,言时或恶心呕吐,小便可通少许,恍悟此必因产时努力太过,或撑挤太甚,以致胞系了戾,是以小便不通,恶心呕吐,则气机上逆,胞系有提转之势,故小便可以稍通也。为拟方用生黄芪五钱,当归四钱,升麻、柴胡各二钱,煎汤服一剂而愈。此因黄芪协同升、柴,大能升举气化,胞系之了戾者,可因气化升举而转正也。(《医学衷中参西录·黄芪解》)

一妇人,产后小便不利,遣人询方。俾用生化汤加白芍,治之不效,复来询方。言有时恶心呕吐,小便可通少许。愚恍悟曰,此必因产时努力太过,或撑挤太甚,以致胞系了戾,是以小便不通。恶心呕吐,则气机上逆,胞系有提转之势,故小便可以稍通也。遂为拟此汤(升麻黄芪汤:生黄芪五钱、当归四钱、升麻二钱、柴胡二钱。编者注),一剂而愈。三焦之气化不升则不降。小便不利者,往往因气化下陷,郁于下焦,滞其升降流行之机也。故用一切利小便之药不效,而投以升提之药恒多奇效。是以拙拟此汤,不但能治转胞,并能治小便癃闭也。(《医学衷中参西录·治癃闭方·升麻黄芪汤》)

(十七)阴挺

一室女,年十五。因胸中大气下陷,二便觉常下坠,而小便尤甚。乃误认为小便不通,努力强便,阴中忽坠下一物,其形如桃,微露其尖,牵引腰际下坠作疼,夜间尤甚,剧时号呼不止。投以理郁升陷汤(生黄芪六钱、知母三钱、当归身三钱、桂枝尖一钱半、柴胡钱半、乳香不去油三钱、没药不去油三钱。主治胸中大气下陷,又兼气分郁结,经络湮淤者。编者注),将升麻加倍,二剂疼止,十剂后,其物全消。盖理郁升陷汤,原与升肝舒郁汤相似也。(《医学衷中参西录·治女科方·升肝舒郁汤》)

(十八)疮疡

邻村迟某,年四十许,当上脘处发疮,大如核桃,破后调治三年不愈。疮口大如钱,自内溃烂,循胁渐至背后,每日自背后排挤至疮口流出脓水若干。求治于愚,自言患此疮后三年未尝安枕,强卧片时,即觉有气起自下焦,上逆冲心。愚曰:"此即子疮之病根也。"俾用生芡实一两,煮浓汁送服生赭石细末五钱,遂可安卧。

又服数次,彻夜稳睡。盖气上逆者乃冲气之上冲,用赭石以镇之,芡实以敛之,冲气自安其宅也。继用三期四卷活络效灵丹(当归、丹参、乳香、没药各五钱),加生黄芪、生赭石各三钱煎服,日进一剂,半月痊愈(《医学衷中参西录·治喘息方·参赭镇气汤》也录有本方。编者注)。(《医学衷中参西录·赭石解》)

(十九)破伤风

表侄高淑言之族人,被人用枪弹击透手心,中风抽掣,牙关紧闭。自牙缝灌药无效,势已垂危。从前,其庄有因破伤预防中风,服此方(加味玉屏风散:生箭芪一两、白术八钱、当归六钱、桂枝尖钱半、防风钱半、黄蜡三钱、生白矾一钱。编者注)者,淑言见而录之。至此,淑言将此方授族人,一剂而愈。(《医学衷中参西录·治内外中风方·加味玉屏风散》)

又一人,被伤后,因房事不戒,中风抽掣,服药不效。友人毛仙阁治之,亦投以此汤(加味玉屏风散:生箭芪一两、白术八钱、当归六钱、桂枝尖钱半、防风钱半、黄蜡三钱、生白矾一钱。编者注)而愈。(《医学衷中参西录·治内外中风方·加味玉屏风散》)

芍药—甘草

一、配伍解读

甘草性微温,其味至甘,得土气最全。万物由土而生,复归土而化,故能解一切毒性。甘者主和,故有调和脾胃之功,甘者主缓,故虽补脾胃而实非峻补。炙用则补力较大,是以方书谓胀满证忌之。若轧末生服,转能通利二便,消胀除满。若治疮疡亦宜生用,或用生煮煎服亦可。……与芍药同用,能育阴缓中止疼,仲景有甘草芍药汤。(《医学衷中参西录·甘草解》)

芍药与甘草并用,为甘草芍药汤,仲师用之以复真阴,而芍药亦善利小便,甘草亦善补大便。(《医学衷中参西录·温病门·温病兼气虚气郁》)

用甘草、白芍者,取其甘苦化合,大有益于脾胃,兼能滋补阴分也。……又陈修园曰:芍药苦平破滞,本泻药非补药也。若与甘草同用,则为滋阴之品(《医学衷中参西录·治喘息方·滋培汤》)

芍药而得大枣、甘草之甘苦化合,可恃之以滋周身之阴液。(《医学衷中参西录·治伤寒方·加味桂枝代粥汤》)

芍药、甘草甘苦化阴,合之柿霜之凉润多液,均为养阴之妙品。(《医学衷中参西录·治喘息方·薯蓣纳气汤》)

用白芍者,因肝为肺之对宫,肺金虚损,不能清肃下行以镇肝木,则肝火恒恣横而上逆,故加芍药以敛戢其火。且芍药与甘草同用,甘苦化合味近人参,即功近人参,而又为补肺之品也。(《医学衷中参西录·治阴虚劳热方·参麦汤》)

况甘草与芍药并用,甘苦化合味同人参,能双补气血则生肌

之功愈速也。(《医学衷中参西录·治疮科方·内托生肌散》)

或问:药之健脾胃者,多不能滋阴分,能滋阴分者,多不能健脾胃,此方(滋培汤。编者注)中芍药、甘草同用,何以谓能兼此二长?答曰:《本经》谓芍药味苦,后世本草谓芍药味酸。究之,芍药之味苦酸皆有。陈修园笃信《本经》谓芍药但苦不酸。然嚼服芍药钱许,恒至齼齿,兼有酸味可知。若取其苦味与甘草相合,有甘苦化阴之妙甘苦化阴说始于叶天士,故能滋阴分。若取其酸味与甘草相合,有甲己化土之妙甲木味酸,己土味甘,故能益脾胃。此皆取其化出之性以为用也。又陈修园曰:芍药苦平破滞,本泻药非补药也。若与甘草同用,则为滋阴之品。(《医学衷中参西录·治喘息方·滋培汤》)

用白芍者,《伤寒论》诸方,腹疼必加芍药协同甘草,亦燮理阴阳之妙品。(《医学衷中参西录·治痢方·燮理汤》)

(芍药)惟力近和缓,必重用之始能建功。为其味酸,故能入肝以生肝血;为其味苦,故能入胆而益胆汁;为其味酸而兼苦,且又性凉,又善泻肝胆之热,以除痢疾后重痢后重者,皆因肝胆之火下迫,疗目疾肿疼肝开窍于目。(《医学衷中参西录·芍药解》)

二、功效主治

补肺益脾,滋阴养血,燮理阴阳,调和气血。主治温病、发热、咳嗽、喘证、神昏、腹痛、泄泻、痢疾、头痛、水肿、血证、汗证、肌肤麻痹等病证。

三、代表方剂

(一)通变白虎加人参汤

[组成] 生石膏捣细,二两 生杭芍八钱 生山药六钱 人参用野党参按此分量、若辽东真野参宜减半、至高丽参则断不可用,五钱 甘草二钱

[主治] 治下痢,或赤、或白、或赤白参半,下重腹疼,周身发

热,服凉药而热不休,脉象确有实热者。

[用法] 上五味,用水四盅,煎取清汤两盅,分两次温饮之。

[方论] 此方,即《伤寒论》白虎加人参汤,以芍药代知母、山药代粳米也。痢疾身热不休,服清火药而热亦不休者,方书多诿为不治。夫治果对证,其热焉有不休之理?此乃因痢证夹杂外感,其外感之热邪,随痢深陷,永无出路,以致痢为热邪所助,日甚一日而永无愈期。惟治以此汤,以人参助石膏,能使深陷之邪,徐徐上升外散,消解无余。加以芍药、甘草以理下重腹疼,山药以滋阴固下,连服数剂,无不热退而痢愈者。按:外感之热已入阳明胃腑,当治以苦寒,若白虎汤、承气汤是也。若治以甘寒,其病亦可暂愈,而恒将余邪锢留胃中,变为骨蒸劳热,永久不愈《世补斋医书》论之甚详。石膏虽非苦寒,其性寒而能散若煅用之则敛矣,故石膏不可煅用且无汁浆,迥与甘寒粘泥者不同。而白虎汤中,又必佐以苦寒之知母,即此汤中,亦必佐以芍药,芍药亦味苦《本经》微寒之品,且能通利小便。故以佐石膏,可以消解阳明之热而无余也。(《医学衷中参西录·治痢方》)

(二)更定小青龙汤

[组成] 麻黄二钱　生杭芍三钱　干姜一钱　甘草钱半　桂枝尖二钱　清半夏二钱　五味子钱半　细辛一钱

[功效] 辛温解表,蠲痰祛饮。

[主治] 《伤寒论》曰:伤寒表不解,心下有水气,干呕,发热而咳,或渴,或利,或噎,或小便不利、少腹满,或喘者,小青龙汤主之。

[方论] 此后世方书所载小青龙汤分量,而愚略为加减也。(《医学衷中参西录·治伤寒方·小青龙汤解》)

(三)化滞汤

[组成] 生杭芍一两　当归五钱　山楂六钱　莱菔子炒、捣,五钱　甘草二钱　生姜二钱

[功效] 补血活血,缓急止痛。

[主治]　治下痢赤白，腹疼，里急后重初起者。

[加减]　若身形壮实者，可加大黄、朴硝各三钱下之。(《医学衷中参西录·治痢方·化滞汤》)

(四)解毒生化丹

[组成]　金银花一两　生杭芍六钱　粉甘草三钱　三七捣细，二钱　鸭蛋子去皮、拣成实者，六十粒

[用法]　上药五味，先将三七、鸭蛋子，用白砂糖化水送服。次将余药煎汤服。病重者，一日须服两剂始能见效。

[功效]　清热解毒，行血止痛。

[主治]　治痢久郁热生毒，肠中腐烂，时时切疼，后重，所下多似烂炙，且有腐败之臭。

[方论]　此证，乃痢之最重者。若初起之时，气血未亏，用拙拟化滞汤(生杭芍、当归、山楂、莱菔子、甘草、生姜。编者注)，或加大黄、朴硝下之即愈。

若未痊愈，继服燮理汤(山药、金银花、杭芍、牛蒡子、甘草、黄连、肉桂，编者注)数剂，亦可痊愈。若失治迁延日久，气血两亏，浸至肠中腐烂，生机日减，致所下之物，色臭皆腐败，非前二方所能愈矣。此方则重在化腐生肌，以救肠中之腐烂，故服之能建奇效也。(《医学衷中参西录·治痢方·解毒生化丹》)

(五)燮理汤

[组成]　生山药八钱　金银花五钱　生杭芍六钱　牛蒡子炒、捣，二钱　甘草二钱　黄连钱半　肉桂去粗皮，将药煎至数十沸再入，一钱半

[主治]　治下痢服前药未痊愈者。若下痢已数日，亦可径服此汤。又治噤口痢。单赤痢加生地榆二钱，单白痢加生姜二钱，血痢加鸭蛋子二十粒去皮，药汁送服。

[方论]　痢证古称滞下，所谓滞下者，诚以寒火凝结下焦，瘀为脓血，留滞不下，而寒火交战之力又逼迫之，以使之下也。故方中黄连以治其火，肉桂以治其寒，二药等分并用，阴阳燮理于顷刻

矣。用白芍者，《伤寒论》诸方，腹疼必加芍药协同甘草，亦燮理阴阳之妙品。且痢证之噤口不食者，必是胆火逆冲胃口，后重里急者，必是肝火下迫大肠，白芍能泻肝胆之火，故能治之。矧肝主藏血，肝胆火戢，则脓血自敛也。用山药者，滞下久则阴分必亏，山药之多液，可滋脏腑之真阴。且滞下久，则气化不固，山药之收涩，更能固下焦之气化也。又白芍善利小便，自小便以泻寒火之凝结。牛蒡能通大便，自大便以泻寒火之凝结。金银花与甘草同用，善解热毒，可预防肠中之溃烂。单白痢则病在气分，故加生姜以行气。单赤痢则病在血分，故加生地榆以凉血。至痢中多带鲜血，其血分为尤热矣，故加鸭蛋子，以大清血分之热。拙拟此方以来，岁遇患痢者不知凡几，投以此汤，即至剧者，连服数剂亦必见效。……或问：以此汤治痢，虽在数日之后，或服化滞汤之后，而此时痢邪犹盛，遽重用山药补之，独无留邪之患乎？答曰：山药虽饶有补力，而性略迟钝，与参、芪之迅速者不同。在此方中，虽与诸药同服，约必俟诸药之凉者、热者、通者、利者，将痢邪消融殆尽，而后大发其补性，以从容培养于诸药之后，俾邪去而正已复，此乃完全之策，又何至留邪乎？且山药与芍药并用，大能泻上焦之虚热，与痢之噤口者尤宜。是以愚用此汤，遇痢之挟虚与年迈者，山药恒用至一两，或至一两强也。（《医学衷中参西录·治痢方·燮理汤》）

(六)滋阴清胃汤

[组成]　玄参两半　当归三钱　生杭芍四钱　甘草钱半　茅根二钱

[功效]　清热滋阴，养血活血。

[主治]　治产后温病，阳明腑实，表里俱热者。（《医学衷中参西录·治女科方·滋阴清胃汤》）

(七)资生通脉汤

[组成]　白术炒，三钱　生怀山药一两　生鸡内金黄色的，二钱　龙眼肉六钱　山萸肉去净核，四钱　枸杞果四钱　玄参三钱　生

杭芍三钱　桃仁二钱　红花钱半　甘草二钱

[**功效**]　益气养血,活血通络。

[**主治**]　治室女月闭血枯,饮食减少,灼热咳嗽。

[**加减**]　灼热不退者,加生地黄六钱或至一两。咳嗽者,加川贝母三钱,米壳二钱嗽止去之。泄泻者,去玄参,加熟地黄一两,云苓片二钱,或更酌将白术加重。服后泻仍不止者,可于服药之外,用生怀山药细末煮粥,掺入捻碎熟鸡子黄数枚,用作点心,日服两次,泻止后停服。大便干燥者,加当归、阿胶各数钱。小便不利者,加生车前子三钱袋装,地肤子二钱或将芍药善治阴虚小便不利加重。肝气郁者,加生麦芽三钱,川芎、莪术各一钱。汗多者,将萸肉改用六钱,再加生龙骨、生牡蛎各六钱。

[**方论**]　室女月闭血枯,服药愈者甚少,非其病难治,实因治之不得其法也。《内经》谓:"二阳之病发心脾,有不得隐曲,在女子为不月。"夫二阳者,阳明胃腑也。胃腑有病,不能消化饮食,推其病之所发,在于心脾。又推其心脾病之所发,在于有不得隐曲凡不能自如者,皆为不得隐曲。盖心主神,脾主思,人有不得隐曲,其神思郁结,胃腑必减少酸汁化食赖酸汁,欢喜则酸汁生者多,忧思则酸汁生者少,不能消化饮食以生血液,所以在女子为不月也。夫女子不月,即由于胃腑有病,不能消化饮食。治之者,自当调其脾胃,使之多进饮食,以为生血之根本。故方中用白术以健胃之阳,使之腼动有力饮食之消亦仗胃有腼动。山药、龙眼肉以滋胃之阴,俾其酸汁多生。鸡内金原含有酸汁,且能运化诸补药之力,使之补而不滞。血虚者必多灼热,故用玄参、芍药以退热。又血虚者,其肝肾必虚,故用萸肉、枸杞以补其肝肾。甘草为补脾胃之正药,与方中萸肉并用,更有酸甘化阴之妙。桃仁、红花为破血之要品,方中少用之,非取其破血,欲藉之以活血脉通经络也。至方后附载因证加减诸药,不过粗陈梗概,至于证之变更多端,尤贵临证者,因时制宜耳。(《医学衷中参西录·治女科方·资生通脉汤》)

《内经》谓:"女子二七天癸至。"所谓二七者,十四岁也。然必足年足月十四岁,是则室女月信之通,当在年十五矣。若是年至十五月信不通,即当预为之防。宜用整条生怀山药,轧细过罗,每用一两或八钱,煮作茶汤,调以蔗糖令适口,以之送服生鸡内金细末五分许,当点心用之,日两次,久则月信自然通下。此因山药善养血,鸡内金善通血也。若至因月信不通,饮食减少,渐觉灼热者,亦可治以此方,鸡内金末宜多用至一钱,服茶汤后再嚼服天冬二三钱。(《医学衷中参西录·论室女干病治法》)

四、临证医案

(一)温病

癸巳秋,应试都门,曾在一部郎家饮酒,其家有女仆年三十许,得温病十余日,势至垂危。将异于外。同座贾佩卿谓愚知医,主家延为诊视。其证昼夜泄泻,昏不知人,呼之不应,其脉数至七至,按之即无。遂用熟地黄二两,生山药、生杭芍各一两,甘草三钱,煎汤一大碗,趁温徐徐灌之,尽剂而愈。(《医学衷中参西录·地黄解》《医学衷中参西录·治伤寒温病同用方》)

(二)发热

一童子年十五六岁,于季春得温病,经医调治,八九日间大热已退,而心犹发热,怔忡莫支,小便不利,大便滑泻,脉象虚数,仍似外邪未净,为疏方用生杭芍二两,炙甘草一两半,煎汤一大碗,徐徐温饮下,尽剂而愈。夫《本经》谓芍药益气,元素谓其止泻利,即此案观之洵不误也。然必以炙草辅之,其功效乃益显。按:此证原宜用拙拟滋阴清燥汤,原有芍药六钱,甘草三钱,又加生怀山药、滑石各一两,而当时其方犹未拟出,但投以芍药、甘草,幸亦随手奏效。二方之中,其甘草一生用一炙用者,因一则少用之以为辅佐品,借以调和药之性味,是以生用;一则多用之至两半,借其补益之力以止滑泻,是以炙用,且《伤寒论》原有芍药甘草汤为育阴之妙品,方中芍药、甘草各四两,其甘草亦系炙用也。(《医学衷

中参西录·芍药解》)

(三)咳嗽

又津埠三条石宋氏妇，年将四旬，身体羸弱，前二年即咳嗽吐痰，因不以为事未尝调治。今春证浸加剧，屡次服药无效。诊其脉，左部弦细，右部微弱，数近六至。咳嗽，吐痰白色，气腥臭，喘促自汗，午后发热，夜间尤甚，胸膈满闷，饮食减少，大便秘结，知其已成劳瘵而兼肺病也。从前所服药十余纸，但以止嗽药治其肺病，而不知子虚补母之义，所以无效。为疏方用《衷中参西录》首方资生汤加减，生山药八钱，玄参、大生地、净萸肉各六钱，生牡蛎、生杭芍、生赭石各四钱，于术、生鸡内金、甘草各二钱。煎服二剂，汗止喘轻，发热咳嗽稍愈，遂将前方去牡蛎，加蒌仁、地骨皮各三钱，山药改用一两，赭石改用六钱。连服十剂，诸病皆愈，为善后计，俾用《衷中参西录》泄泻门薯蓣粥方，用生山药细末八钱煮粥，调白糖服之，早晚各一次。后月余，与介绍人晤面，言此时宋氏妇饮食甚多，身体较前健壮多矣。然此病本不易治，故服他医之药数十剂，寸效不见。乃病者喘逆迫促，竟能重用赭石以镇安其气，何用药之奇而奏效之捷也。燕杰答曰："余得名师傅授耳。"介绍人似未遽信，因为详细述之，乃大叹服。(《医学衷中参西录·相臣哲嗣毅武来函》)

(四)喘证

又，长男荫潮治邻庄张马村曲姓叟，年六十余，外感痰喘，十余日不能卧。医者投以小青龙汤两剂，病益加剧脉有热而不敢多加生石膏者其病必加剧。荫潮视之，其脉搏一息六至，上焦烦躁，舌上白苔满布，每日大便两三次，然非滑泻。审证论脉，似难挽回。而荫潮仍投以小青龙汤(麻黄去节三两、芍药三两、细辛三两、干姜三两、甘草三两、桂枝去皮三两、五味子半升、半夏汤洗半升。编者注)，去麻黄，加杏仁，又加野台参三钱，生龙骨、生牡蛎各五钱，生石膏一两半。一剂病愈强半，又服一剂痊愈。(《医学衷中参西录·用小青龙汤治外感痰喘之经过及变通之法》)

(五)神昏

一少年,素伤于烟色。夏月感冒时气,心中发热,因多食西瓜,遂下利清谷,上焦烦躁异常。急迎愚诊视,及至已昏不知人。其脉上盛下虚,摇摇无根,数至六至。为疏方用附子钱半,干姜二钱,炙甘草三钱,人参四钱,葱白五寸,生芍药五钱,又加龙骨、牡蛎、玄参各四钱。煎汤一大盅,顿饮之。须臾苏醒,下利与烦躁皆愈(《医学衷中参西录·论伤寒温病神昏谵语之原因及治法》也录有本案。编者注)。(《医学衷中参西录·治伤寒温病同用方·仙露汤》)

(六)腹痛

奉天陈某,年四十余,自正月中旬,觉心中发热懒食,延至暮春,其热益甚,常常腹疼,时或泄泻,其脉右部弦硬异常,按之甚实,舌苔微黄。知系外感伏邪,因春萌动,传入胃腑,久而化热,而肝木复乘时令之旺以侮克胃土,是以腹疼且泄泻也。其脉象不为洪实而现弦硬之象者,因胃土受侮,亦从肝木之化也。为疏方用生杭芍、生怀山药、滑石、玄参各一两,甘草、连翘各三钱,煎服一剂,热与腹疼皆愈强半,可以进食,自服药后大便犹下两次。诊其脉象已近和平,遂将方中芍药、滑石、玄参各减半,又服一剂痊愈。(《医学衷中参西录·芍药解》)

(七)泄泻

一媪,年近七旬,素患漫肿。为调治月余,肿虽就愈,而身体未复。忽于季春得温病,上焦烦热,病家自剖鲜地骨皮,煮汁饮之稍愈,又饮数次,遂滑泻不止,而烦热益甚。其脉浮滑而数,重诊无力。病家因病者年高,又素有疾病,加以上焦烦热,下焦滑泻,惴惴惟恐不愈,而愚毅然以为可治。投以滋阴宣解汤(滑石一两、甘草三钱、连翘三钱、蝉蜕去足土三钱、生杭芍四钱、生山药一两。编者注),一剂泻止,烦热亦觉轻。继用拙拟白虎加人参以山药代粳米汤,煎汁一大碗,一次只温饮一大口,防其再滑泻也。尽剂而愈。(《医学衷中参西录·治温病方·滋阴宣解汤》)

一童子年十四五,伤寒已过旬日,大便滑泻不止,心中怔忡异常,似有不能支持之状。脉至七至,按之不实。医者辞不治。投以熟地、生山药、生杭芍各一两,滑石八钱,甘草五钱。煎汤一大碗,徐徐温饮下,亦尽剂而愈(《医学衷中参西录·治伤寒温病同用方·白虎加人参以山药代粳米汤》也录有本案。编者注)。(《医学衷中参西录·治伤寒温病同用方》)

(八)痢疾

表弟刘昌绪,年二十四岁,于中秋下痢,脓血稠黏,一日十五六次,腹疼后重甚剧。治以化滞汤,连服两剂,下痢次数似少减,而后重腹疼如旧。细诊其脉,尺部重按甚实,疑其肠有结粪,投以小承气汤加生杭芍数钱,下燥粪长约四寸,后重腹疼顿愈十之八九。再与以化滞汤(生杭芍一两、当归五钱、山楂六钱、莱菔子五钱、甘草二钱、生姜二钱,主治痢疾。编者注)一剂,病若失。(《医学衷中参西录·论痢证治法》)

邻村武生李佐廷,年五旬,素有嗜好,身形羸弱。当霍乱盛行之时,忽然腹中觉疼,恶心呕吐,下利脓血,惧甚,以为必是霍乱证。诊其脉,毫无闭塞之象,惟弦数无力,左关稍实,遂晓之曰:"此非霍乱,乃下焦寒火交迫,致腹中作疼下脓血,上焦虚热壅滞,故恶心呕吐,实系痢证之剧者。"遂投以生杭芍六钱,竹茹、清半夏各三钱,甘草、生姜各二钱。一剂呕吐即愈,腹疼亦轻,而痢犹不愈,不思饮食。俾但用鸦胆子仁二十五粒,一日服两次,白糖水送下,病若失。(《医学衷中参西录·论痢证治法》)

一妇人,年五十许,素吸鸦片。又当恼怒之余,初患赤痢,滞下无度。因治疗失宜,渐至血液腐败,间如烂炙,恶心懒食,少腹切疼。其脉洪数,纯是热象。亦治以此汤(解毒生化丹:金银花一两、生杭芍六钱、粉甘草三钱、三七捣细二钱、鸭蛋子去皮拣成实者六十粒。编者注),加知母、白头翁各四钱,煎汤服。又另取鸭蛋子六十粒、三七二钱,送服。每日如此服药两次,三日痊愈。(《医学衷中参西录·治痢方·解毒生化丹》)

(九)头痛

天津于氏所娶新妇,过门旬余,忽然头疼。医者疑其受风,投以发表之剂,其疼陡剧,号呼不止。延愚为之诊视。其脉弦硬而长,左部尤甚。知其肝胆之火上冲过甚也。遂投以镇肝熄风汤(怀牛膝一两、生代赭石一两、生龙骨五钱、生牡蛎五钱、生龟板五钱、生白芍五钱、玄参五钱、天门冬五钱、川楝子二钱、生麦芽二钱、茵陈二钱、甘草一钱半。编者注),加龙胆草三钱,以泻其肝胆之火。一剂病愈强半,又服两剂,头已不疼,而脉象仍然有力。遂去龙胆草,加生地黄六钱,又服数剂,脉象如常,遂将药停服。(《医学衷中参西录·治内外中风方》)

一高等检察厅科员,近年五旬,因处境不顺,兼办稿件劳碌,渐觉头疼,日浸加剧,服药无效,遂入西人医院。治旬日,头疼不减,转添目疼。又越数日,两目生翳,视物不明,来院求为诊治。其脉左部洪长有力,自言脑疼彻目,目疼彻脑,且时觉眩晕,难堪之情莫可名状。脉证合参,知系肝胆之火挟气血上冲脑部,脑中血管因受冲激而膨胀,故作疼;目系连脑,脑中血管膨胀不已,故目疼生翳,目眩晕也。因晓之曰:"此脑充血证也。深考此证之原因,脑疼为目疼之根;而肝胆之火挟气血上冲,又为脑疼之根。欲治此证,当清火、平肝、引血下行,头疼愈而目疼、生翳及眩晕自不难调治矣。"遂为疏方用:怀牛膝一两,生杭芍、生龙骨、生牡蛎、生赭石各六钱,玄参、川楝子各四钱,龙胆草三钱,甘草二钱。磨取铁锈浓水煎药。服一剂,觉头目之疼顿减,眩晕已无。即方略为加减,又服两剂,头疼、目疼痊愈,视物亦较真。其目翳原系外障,须兼外治之法,为制磨翳药水一瓶,日点眼上五六次,徐徐将翳尽消。(《医学衷中参西录·论脑充血之原因及治法》)

(十)水肿

邻村霍氏妇,周身漫肿,腹胀小便不利,医者治以五皮饮不效。其脉数而有力,心中常觉发热,知其阴分亏损,阳分又偏盛也。为疏方用生杭芍两半,玄参、滑石、地肤子、甘草各三钱,煎服

一剂即见效验,后即方略为加减,连服数剂痊愈。(《医学衷中参西录·芍药解》)

(十一)血证

一少年,仲春吐血,为调方治愈。次年仲春病又反复,其脉象弦硬,左部又弦硬而长。知系肝木承旺过于上升,而血亦随之上升也。遂用广三七细末三钱,掺以醋酸铅十分瓦之三,俾分作三次服,再用生杭芍八钱,甘草三钱,煎汤送下。服药二日,其血即止。又为开柔肝滋阴药,俾再服数剂,以善其后,至今三年病未反复。(《医学衷中参西录·醋酸铅》)

山药—黄芪

一、配伍解读

黄芪以补肺之阳，山药以滋肺之阴。（《医学衷中参西录·石膏解》）

今仅取黄芪、石膏、茅根之清汁，而调以山药、甘草之末与蜜，以成膏者何也？答曰：古人煎药，皆有火候，及药之宜先入、后入，或浸水掺入，及药之宜汤、宜膏、宜丸、宜散之区别，然今人不讲久矣。如此方黄芪、茅根过炼，则宣通之力微，石膏过炼，则清凉之力减，此三味所以不宜熬膏也。然扰恐药入胃之后，由中焦而直趋下焦，其力不能灌注于肺，故加山药、蜂蜜之润而黏，甘草之和而缓者，调入成膏。使人服之，能留恋胃中不速下，俾其由胃输脾，由脾达肺也。（《医学衷中参西录·治肺病方·黄芪膏》）

二、功效主治

补肺健脾益肾，益气养阴，止咳平喘。主治喘证、肺痈、胃脘痛、胁痛、癥瘕、白浊、血证、虚损、消渴、月经未来、月经量多等病症。

三、代表方剂

（一）十全育真汤

［组成］　野台参四钱　生黄芪四钱　生山药四钱　知母四钱　玄参四钱　生龙骨捣细，四钱　生牡蛎捣细，四钱　丹参二钱　三棱钱半　莪术钱半

［加减］　气分虚甚者，去三棱、莪术，加生鸡内金三钱；喘者，

倍山药,加牛蒡子三钱;汗多者,以白术骨、牡蛎、萸肉各一两煎服,不过两剂其汗即止。汗止后再服原方。若先冷后热而汗出者,其脉或更兼微弱不起,多系胸中大气下陷,细阅拙拟升陷汤后跋语,自知治法。

[主治] 虚劳,脉弦、数细、微,肌肤甲错,形体羸瘦,饮食不壮筋力,或自汗,或咳逆,或喘促,或寒热不时,或多梦纷纭,精气不固。

[方论] 若拙拟十全育真汤,实兼治虚劳门诸证。如方中用黄芪以补气,而即用人参以培元气之根本。用知母以滋阴,而即用山药、元参以壮真阴之渊源。用三棱、莪术以消瘀血,而即用丹参以化瘀血之渣滓。至龙骨、牡蛎,若取其收涩之性,能助黄芪以固元气;若取其凉润之性,能助知母以滋真阴;若取其开通之性《神农本草经》龙骨主癥瘕,后世本草亦谓牡蛎消血,又能助三棱、莪术以消融瘀滞也。至于疗肺虚之咳逆、肾虚之喘促,山药最良。治多梦之纷纭,虚汗之淋漓,龙骨、牡蛎尤胜。此方中意也,以寻常药饵十味,汇集成方,而能补助人身之真阴阳、真气血、真精神,故曰十全育真也。

故此十全育真汤中,台参、黄芪各四钱,而三棱、莪术各钱半,补气之药原数倍于理气之药。若遇气分虚甚者,犹必以鸡内金易三棱、莪术也。(《医学衷中参西录·治阴虚劳热方·十全育真汤》)

(二)黄芪膏

[组成] 生箭芪四钱 生石膏捣细,四钱 鲜茅根切碎、如无鲜者可用干者二钱代之,四钱 粉甘草细末,二钱 生怀山药细末,三钱 净蜂蜜一两

[主治] 治肺有劳病,薄受风寒即喘嗽,冬时益甚者。

[用法] 上药六味,先将黄芪、石膏、茅根煎十余沸去渣,取清汁两杯,调入甘草、山药末同煎,煎时以箸搅之,勿令二末沉锅底,一沸其膏即成。再调入蜂蜜,令微似沸,分三次温服下,一日

服完，如此服之，久而自愈。

然此乃预防之药，喘嗽未犯时，服之月余，能拔除病根。

[方论] 肺胞之体，原玲珑通彻者也。为其玲珑通彻，故具阖辟之机，而司呼吸之气。其阖辟之机无碍，即呼吸之气自如也。有时肺脏有所损伤，其微丝血管及肺胞涵津液之处，其气化皆湮淤凝滞，致肺失其玲珑之体，即有碍于阖辟之机，呼吸即不能自如矣。然当气候温和时，肺叶舒畅，呼吸虽不能自如，犹不至甚剧。有时薄受风寒，及令届沍寒之时，肺叶收缩，则瘀者益瘀，能阖而不能辟，而喘作矣。肺中之气化，瘀而且喘，痰涎壅滞，而嗽亦作矣。故用黄芪以补肺之阳，山药以滋肺之阴，茅根以通肺之窍，俾肺之阴阳调和，窍络贯通，其阖辟之力自适均也。用石膏者，因其凉而能散，其凉也能调黄芪之热，其散也能助茅根之通也。用甘草者，因其味甘，归脾益土，即以生金也。用蜂蜜者，因其甘凉滑润，为清肺润肺，利痰宁嗽之要品也。茅根不但中空，周遭井上兼有十余小孔，乃通体玲珑之物，与肺胞之形体大有相似，故善通肺胞之窍络。又治病之法，当兼取对宫之药，第根系萑苇之属，于卦为震，禀初春少阳之气，升而能散，原肺脏对宫，肝家之药也。夫肺金主敛，肝木主散，此证因肺金之敛太过，故用茅根导引肝木之气，入肺以宣散之，俾其阖辟之机自若，而喘嗽均不作矣。

或问：凡药之名膏者，皆用其药之原汁，久经熬炼而成膏。今仅取黄芪、石膏、茅根之清汁，而调以山药、甘草之末与蜜，以成膏者何也？答曰：古人煎药，皆有火候，及药之宜先入、后入，或浸水掺入，及药之宜汤、宜膏、宜丸、宜散之区别，然今人不讲久矣。如此方黄芪、茅根过炼，则宣通之力微，石膏过炼，则清凉之力减，此三味所以不宜熬膏也。然扰恐药入胃之后，由中焦而直趋下焦，其力不能灌注于肺，故加山药、蜂蜜之润而黏，甘草之和而缓者，调入成膏。使人服之，能留恋胃中不速下，俾其由胃输脾，由脾达肺也。（《医学衷中参西录·治肺病方·黄芪膏》）

(三)玉液汤

[组成] 生山药一两 生黄芪五钱 知母六钱 生鸡内金捣细,二钱 葛根钱半 五味子三钱 天花粉三钱

[主治] 消渴。

[方论] 消渴,即西医所谓糖尿病,忌食甜物。消渴之证,多由于元气不升,此方乃升元气以止渴者也。方中以黄芪为主,得葛根能升元气。而又佐以山药、知母、花粉以大滋真阴。使之阳升而阴应,自有云行雨施之妙也。用鸡内金者,因此证尿中皆含有糖质,用之以助脾胃强健,化饮食中糖质为津液也。用五味者,取其酸收之性,大能封固肾关,不使水饮急于下趋也。(《医学衷中参西录·治消渴方·玉液汤》)

(四)滋膵饮

[组成] 生箭芪五钱 大生地一两 生怀山药一两 净萸肉五钱 生猪胰子切碎,三钱

[主治] 消渴。

[用法] 上五味,将前四味煎汤,送服猪胰子一半,至煎渣时,再送服余一半。若遇中、上二焦积有实热,脉象洪实者,可先服白虎加人参汤数剂,将实热消去强半,再服此汤,亦能奏效。(《医学衷中参西录·治消渴方·滋膵饮》)

四、临证医案

(一)癥瘕

邻庄李边务,刘氏妇,年二十五岁,经血不行,结成癥瘕。病因:处境不顺,心多抑郁,以致月信渐闭,结成癥瘕。证候:癥瘕初结时,大如核桃,屡治不消,渐至经闭后则癥瘕浸长。三年之后大如覆盂,按之甚硬。渐至饮食减少,寒热往来,咳嗽吐痰,身体羸弱,亦以为无可医治待时而已。后忽闻愚善治此证,求为诊视。其脉左右皆弦细无力,一息近六至。诊断:此乃由经闭而积成癥瘕,由癥瘕而浸成虚劳之证也。此宜先注意治其虚劳,而以消癥

痕之品辅之。处方:生怀山药一两、大甘枸杞一两、生怀地黄五钱、玄参四钱、沙参四钱、生箭芪三钱、天冬三钱、三棱钱半、莪术钱半、生鸡内金黄色的捣钱半。共煎汤一大盅,温服。方解:方中用三棱、莪术,非但以之消癥痕也,诚以此证廉于饮食,方中鸡内金固能消食,而三棱、莪术与黄芪并用,实更有开胃健脾之功。脾胃健壮,不但善消饮食,兼能运化药力使病速愈也。复诊:将药连服六剂,寒热已愈,饮食加多,咳嗽吐痰亦大轻减。癥痕虽未见消,然从前时或作疼今则不复疼矣。其脉亦较前颇有起色。拟再治以半补虚劳半消癥痕之方。处方:生怀山药一两、大甘枸杞一两、生怀地黄八钱、生箭芪四钱、沙参四钱、生杭芍四钱、天冬四钱、三棱二钱、莪术二钱、桃仁去皮二钱、生鸡内金黄色的捣钱半。共煎一大盅,温服。三诊:将药连服六剂,咳嗽吐痰皆愈。身形已渐强壮,脉象又较前有力,至数复常。至此虚劳已愈,无庸再治。其癥痕虽未见消,而较前颇软。拟再专用药消之。处方:生箭芪六钱、天花粉五钱、生怀山药五钱、三棱三钱、莪术三钱、怀牛膝三钱、潞党参三钱、知母三钱、桃仁去皮二钱、生鸡内金黄色的捣二钱、生水蛭捣碎二钱。共煎汤一大盅,温服。效果:将药连服十二剂,其瘀血忽然降下若干,紫黑成块,杂以脂膜,癥痕全消。为其病积太久,恐未除根,俾日用山楂片两许,煮汤冲红蔗糖,当茶饮之以善其后。(《医学衷中参西录·妇女科·血闭成癥痕》)

近又拟一消癥痕兼通经闭方。用炒白术、天冬、生鸡内金等分,为细末,以治癥痕坚结及月事不通。每服三钱,开水送下,日再服。若用山楂片三钱煎汤,冲化红蔗糖三钱,以之送药更佳。因用之屡有效验,爰名为化瘀通经散。鸡内金原饶有化瘀之力,能化瘀当即善消癥痕。然向未尝单用之以奏效也。因所拟理冲汤(生黄芪三钱、党参二钱、于术二钱、生山药五钱、天花粉四钱、知母四钱、三棱三钱、莪术三钱、生鸡内金三钱。主治闭经、癥痕、气郁、脾弱、满闷、痞胀、不能饮食。编者注)中原有生鸡内金三钱,方后注云:若虚弱者,宜去三棱、莪术,将鸡内金改用四钱。

（《医学衷中参西录·论女子癥瘕治法》）

（二）血证

袁镜如，住天津河东，年三十二岁，为天津统税局科员，得大便下血证。病因：先因劳心过度，心中时觉发热，继又因朋友宴会，饮酒过度遂得斯证。证候：自孟夏下血，历六月不止，每日六七次，腹中觉疼即须入厕，心中时或发热，懒于饮食。其脉浮而不实，有似芤脉，而不若芤脉之硬，两尺沉分尤虚，至数微数。诊断：此证临便时腹疼者，肠中有溃烂处也。心中时或发热者，阴虚之热上浮也。其脉近芤者，失血过多也。其两尺尤虚者，下血久而阴亏，更兼下焦气化不固摄也。此宜用化腐生肌之药治其肠中溃烂，滋阴固气之药固其下焦气化，则大便下血可愈矣。处方：生怀山药两半、熟地黄一两、龙眼肉一两、净萸肉六钱、樗白皮五钱、金银花四钱、赤石脂研细四钱、甘草二钱、鸦胆子仁成实者八十粒、生硫黄细末八分。药共十味，将前八味煎汤，送服鸦胆子、硫黄各一半，至煎渣再服时，仍送服其余一半，至于硫黄生用之理，详于三期八卷处方篇中。方解：方中鸦胆子、硫黄并用者，因鸦胆子善治下血，而此证之脉两尺过弱，又恐单用之失于寒凉，故少加硫黄辅之，况其肠中脂膜，因下血日久易至腐败酿毒，二药之性皆善消除毒菌也。又其腹疼下血，已历半载不愈，有似东人志贺洁所谓阿米巴赤痢，硫黄实又为治阿米巴赤痢之要药也。复诊：前药连服三剂，下血已愈，心中亦不发热，脉不若从前之浮，至数如常，而其大便犹一日溏泻四五次，此宜投以健胃固肠之剂。处方：炙箭芪三钱、炒白术三钱、生怀山药一两、龙眼肉一两、生麦芽三钱、建神曲三钱、大云苓片二钱。共煎汤一大盅，温服。效果：将药连服五剂，大便已不溏泻，日下一次，遂停服汤药。俾用生怀山药细末煮作粥，调以白糖，当点心服之，以善其后。（《医学衷中参西录·血病门·大便下血》）

（三）消渴

邑人某，年二十余，贸易津门，得消渴证。求津门医者，调治三阅月，更医十余人不效，归家就医于愚。诊其脉甚微细，旋饮水旋即小便，须臾数次。投以此汤（玉液汤：生山药一两、生黄芪五钱、知母六钱、生鸡内金二钱、葛根钱半、五味子三钱、天花粉三钱。主治消渴。编者注）加野台参四钱，数剂渴见止，而小便仍数，又加萸肉五钱，连服十剂而愈。（《医学衷中参西录·治消渴方·玉液汤》）

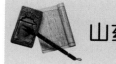

山药—人参

一、配伍解读

山药，其收涩也，能助人参以补气；其黏润也，能助麦冬以滋液。虽多服久服，或有壅滞，而牛蒡子之滑利，实又可以相济。（《医学衷中参西录·治阴虚劳热方·参麦汤》）

山药富有蛋白质，人皆知其为补肾润肺之品，而实具有人参性质，能培养全身气化，兼能固摄全身气化，服之能补助胸中大气，使卫气外护之力顿强。（《医学衷中参西录·太阳病桂枝汤证》）

二、功效主治

补肺健脾，益气养阴，止咳平喘，祛湿止带。主治伤寒、温病、咳嗽、喘证、心悸、呕吐、泄泻、便秘、痢疾、噎膈、癥瘕、白浊、血证、消渴、汗证、虚损、奔豚、霍乱、闭经、月经未来、月经量多、妊娠恶阻、带下病、产后温病、产后痞满等病证。

三、代表方剂

（一）敦复汤

[组成]　野台参四钱　乌附子三钱　生山药五钱　补骨脂炒、捣，四钱　核桃仁三钱　萸肉去净核，四钱　茯苓钱半　生鸡内金捣细，钱半

[主治]　治下焦元气虚惫，相火衰微，致肾弱不能作强《内经》云肾者作强之官，脾弱不能健运，或腰膝酸疼，或黎明泄泻，一切虚寒诸证。

　　[方论]　故拙拟敦复汤,原为补相火之专方,而方中以人参为君,与萸肉、茯苓并用,借其收敛下行之力,能大补肾中元气,元气既旺相火自生。又用乌附子、补骨脂之大热纯阳,直达下焦,以助相火之热力,核桃仁之温润多脂,峻补肾脏,以厚相火之基址。且附子与人参同用名参附汤,为回元阳之神丹;补骨脂与核桃仁并用名青娥丸,为助相火之妙品核桃仁属木,补骨脂属火,并用之,有木火相生之妙。又恐药性太热,于下焦真阴久而有碍,故又重用生山药,取其汁浆稠黏,能滋下焦真阴,其气味甘温,又能固下焦气化也。至于鸡内金,其健运脾胃之力,既能流通补药之滞,其收涩膀胱之力,又能逗留热药之性也。(《医学衷中参西录·治阳虚方·敦复汤》)

　　(二)参麦汤

　　[组成]　人参三钱　干麦冬带心,四钱　生山药六钱　清半夏二钱　牛蒡子炒、捣,三钱　苏子炒、捣,二钱　生杭芍三钱　甘草钱半

　　[主治]　阴分亏损已久,浸至肺虚有痰,咳嗽劳喘,或兼肺有结核者。

　　[方论]　人参为补肺之主药,而有肺热还伤肺之虞,有麦冬以佐之,则转能退热。麦冬为润肺之要品,而有咳嗽忌用之说,有半夏以佐之,则转能止嗽。至于山药,其收涩也,能助人参以补气;其黏润也,能助麦冬以滋液。虽多服久服,或有壅滞,而牛蒡子之滑利,实又可以相济。且牛蒡子能降肺气之逆,半夏能降胃气、冲气之逆,苏子与人参同用,又能降逆气之因虚而逆。平其逆气,则喘与嗽不治自愈矣。用白芍者,因肝为肺之对宫,肺金虚损,不能清肃下行以镇肝木,则肝火恒恣横而上逆,故加芍药以敛戢其火。且芍药与甘草同用,甘苦化合味近人参,即功近人参,而又为补肺之品也。(《医学衷中参西录·治阴虚劳热方·参麦汤》)

　　(三)膏淋汤

　　[组成]　生山药一两　生芡实六钱　生龙骨捣细,六钱　生牡

蛎捣细,六钱　大生地切片,六钱　潞党参三钱　生杭芍三钱

[主治]　膏淋。

[方论]　膏淋之证,小便混浊,更兼稠黏,便时淋涩作疼。此证由肾脏亏损,暗生内热。肾脏亏损则蛰藏不固,精气易于滑脱;内热暗生,则膀胱熏蒸,小便改其澄清。久之,三焦之气化滞其升降之机,遂至便时牵引作疼,而混浊稠黏矣。故用山药、芡实以补其虚,而兼有收摄之功。龙骨、牡蛎以固其脱,而兼有化滞之用理详见第八卷清带汤下。地黄、芍药以清热利便。潞参以总提其气化,而斡旋之也。若其证混浊,而不稠黏者,是但出之溺道,用此方时,宜减龙骨、牡蛎之半。(《医学衷中参西录·治淋浊方》)

(四)醴泉饮

[组成]　生山药一两　大生地五钱　人参四钱　玄参四钱　生赭石轧细,四钱　牛蒡子炒、捣,三钱　天冬四钱　甘草二钱

[主治]　虚劳发热,或喘或嗽,脉数而弱。

[方论]　劳热之证,大抵责之阴虚。有肺阴虚者,其人因肺中虚热熏蒸,时时痒而作嗽,甚至肺中有所损伤,略一动作,辄发喘促,宜滋补肺阴,兼清火理痰之品,有肾阴虚者,其人因肾虚不能纳气,时时咳逆上气,甚或喘促,宜填补下焦真阴,兼用收降之品。若其脉甚数者,陈修园谓,宜滋养脾阴。盖以脾脉原主和缓,脉数者必是脾阴受伤,宜于滋阴药中,用甘草以引之归脾,更兼用味淡之药,如薏米、石斛之类理详见例言。特是人身之阴,所盖甚广,凡周身之湿处皆是也。故阴虚之甚者,其周身血脉津液,皆就枯涸。必用汁浆最多之药,滋脏腑之阴,即以溉周身之液,若方中之山药、地黄是也。然脉之数者,固系阴虚,亦系气分虚弱,有不能支持之象,犹人之任重而体颤也。故用人参以补助气分,与玄参、天冬之凉润者并用,又能补助阴分。且虑其升补之性,与咳嗽上逆者不宜,故又佐以赭石之压力最胜者,可使人参补益之力下行直至涌泉,而上焦之逆气浮火,皆随之顺流而下;更可使下焦真

元之气,得人参之峻补而顿旺,自能吸引上焦之逆气浮火下行也。至于牛蒡子与山药并用最善止嗽,甘草与天冬并用最善润肺,此又屡试屡效者也。(《医学衷中参西录·治阴虚劳热方·醴泉饮》)

(五)天水涤肠汤

[组成] 生山药一两 滑石一两 生杭芍六钱 潞党参三钱 白头翁三钱 粉甘草二钱

[主治] 治久痢不愈,肠中浸至腐烂,时时切疼,身体因病久羸弱者。(《医学衷中参西录·治痢方》)

(六)坎离互根汤

[组成] 生石膏细末,三两 玄参一两 生怀山药八钱 甘草三钱 野台参四钱 鲜白茅根洗净、切碎,六两 生鸡子黄三枚

[用法] 上共六味,先将茅根煎三四沸去滓,纳余药五味,煎汤三盅,分三次温服,每服一次调入鸡子黄一枚。

[方论] 按:此节所言之病,原系少阴病初得无大热者,故治以黄连阿胶汤已足清其热也。若其为日既久,而热浸加增,或其肾经素有蕴热,因有伏气之热激发之则其热益甚,以致心肾皆热,其壮热充实于上下,又非此汤所能胜任矣。愚遇此等证,则恒用白虎加人参汤,以玄参代知母、山药代粳米,又加鲜茅根、生鸡子黄,莫不随手奏效,用之救人多矣,因名之为坎离互根汤,详录其方之分量及煎法于下。

方中之意,石膏、人参并用,不但能解少阴之实热,并能于邪热炽盛之时立复真阴,辅以茅根更能助肾气上升与心火相济也。至于玄参,性凉多液,其质轻松,原善清浮游之热,而心之烦躁可除,其色黑入肾,又能协同鸡子黄以滋肾补阴,俾少阴之气化壮旺自能逐邪外出也。或问:外感之伏气,恒受于冬日,至春日阳生,随春日之阳而化热,是以温病多有成于伏气化热者,至伤寒约皆在于冬日,何亦有伏气化热者乎?答曰:伏气化热,原有两种化法。伏气冬日受之,伏于三焦脂膜之中,迟至春日随春日之阳生

而化热,此伏气化热之常也。乃有伏气受于冬日,其所伏之处,阻塞腹内升降之气化,其气化因阻塞而生热,伏气亦可随之化热,此伏气化热之变也。迨其化热之后,或又微受外感而触发之,其触发之后,又恒因某经素有虚损,乘虚而窜入其经,此所以伤寒病中亦有伏气化热者也。注疏诸家,因不知伤寒中亦有伏气化热,故对于少阴病之热者,而释之终涉影响也。(《医学衷中参西录·少阴病黄连阿胶汤证》)

四、临证医案

(一)伤寒

曾治一叟,年近六旬,得伤寒证,四五日间表里大热,其脉象洪而不实,现有代象,舌苔白而微黄,大便数日未行。为疏方用生石膏三两,大生地一两,野台参四钱,生怀山药六钱,甘草三钱,煎汤三盅,分三次温饮下,将三次服完,脉已不代,热退强半,大便犹未通下,遂即原方减去石膏五钱,加天冬八钱,仍如从前煎服,病遂痊愈。(《医学衷中参西录·太阳病炙甘草汤证》)

李淑颜,盐山城西八里庄人,年六旬,蒙塾教员,于季冬患伤寒兼脑膜生炎。病因:素有头昏证,每逢上焦有热,精神即不清爽,腊底偶冒风寒,病传阳明,邪热内炽,则脑膜生炎,累及神明失其知觉。证候:从前医者治不如法,初得时未能解表,遂致伤寒传里,阳明腑实,舌苔黄而带黑,其干如错,不能外伸,谵语不休,分毫不省人事,两目直视不瞬。诊其脉两手筋惕不安,脉象似有力而不实,一息五至,大便四日未行,小便则溺时不知。诊断:此乃病实脉虚之证,其气血亏损难抗外邪,是以有种种危险之象。其舌苔黑而干者,阳明热实津液不上潮也;其两目直视不瞬者,肝火上冲而目发胀也;其两手筋惕不安者,肝热血耗而内风将动也;其谵语不省人事者,固有外感之邪热过盛,昏其神明,实亦由外感之邪热上蒸,致脑膜生炎,累及脑髓神经也。拟用白虎加人参汤,更辅以滋补真阴之品,庶可治愈。处方:生石膏捣细五两、生怀地黄二两、野台参八钱、天花粉八钱、北沙参八钱、知母六钱、生杭芍六钱、生怀山药六钱、甘草四钱、荷叶边一钱。共煎汤三盅,分三次温服下,每服一盅调入生鸡子黄两枚。方中不用粳米者,以生山药可代粳米和胃也;用生鸡子黄者,以其善熄肝风之内动也;用荷叶者,以其形为仰盂象震,而其梗又中空亭亭直上,且又得水面氢气最多,善引诸凉药之力直达脑中以清脑膜之炎也。再诊:将药如法煎服,翌晨下大便一次,舌苔干较愈,而仍无津液,精神较前明了而仍有谵语之时,其目已不直视而能瞬,诊其脉筋惕已愈强半,至数较前稍缓,其浮分不若从前有力,而重按却比从前有根柢,此皆佳兆也。拟即前方略为加减,清其余热即以复其真阴,庶可痊愈。处方:生石膏捣细四两、生怀地黄二钱、野台参八钱、大甘枸杞一两、生怀山药一两、天花粉八钱、北沙参八钱、知母六钱、生杭芍六钱、甘草四钱。共煎汤三盅。为其大便已通,俾分多次徐徐温饮下,一次只饮一大口。效果:阅十点钟将药服完,精神清爽,诸病皆愈。(《医学衷中参西录·伤寒门·伤寒兼脑膜炎》)

一人,年二十余。伤寒六七日,头疼恶寒,心中发热,咳吐黏涎。至暮尤寒热交作,兼眩晕,心中之热亦甚。其脉浮弦,重按有力,大便五日未行。投以此汤(薄荷叶四钱、蝉蜕三钱、生石膏六钱、甘草一钱五分。主治温病初得,头疼,周身骨节酸疼,肌肤壮热,背微恶寒无汗,脉浮滑者。编者注),加生石膏六钱,芒硝四钱,下大便二次。上半身微见汗,诸病皆见轻,惟心中犹觉发热,脉象不若从浮弦,而重按仍有力。拟投以白虎(石膏、知母、粳米、甘草。编者注)加人参汤,恐当下后,易作滑泻,遂以生山药代粳米,连服两剂痊愈。(《医学衷中参西录·治温病方·清解汤》)

(二)温病

病者:王竹荪,年四十九岁。病名:温病兼泄泻。病因:丙寅仲春,避乱来津。其人素吸鸦片,立志蠲除,因致身弱。于仲夏晚间,乘凉稍过,遂得温病,且兼泄泻。病候:表里俱壮热。舌苔边黄、中黑,甚干。精神昏愦,时作谵语。小便短涩,大便一日夜四五次,带有黏滞,其臭异常,且含有灼热之气。其脉左右皆洪长,重诊欠实,至数略数,两呼吸间可九至。诊断:此纯系温病之热,阳明与少阳合病也。为其病在阳明,故脉象洪长;为其兼入少阳,故小便短少,致水归大便而滑泻。为其身形素弱,故脉中虽挟有外感之实热,而仍重按不实也。疗法:当泻热兼补其正,又大剂徐徐服之,方与滑泻无碍也。处方:生石膏细末三两、生山药一两、大生地两半、生杭芍八钱、甘草三钱、野台参五钱。煎汤三大盅,徐徐温饮下。一次只饮一大口,时为早六点钟,限至晚八点时服完。此方即白虎加人参汤,以生山药代粳米,以生地代知母,而又加白芍也。以白虎汤清阳明之热,为其脉不实故加人参;为其滑泻故以生山药代粳米;生地代知母,为其少阳之腑有热;致小便不利而滑泻,所以又加白芍以清少阳之热,即以利小便也。效果:所备之药,如法服完。翌晨精神顿爽,大热已退,滑泻亦见愈,脉象已近平和。因泻仍不止,又为疏方,用生山药一两,滑石一两,生杭芍五钱,玄参五钱,甘草三钱此即拙拟之滋阴清燥汤加玄参也。一剂泻止,脉静身凉,脱然痊愈。(《医学衷中参西录·临证随笔》)

天津城西梁家嘴,陈姓童子,年十五岁,在学校肄业,于仲秋得温病,兼衄血、便血。病因:初因周身发热出有斑点,有似麻疹。医用凉药清之,斑点即回,连服凉药数剂,周身热已退,而心中时觉烦躁。逾旬日因薄受外感,其热陡然反复。证候:表里壮热,衄血两次,小便时或带血,呕吐不受饮食,服药亦多吐出。心中自觉为热所灼,怔忡莫支。其脉摇摇而动,数逾五至,左右皆有力,而重按不实。舌苔白而欲黄,大便三日未行。处方:本拟投以白虎加人参汤,恐其服后作呕,遂用生石膏细末三两,生怀山药二两,共煎汤一大碗,俾徐徐温饮下。为防其呕吐,一次只饮一大口,限定四小时将药服完。方解:凡呕吐之证,饮汤则吐,服粥恒可不吐。生山药二两煎取浓汁与粥无异,且无药味,服后其黏滞之力自能留恋于胃中。且其温补之性,又能固摄下焦以止便血,培养心气以治怔忡也。而以治此温而兼虚之证,与石膏相伍为方,以石膏清其温,以山药补其虚,虽非白虎加人参汤,而亦不啻白虎加人参汤矣。效果:翌日复诊,热退十之七八,心中亦不怔忡,少进饮食亦不呕吐,衄血便血皆愈。脉象力减,至数仍数,又俾用玄参二两,潞参、连翘各五钱,仍煎汤一大碗,徐徐温饮下,尽剂而愈,大便亦即通下。盖其大热已退而脉仍数者,以其有阴虚之热也。玄参、潞参并用,原善退阴虚作热,而犹恐其伏有疹毒,故又加连翘以托之外出也。(《医学衷中参西录·温病门·温病兼衄血便血》)

邑城东赵家庄,刘氏女,年十五岁,于季春患温病久不愈。病因:因天气渐热,犹勤纺织,劳力之余出外乘凉,有汗被风遂成温病。证候:初得周身发热,原宜辛凉解肌,医者竟用热药发之,汗未出而热益甚,心中亦热而且渴。此时若用大剂白虎加人参汤清之,病亦可愈,而又小心不敢用。惟些些投以凉润小剂,迁延二十余日,外感之热似渐退。然午前稍轻,而午后则仍然灼热,且多日不能饮食,形体异常清瘦。左脉弦细无根,右部关脉稍实,一息六至。舌苔薄而微黄,毫无津液。大便四五日一行,颇干燥。诊断:此因病久耗阴,阴虚生热,又兼外感之热留滞于阳明之腑未尽消也。当以清外感之热为主,而以滋补真阴之药辅之。处方:生石膏捣细一两、野党参三钱、生怀地黄一两、生怀山药一两、生杭芍四钱、滑石三钱、甘草三钱。共煎汤一大盅,分两次温服下。复诊:将药煎服两剂后,外感之热已退,右关脉已平和,惟过午犹微发热,此其阴分犹虚也。当再滋补其阴分。处方:玄参一两、生怀山药一两、甘枸杞大者五钱、生杭芍五钱、滑石二钱、熟地黄一两、生鸡内金黄色的捣一钱、甘草二钱。共煎一大盅,分两次温服。效果:日服药一剂,连服三日,灼热痊愈。按:此方于大队滋阴药中犹少加滑石者,恐外感之热邪未尽,引之自小便出也。愚凡治外感之热兼有虚热者,恒生山药与滑石并用,泻热补虚一举两得。至上有外感燥热而下焦复滑泻者,用之以清热止泻宜各用一两,尤屡次奏效。二药相伍,原有化合之妙用,若再加芍药、甘草,即拙

拟之滋阴清燥汤,载于三期五卷,可参观也。(《医学衷中参西录·温病门·温病兼虚热》)

又曾治一少年,因外感实热,致大便燥结,旬余未下,其脉亦数逾六至,且不任重按,亦投以白虎(石膏、知母、粳米、甘草。编者注)加人参汤,以生地黄代方中知母,生山药代方中粳米,煎汤一大碗,俾分多次徐徐温饮下。初服一剂,脉数见缓,遂即原方略为减轻,俾再煎服。拟后服至脉象复常,再为通其大便,孰意次剂服完而大便自通下矣。且大便通下后,外感之实热亦消解无余矣。此直以白虎加人参汤代承气汤也。自治愈此病之后,凡遇有证之可下而可缓下者,恒以白虎汤代承气,或以白虎加人参汤代承气,其凉润下达之力,恒可使大便徐化其燥结,无事用承气而自然通下,且下后又无不解之虞也。(《医学衷中参西录·阳明病三承气汤证》)

又王御史庄赵希贤之子,年十九岁,偶得温病,医者下之太早,大便转不通者十八日,热渴喘满,舌苔干黑,牙龈出血,目盲谵语,腹胀如鼓,脐突出二寸,屡治不效。忽大便自利,完谷不化,随食随即泻出。诊其脉尽伏。身冷厥逆,气息将无。乍临茫然不知所措,细询从前病状及所服之药,始悟为阳极似阴,热深厥亦深也。然须用药将其滑泻止住,不复热邪旁流,而后能治其热厥。遂急用野台参三钱,大熟地、生山药、滑石各六钱。煎服后,泻止脉出,洪长滑数,右部尤甚。继拟以大剂白虎加人参汤,生石膏重用至八两。竟身热厥回,一夜甚安。至明晨,病又如故。试按其腹中,有坚块,重按眉皱似疼,且其腹胀脐突若此,知其内有燥粪甚多。遂改用大黄一两,芒硝六钱,赭石、蒌仁各八钱,煎汤一大盅,分两次温饮下,下燥粪二十七枚而愈。(《医学衷中参西录·董寿山来函》)

愚在奉曾治中国银行施兰孙,浙江人,患鼠疫,肢冷,脉沉迟,舌干亮如镜,精神时明时惯,恒作谵语。知其热郁在中,兼肾中真阴不能上达,投以《衷中参西录》白虎加人参以山药代粳米汤,又以玄参代知母玄参不但补肾,其中心白而且空,其味甘胜于苦,有为清补肺脏之要药。一剂手不凉而脉起,再剂而愈。(《医学衷中参西录·复宗弟相臣书》)

(三)咳嗽

沈阳商家子娄顺田,年二十二,虚劳咳嗽,甚形羸弱,脉数八至,按之即无。细询之,自言曾眠热炕之上,晨起觉心中发热,从此食后即吐出,夜间咳嗽甚剧,不能安寝。因二十余日寝食俱废,遂觉精神恍惚,不能支持。愚闻之,知脉象虽危,仍系新证,若久病至此,诚难挽回矣。遂投以醴泉饮(生山药一两、大生地五钱、人参四钱、玄参四钱、生赭石四钱、牛蒡子三钱、天冬四钱、甘草二钱。主治虚劳发热,或喘或嗽,脉数而弱。编者注),为其呕吐,将赭石改用一两重用赭石之理详见第二卷参赭镇气汤下,一剂吐即止,可以进食,嗽亦见愈。从前五六日未大便,至此大便亦通下。如此加减服之,三日后脉数亦见愈,然犹六至余,心中犹觉发热,遂将玄参、生地皆改用六钱,又每日于午时,用白蔗糖冲水,送服西药阿司匹林药性详见后参麦汤下七厘许。数日诸病皆愈,脉亦复常。(《医学衷中参西录·治阴虚劳热方·醴泉饮》)

沈阳苏惠堂年三十许,劳嗽二年不愈。动则作喘,饮食减少,更医十余人,服药数百剂,分毫无效,羸弱转甚。其姊丈李生在京师见《医学衷中参西录》,大加赏异,急邮函俾其来院诊治。其脉数六至,虽细弱仍有根柢,知其可治,自言上焦恒觉发热,大便四五日一行,时或干燥,投以醴泉饮(生山药一两、大生地五钱、人参四钱、玄参四钱、生赭石四钱、牛蒡子三钱、天冬四钱、甘草二钱。主治虚劳发热,或喘或嗽,脉数而弱。编者注)。为其便迟而燥,赭石改用六钱,又加鸡内金二钱,恐其病久脏腑经络多瘀滞也。数剂后,饭量加增,心中仍有热时,大便已不燥,间日一行。遂去赭石二钱,加知母二钱,俾于晚间服汤药后,用白蔗糖水送服阿司匹林四分瓦之一,得微汗后,令于日间服之,不使出汗,数日不觉发热,脉亦复常。惟咳嗽未能痊愈,又用几阿苏六分,薄荷冰四分，和以绿豆粉为丸，梧桐子大，每服三丸，日两次，汤药仍照方服之，五六日后，咳嗽亦愈，身体从此康健。（《医学衷中参西录·赭石斛》《医学衷中参西录·治阴虚劳热方·醴泉饮》）

邻村泊庄高氏女，年十六七，禀赋羸弱，得外感痰喘证，投以《金匮》小青龙加石膏汤，一剂而愈。至翌日忽似喘非喘，气短不足以息，诊其脉如水上浮麻，不分至数，按之即无。愚骇曰："此将脱之证也。"乡屯无药局，他处取药无及，适有生山药两许，系愚向在其家治病购而未服者，俾急煎服之，下咽后气息即能接续，可容取药，仍重用生山药，佐以人参、萸肉、熟地诸药，一剂而愈。（《医学衷中参西录·山药解》）

（四）喘证

治一妇人，年四十三岁，素因家务劳心，又兼伤心，遂患吐血。后吐血虽愈，而喘嗽殊甚，夜不能卧。诸医率用枇杷叶、款冬花、杏仁、紫菀、贝母等药治之。其后右边面颧淡红肿起，嗽喘仍不少愈。后仆为诊治，先投以王清任少腹逐瘀汤加苏子、沉香二剂，继服书中参麦汤（人参三钱、干麦冬四钱、生山药六钱、清半夏二钱、牛蒡子三钱、苏子二钱、生杭芍三钱、甘草钱半。主治阴分亏损已久，浸至肺虚有痰，咳嗽劳喘，或兼肺有结核者。编者注）八剂，喘嗽皆愈。（《医学衷中参西录·宾仙园来函》）

（五）心悸

天津南门外升安大街张媪，年九十二岁，得上焦烦热病。病因：平素身体康强，所禀元阳独旺，是以能享高年。至八旬后阴分浸衰，阳分偏盛，胸间恒觉烦热，延医服药多用滋阴之品始愈。迨至年过九旬，阴愈衰而阳愈亢，仲春阳气发生，烦热旧病反复甚剧。其哲嗣馨山君，原任哈尔滨税捐局局长，因慈亲年高，于民纪十年辞差归侍温清。见愚所著《衷中参西录》深相推许，延为诊视。证候：胸中烦热异常，剧时若屋中莫能容，恒至堂中，当户久坐以禽收庭中空气。有时觉心为热迫怔忡不宁。大便干燥四五日一行，甚或服药始通。其脉左右皆弦硬，间现结脉，至数如常。

诊断:即此证脉细参,纯系阳分偏盛阴分不足之象。然所以享此大年,实赖元阳充足。此时阳虽偏盛,当大滋真阴以潜其阳,实不可以苦寒泻之。至脉有结象,高年者虽在所不忌,而究系气分有不足之处,宜以大滋真阴之药为主,而少加补气之品以调其脉。处方:生怀山药一两、玄参一两、熟怀地黄一两、生怀地黄八钱、天冬八钱、甘草二钱、大甘枸杞八钱、生杭芍五钱、野台参三钱、赭石轧细六钱、生鸡内金黄色的捣二钱。共煎三大盅,为一日之量,徐徐分多次温饮下。方解:方中之义,重用凉润之品以滋真阴,少用野台参三钱以调其脉。犹恐参性温升不宜于上焦之烦热,又倍用生赭石以引之下行,且此证原艰于大便,赭石又能降胃气以通大便也。用鸡内金者,欲其助胃气以运化药力也;用甘草者,以其能缓脉象之弦硬,且以调和诸凉药之性也。效果:每日服药一剂至三剂,烦热大减,脉已不结,且较前柔和。遂将方中玄参、生地黄皆改用六钱,又加龙眼肉五钱,连服五剂,诸病皆愈。(《医学衷中参西录·虚劳喘嗽门·虚劳证阳亢阴亏》)

曾治一少妇素日多病,于孟春中旬得伤寒,四五日表里俱壮热,其舌苔白而中心微黄,毫无津液,脉搏近六至,重按有力,或十余动之后,或二十余动之后,恒现有雀啄之象,有如雀之啄粟,恒连二三啄也。其呼吸外出之时,恒似有所龃龉而不能畅舒。细问病因,知其平日司家中出入账目,其姑查账甚严,未病之先,因账有差误,曾被责斥,由此知其气息不顺及脉象之雀啄,其原因皆由此也。问其大便自病后未行,遂仍治以前案钱姓方(生石膏细末四两,知母八钱,以生山药六钱,野台参四钱,甘草三钱,生莱菔子四钱,煎汤三盅,分三次温服下。编者注),将生石膏减去一两,为其津液亏损,为加天花粉八钱,亦煎汤三盅,分三次温服下,脉象已近和平,至数调匀如常,呼吸亦顺,惟大便犹未通下,改用滋阴润燥清火之品,服两剂大便通下痊愈。(《医学衷中参西录·太阳病炙甘草汤证》)

(六)呕吐

答章景和君代友问病案治法。详观病案,知系胃阴亏损,胃气上逆,当投以滋胃液,降胃气之品。然病久气虚,又当以补气之药佐之。爰拟方于下,放胆服之,必能止呕吐,通大便。迨至饮食不吐,大便照常,然后再拟他方。方用生赭石二两,生山药一两,潞党参五钱,天冬八钱,共煎汤两茶杯,分三次温服下。渣煎一杯半,再分两次温服下。一剂煎两次,共分五次服,日尽一剂,三剂后吐必止,便必顺。用此方者,赭石千万不可减轻。若此药服之觉凉者,可加生姜四五片或初服时加生姜四五片亦可。(《医学衷中参西录·医话拾零·答章景和君代友问病案治法》)

(七)泄泻

奉天财政厅科员刘仙舫,年二十五六,于季冬得伤寒,经医者误治,大便滑泻无度,而上焦烦热,精神昏愦,时作谵语,脉象洪数,重按无力。遂重用生山药两半,滑石一两,生杭芍六钱,甘草三钱,一剂泻止,下焦烦热不退,仍作谵语。爰用玄参、沙参诸凉润之药清之,仍复滑泻,再投以前方一剂泻又止,而上焦之烦热益甚,精神亦益昏愦,毫无知觉。仙舫家营口,此时其家人毕至,皆以为不可复治。诊其脉虽不实,仍有根柢,至数虽数,不过六至,知犹可治,遂慨切谓其家人曰:"果信服余药,此病尚可为也。"其家人似领悟。为疏方用大剂白虎加人参汤,更以生山药一两代粳米,大生地一两代知母,煎汤一大碗,嘱其药须热饮,一次止饮一口,限以六句钟内服完,尽剂而愈。(《医学衷中参西录·山药解》)

(八)便秘

一媪,年七旬,劳嗽甚剧,饮食化痰涎,不化津液,致大便燥结,十余日不行,饮食渐不能进。亦拟投以此汤(硝菔通结汤:净朴硝四两、鲜莱菔五斤。将莱菔切片,同朴硝和水煮之。初次煮,用莱菔片一斤,水五斤,煮至莱菔烂熟捞出。就其余汤,再入莱菔一斤。如此煮五次,约得浓汁一大碗,顿服之。若不能顿服者,先饮一半,停一点钟,再温饮一半,大便即通。主治大便燥结久不通,身体兼羸弱者。编者注),为羸弱已甚,用人参三钱,另炖汁,和药服之。一剂便通,能进饮食。复俾煎生山药稠汁,调柿霜饼服之,劳嗽亦见愈。(《医学衷中参西录·治燥结方·硝菔通结汤》)

(九)痢疾

一媪,年六十一岁,于中秋痢下赤白,服药旋愈,旋又反复。如此数次,迁延两月。因少腹切疼,自疑寒凉,烧砖熨之。初熨时稍觉轻,以为对证。遂日日熨之,而腹中之疼益甚。昼夜呻吟,噤口不食。所下者痢与血水相杂,且系腐败之色。其脉至数略数,虽非洪实有力,实无寒凉之象。舌上生苔,黄而且浓。病患自谓下焦凉甚,若用热药温之疼当愈。愚曰:前此少腹切疼者,肠中欲腐烂也,今为热砖所熨而腹疼益甚,败血淋漓,则肠中真腐烂矣。再投以热药,危可翘足而待。病患亦似会悟,为制此方(天水涤肠汤:生山药一两、滑石一两、生杭芍六钱、潞党参三钱、白头翁三钱、粉甘草二钱。编者注)。因河间天水散(即六一散),原为治热痢之妙药,此方中重用滑石、甘草,故名之天水涤肠汤。连服四剂,疼止,痢亦见愈。减去滑石四钱,加赤石脂四钱,再服数剂,病愈十之八九。因上焦气微不顺,俾用鲜藕四两,切细丝煎汤,频频饮之,数日而愈。按:此证亦痢中至险之证,而方中用人参者,因痢久体虚,所下者又多腐败,故于滋阴清火解毒药中,特加人参以助其生机。而其产于潞者,性平不热,于痢证尤宜也。(《医学衷中参西录·治痢方·天水涤肠汤》)

一叟,年六十七,于中秋得痢证,医治二十余日不效。后愚诊视,其痢赤白胶滞,下行时,觉肠中热而且干,小便亦觉发热,腹痛下坠并迫。其脊骨尽处,亦下坠作痛。且时作眩晕,其脉洪长有力,舌有白苔甚浓。愚曰:此外感之热挟痢毒之热下迫,故现种种病状,非治痢兼治外感不可。遂投以此汤(通变白虎加人参汤:生石膏二两、生杭芍八钱、生山药六钱、人参五钱、甘草二钱。主治下痢，或赤、或白、或赤白参半，下重腹疼，周身发热，服凉药而热不休，脉象确有实热者。编者注），两剂，诸病皆愈。其脉犹有余热，拟再用石膏清之，病家疑年高，石膏不可屡服，愚亦应征他往。后二十余日，痢复作。延他医治疗，于治痢药中，杂以甘寒濡润之品，致外感之余热，永留肠胃不去，其痢虽愈，而屡次反复。延至明年仲夏，反复甚剧。复延愚诊治，其脉象、病证皆如旧。因谓之曰：去岁若肯多服石膏数两，何至有以后屡次反复，今不可再留邪矣。仍投以此汤，连服三剂，病愈而脉亦安和。（《医学衷中参西录·治痢方·通变白虎加人参汤》）

（十）噎膈

盛隽卿，天津锅店街老德记西药房理事，年五旬，得噎膈证。病因：处境恒多不顺，且又秉性褊急，易动肝火，遂得斯证。证候：得病之初，间觉饮食有不顺时，后则常常如此，始延医为调治，服药半年，更医十余人皆无效验。转觉病势增剧，自以为病在不治，已停药不服矣。适其友人何翼云孝廉（何子贞公曾孙）来津，其人博雅通医，曾阅拙著《衷中参西录》，力劝其求愚为之诊治。其六脉细微无力，强食饼干少许，必嚼成稀糜方能下咽，咽时偶觉龃龉即作呕吐，带出痰涎若干。惟饮粳米所煮稠汤尚无阻碍，其大便燥结如羊矢，不易下行。诊断：杨素园谓：此病与失血异证同源，血之来也暴，将胃壁之膜冲开则为吐血；其来也缓，不能冲开胃膜，遂瘀于上脘之处，致食管窄隘即成噎膈。至西人则名为胃癌，所谓癌者，如山石之有岩，其形凸出也。此与杨氏之说正相符合，其为瘀血致病无疑也。其脉象甚弱者，为其进食甚少气血两亏也。至其便结如羊矢，亦因其饮食甚少，兼胃气虚弱不输送下行之故也。此宜化其瘀血兼引其血下行，而更辅以培养气血之品。处方：生赭石（轧细）一两、野台参五钱、生怀山药六钱、天花粉六钱、天冬四钱、桃仁（去皮，捣）三钱、红花二钱、土鳖虫（捣碎）五枚、广三七（捣细）二钱。药共九味，将前八味煎汤一大盅，送服三七末一半，至煎渣再服时，再送服其余一半。方解：方中之义，桃仁、红花、土鳖虫、三七诸药,所以消其瘀血也。重用生赭石至一两,所以引其血下行也。用台参、山药者,所以培养胃中之气化,不使因服开破之药而有伤损也。用天冬、天花粉者,恐其胃液枯槁,所瘀之血将益干结,故借其凉润之力以滋胃液,且即以防台参之因补生热也。效果:将药服至两剂后,即可进食,服至五剂,大便如常。因将赭石改用八钱,又服数剂,饮食加多,仍觉胃口似有阻碍不能脱然。俾将三七加倍为四钱,仍分两次服下,连进四剂,自大便泻下脓血若干,病遂痊愈。按:噎膈之证,有因痰饮而成者,其胃口之间生有痰囊(即喻氏《寓意草》中所谓窠囊),本方去土鳖虫、三七,加清半夏四钱,数剂可愈。有因胃上脘枯槁萎缩致成噎膈者,本方去土鳖虫、三七,将赭石改为八钱,再加当归、龙眼肉、枸杞子各五钱,多服可愈。有因胃上脘生瘤赘以致成噎膈者(五期三卷胃病噎膈治法篇中曾详论其治法),然此证甚少,较他种噎膈亦甚难治。盖瘤赘之生,恒有在胃之下脘成反胃者,至生于胃之上脘成噎膈者,则百中无一二也。(《医学衷中参西录·肠胃病门·噎膈》)

(十一)癥瘕

天津特别一区三义庄张氏妇,年近四旬,自言"五年之前,因产后恶露未净,积为硬块,其大如橘,积久渐大。初在脐下,今则过脐已三四寸矣。其后积而渐大者,按之犹软,其初积之块,则硬如铁石,且觉其处甚凉。初犹不疼,自今年来渐觉疼痛。从前服药若干,分毫无效,转致饮食减少,身体软弱,不知还可治否?"言之似甚惧者。愚曰:"此勿忧,保必愈。"因问其月信犹通否,言从前犹按月通行,今虽些许通行,已不按月,且其来浸少,今已两月未见矣。诊其脉,涩而无力,两尺尤弱。爱为疏方:生黄芪四钱、党参、白术、当归、生山药、三棱、莪术、生鸡内金各三钱,桃仁、红花、生水蛭各二钱,䗪虫五个,小茴香钱半。煎汤一大盅温服。将药连服四剂,腹已不疼,病处已不觉凉,饮食加多,脉亦略有起色。遂即原方去小茴香,又服五剂,病虽未消而周遭已渐软。惟上焦

觉微热,因于方中加玄参三钱,樗鸡八枚。又连服十余剂,其癥瘕全消。(《医学衷中参西录·论女子癥瘕治法》)

(十二)白浊

曾治一人,从前患毒淋,服各种西药两月余,淋已不疼,白浊亦大见轻,然两日不服药,白浊仍然反复。愚俾用膏淋汤(生山药一两、生芡实六钱、生龙骨六钱、生牡蛎六钱、大生地六钱、潞党参三钱、生杭芍三钱。主治膏淋。编者注),送服秘真丹,两次而愈。(《医学衷中参西录·治淋浊方》)

(十三)血证

堂侄女住姑,适邻村王氏,于乙酉仲春,得吐血证,时年三十岁。病因:侄婿筱楼孝廉,在外设教,因家务自理,劳心过度,且禀赋素弱,当此春阳发动之时,遂病吐血。证候:先则咳嗽痰中带血,继则大口吐血,其吐时觉心中有热上冲,一日夜吐两三次,剧时可吐半碗。两日之后,觉精神气力皆不能支持,遂急迎愚诊治。自言心中摇摇似将上脱,两颧发红,面上发热,其脉左部浮而动,右部浮而濡,两尺无根,数逾五至。诊断:此肝肾虚极,阴分阳分不相维系,而有危在顷刻之势。遂急为处方取药以防虚脱。处方:生怀山药一两、生怀地黄一两、熟怀地黄一两、净萸肉一两、生赭石(轧细)一两。急火煎药取汤两盅,分两次温服下。效果:将药甫煎成未服,又吐血一次,吐后忽停息闭目,惛然罔觉。诊其脉跳动仍旧,知能苏醒,约四分钟呼吸始续,两次将药服下,其血从此不吐。俾即原方再服一剂,至第三剂即原方加潞党参三钱、天冬四钱,连服数剂,身形亦渐复原。继用生怀山药为细面,每用八钱煮作茶汤,少调以白糖,送服生赭石细末五分,作点心用之,以善其后。(《医学衷中参西录·血病门·咳血兼吐血证》)

又愚治寒温证不轻用降下之品,其人虽热入阳明之府,若无大便燥硬,欲下不下之实征,亦恒投以大剂白虎汤清其热,热清大便恒自通下。是以愚日日临证,白虎汤实为常用之品,承气汤恒终岁不一用也。

(十四)虚损

其所最效者,用十全育真汤治愈同学朱凤岩之夫人虚劳病。此病曾经汉皋著名西医江徐二君诊治年余,花费千元,不但无效,而且备后事矣。青见其所患与十全育真汤主治之病相同,为书原方(人参/野台参四钱、生黄芪四钱、生山药四钱、知母四钱、玄参四钱、生龙骨捣细四钱、生牡蛎捣细四钱、丹参二钱、三棱钱半、莪术钱半。主治虚劳,脉弦、数、细、微,肌肤甲错,形体羸瘦,饮食不壮筋力,或自汗,或咳逆,或喘促,或寒热不时,或多梦纷纭,精气不固。编者注)服之。四剂病若失,群惊为神。因将《衷中参西录》遍示众人,即迷信西医者阅之,无不服夫子立方之善,医学之精矣。(《医学衷中参西录·萧介青来函》)

天津二区宁氏妇,年近四旬,素病虚劳,偶因劳碌过甚益增剧。病因:处境不顺,家务劳心,饮食减少,浸成虚劳,已病倒卧懒起床矣。又因有讼事,强令公堂对质,劳苦半日,归家病大加剧。证候:卧床闭目,昏昏似睡,呼之眼微开不发言语,有若能言而甚懒于言者。其面色似有浮热,身间温度三十八度八分,问其心中发热乎?觉怔忡乎?皆额之。其左脉浮而弦硬,右脉浮而芤,皆不任重按,一息六至。两日之间,惟少饮米汤,大便数日未行,小便亦甚短少。诊断:即其脉之左弦右芤,且又浮数无根,知系气血亏极有阴阳不相维系之象。是以阳气上浮而面热,阳气外越而身热,此乃虚劳中极危险之证也。所幸气息似稍促而不至于喘,虽有咳嗽亦不甚剧,知尤可治。斯当培养其气血,更以收敛气血之药佐之,俾其阴阳互相维系,即可安然无虞矣。处方:野台参四钱、生怀山药八钱、净萸肉八钱、生龙骨捣碎八钱、大甘枸杞六钱、甘草二钱、生怀地黄六钱、玄参五钱、沙参五钱、生赭石轧细五钱、生杭芍四钱。共煎汤一大盅,分两次温饮下。复诊:将药连服三剂,已能言语,可进饮食,浮越之热已敛,温度下降至三十七度六分,心中已不发热,有时微觉怔忡,大便通下一次,小便亦利,遂即原方略为加减俾再服之。处方:野台参四钱、生怀山药一两、大甘枸杞八钱、净萸肉六钱、生怀地黄五钱、甘草二钱、玄参五钱、沙参五钱、生赭石轧细四钱、生杭芍三钱、生鸡内金黄色的捣钱半。共煎汤一大盅,温服。方解:方中加鸡内金者,因虚劳之证,脉络多瘀,《金匮》所谓血痹虚劳也。用鸡内金以化其血痹,虚劳可以除根,且与台参并用,又能运化参之补力不使作胀满也。效果:将药连服四剂,新得之病痊愈,其素日虚劳未能尽愈。俾停服汤药,日用生怀山药细末煮粥,少加白糖当点心服之。每服时送服生鸡内金细末少许,以善其后。(《医学衷中参西录·虚劳喘嗽门·虚劳兼劳碌过度》)

(十五)奔豚

一人,年近五旬,心中常常满闷,呕吐痰水。时觉有气起自下焦,上冲胃口。其脉弦硬而长,右部尤甚,此冲气上冲,并迫胃气上逆也。问其大便,言甚干燥。遂将方中(镇摄汤:野台参五钱、生赭石五钱、生芡实五钱、生山药五钱、萸肉五钱、清半夏二钱、茯苓二钱。主治胸膈满闷,其脉大而弦,按之似有力,非真有力。编者注)赭石改作一两,又加知母、生牡蛎各五钱,厚朴、苏子各钱半,连服六剂痊愈。(《医学衷中参西录·治阴虚劳热方·镇摄汤》)

又治沧州南关一叟,年七十四岁,性浮躁,因常常忿怒,致冲气上冲,剧时觉有气自下上冲填塞咽喉,有危在顷刻之势,其脉左右皆弦硬异常。为其年高,遂于前第二方(龙骨、牡蛎、代赭石各八钱,生山药、生芡实各六钱,半夏、生杭芍各四钱,芒硝、苏子各二钱,厚朴、甘草各钱半。编者注)中加野台参三钱。一剂见轻,又服一剂,冲气遂不上冲,又服数剂以善其后。为治此证多用第二方加减,因名为降胃镇冲汤。(《医学衷中参西录·论冲气上冲之病因病状病脉及治法》)

(十六)霍乱

邑北境故县,刘氏妇,年近四旬,得霍乱暴脱证。病因:受妊五六个月,时当壬寅秋令,霍乱盛行,因受传染,吐泻一昼夜,病似稍愈,而胎忽滑下。自觉精神顿散,心摇摇似不能支持。时愚在其邻村训蒙,遂急延为诊视。证候:迨愚至欲为诊视,则病势大革,殓服已备,着于身将异诸床,病家辞以不必入视。愚曰:此系暴脱之证,一息尚存,即可挽回。遂入视之,气息若无,大声呼之亦不知应,脉象模糊如水上浮麻,莫辨至数。诊断:此证若系陈病状况,至此定难挽回,惟因霍乱吐泻已极,又复流产,则气血暴脱,故仍可用药挽救。夫暴脱之证,其所脱者元气也。凡元气之上脱必由于肝(所以人之将脱者,肝风先动),当用酸敛之品直趋肝脏以收敛。即所以杜塞元气上脱之路,再用补助气分之药辅之。虽病势垂危至极点,亦可挽回性命于呼吸之间。处方:净杭萸肉二两、野党参一两、生怀山药一两。共煎汤一大盅,温服。方虽开就而药房相隔数里,取药迫不及待,幸其比邻刘翁玉是愚表兄,有愚所开药方,取药两剂未服,中有萸肉共六钱,遂急取来暴火煎汤灌之。效果:将药徐徐灌下,须臾气息稍大,呼之能应,又急煎渣灌下,较前尤明了。问其心中何如,言甚难受,其音惟在喉间,细听可辨。须臾药已取到,急煎汤两茶杯,此时已自能服药。俾分三次温服下,精神顿复,可自动转。继用生山药细末八钱许,煮作茶汤,调以白糖,令其适口当点心服之。日两次,如此将养五六日以善其后。(《医学衷中参西录·霍乱门·霍乱暴脱证》)

(十七)闭经

初制此方(醴泉饮:生山药一两、大生地五钱、人参四钱、玄参四钱、生赭石四钱、牛蒡子三钱、天冬四钱、甘草二钱。治虚劳发热,或喘或嗽,脉数而弱。编者注)时,原无赭石,有丹参三钱,以运化人参之补力。后治一年少妇人,信水数月不行,时作寒热,干嗽连连,且兼喘逆,胸膈满闷,不思饮食,脉数几至七至。治以有丹参原方不效,遂以赭石易丹参,一剂咳与喘皆愈强半,胸次开通,即能饮食,又服数剂脉亦和缓,共服二十剂,诸病皆愈。以后凡治妇女月闭血枯,浸至虚劳,或兼咳嗽满闷者,皆先投以此汤,俾其饮食加多,身体强壮,经水自通。间有瘀血暗阻经道,或显有癥瘕可据者,继服拙拟理冲汤,或理冲丸皆在第八卷以消融之,则妇女无难治之病矣。若其人胸中素觉短气,或大便易滑泻者,又当预防其大气下陷大气下陷详见第四卷升陷汤。用醴泉饮时,宜减赭石、牛蒡子,并一切苏子、蒌仁、紫菀、杏仁,治咳喘套药皆不宜用。

(《医学衷中参西录·治阴虚劳热方·醴泉饮》)

(十八)月经量多

沈阳县尹朱公之哲嗣际生,愚之门生也。黎明时来院叩门,言其妻因行经下血不止,精神昏愦,气息若无。急往诊视,六脉不全仿佛微动,急用生黄芪、野台参、净萸肉各一两、煅龙骨、煅牡蛎各八钱,煎汤灌下,血止强半,精神见复,过数点钟将药剂减半,又加生怀山药一两,煎服痊愈。(《医学衷中参西录·黄芪解》)

(十九)妊娠恶阻

天津一区王氏妇,年二十六岁,受妊后,呕吐不止。病因:素有肝气病,偶有拂意,激动肝气,恒作呕吐。至受妊后,则呕吐连连不止。证候:受妊至四十日时,每日必吐,然犹可受饮食,后则吐浸加重,迨至两月以后勺水不存。及愚诊视时,不能食者已数日矣。困顿已极,不能起床。诊其脉虽甚虚弱,仍现滑象,至数未改,惟左关微浮,稍似有力。诊断:恶阻呕吐,原妊妇之常,兹因左关独浮而有力,知系肝气、胆火上冲,是以呕吐特甚。有谓恶阻呕吐虽甚剧无碍者,此未有阅历之言。愚自行道以来,耳闻目睹,因此证偾事者已有多人,甚勿忽视。此宜急治以镇肝降胃之品,不可因其受妊而不敢放胆用药也。处方:生赭石轧细两半、党参三钱、生怀山药一两、生怀地黄八钱、生杭芍六钱、大甘枸杞五钱、净萸肉四钱、青黛三钱、清半夏六钱。药共九味,先将半夏用温水淘三次,将矾味淘净,用做饭小锅煮取清汤一盅,调以面粉煮作茶汤,和以白糖令其适口,服下其吐可止。再将余药八味煎汤一大盅,分三次温服。复诊:将药连服两剂,呕吐即止。精神气力稍振,可以起坐,其脉左关之浮已去,六部皆近和平。惟仍有恶心之时,懒于饮食,拟再治以开胃理肝,滋阴清热之剂。处方:生怀山药一两、生杭芍五钱、冬瓜仁捣碎四钱、北沙参四钱、碎竹茹三钱、净青黛二钱、甘草二钱。共煎汤一大盅,分两次温服下。效果:将药连服三剂,病遂痊愈,体渐复原,能起床矣。或问:赭石《别录》称其能堕胎,原为催生要药,今重用之以治恶阻呕吐,独不虑其有堕胎之弊乎?答曰:《别录》谓其能堕胎者,为赭石之质重坠,可坠已成形之胎也。若胎至五六月时诚然忌之。若在三月以前之胎,虽名为胎,不过血脉一团凝聚耳。此时惟忌用破血之品,而赭石毫无破血之性。且《本经》谓治赤沃漏下,李氏《纲目》谓治妇人血崩,则其性可知。且其质虽重坠,不过镇降其肝胃上逆之气使归于平,是重坠之力上逆之气当之,即病当之非人当之也。况又与潞参、萸肉、山药诸补益之药并用,此所谓节制之师,是以战则必胜也。(《医学衷中参西录·妇女科·受妊呕吐》)

(二十)带下病

高如璧曾治一叟,年七十余,得呃逆证,兼小便不通,剧时觉堵塞咽喉,息不能通,两目上翻,身躯后挺,更医数人治不效。如璧诊其脉浮而无力。遂用赭石、台参、生山药、生芡实、牛蒡子为方投之,呃逆顿愈。又加竹茹服一剂,小便亦通利。(《医学衷中参西录·治喘息方·参赭镇气汤》)

(二十一)产后温病

又马家庄外祖家表妹,字于孙庆屯张姓。因产后病温,服补药二十余剂,致大热、大渴、大汗,屡索凉水。医者禁勿与饮,急欲投井。及生视之,舌黑唇焦,目睛直视,谵语发狂。诊其脉,细数有力。问其小便赤涩,大便紫黑黏滞,不甚通利。盖以产后血虚,又得温病,兼为补药所误,以致外邪无由而出,内热如焚,阴血转瞬告罄。急投以白虎加人参汤,仍用山药、玄参代粳米、知母。服后一夜安稳,黎明旋又反复,热渴又如从前。细思产后血室空虚,邪热乘虚而入,故大便紫黑,宜调以桃仁承气汤,以下其瘀血,邪热当随之俱下。因小便赤涩,膀胱蓄热,又加滑石四钱,甘草钱半。乃开药房者系其本族,谓此药断不可服。病家疑甚,复延前医相质。前医谓,此病余连治三次,投以温补药转剧,昨服白虎加人参汤,既稍见轻,想服承气汤亦无妨也。病家闻之,始敢煎服。因方中大黄重用六钱,俾煎汤一盅半,分三次温饮下。逾三点钟,降下大便如胶漆者二次,鲜红色者一次,小便亦清利,脉净身凉而愈。(《医学衷中参西录·董寿山来函》)

(二十二)产后痞满

天津一区,张氏妇,年二十六岁,流产之后胃脘满闷,不能进食。病因:孕已四月,自觉胃口满闷,倩人以手为之下推,因用力下推至脐,遂至流产。证候:流产之后,忽觉气血上涌充塞胃口,三日之间分毫不能进食。动则作喘,头目眩晕,心中怔忡,脉象微弱,两尺无根。其夫张耀华,曾受肺病吐脓血,经愚治愈,因相信复急延为诊治。诊断:此证因流产后下焦暴虚,肾气不能固摄冲气,遂因之上冲。夫冲脉原上隶阳明胃腑,其气上冲胃气即不能下降(胃气以息息下行为顺),是以胃中胀满,不能进食。治此等证者,若用开破之药开之,胀满去而其人或至于虚脱。宜投以峻补之剂,更用重镇之药辅之以引之下行,则上之郁开而下焦之虚亦即受此补剂之培养矣。处方:大潞参四钱、生赭石轧细一两、生怀山药一两、熟怀地黄一两、玄参八钱、净萸肉八钱、紫苏子炒捣三钱、生麦芽三钱。共煎汤一大盅,分两次温服下。

按:方中用生麦芽,非取其化食消胀也。诚以人之肝气宜升,胃气宜降,凡用重剂降胃,必须少用升肝之药佐之,以防其肝气不舒。麦芽生用原善舒肝,况其性能补益胃中酸汁,兼为化食消胀之妙品乎。效果:将药煎服一剂,胃中豁然顿开,能进饮食,又连服两剂,喘与怔忡皆愈。(《医学衷中参西录·妇女科·流产后满闷》)

(二十三)儿科/伤寒

李姓童子,年十四岁,天津河北耀华织布工厂学徒,得伤寒脉闭证。病因:其左肋下素有郁气,发动时辄作疼,一日发动疼剧,头上汗出,其汗未解,出冒风寒,遂得斯证。证候:头疼身冷,恶寒无汗,心中发热,六脉皆闭。诊断:因其素有肋下作疼之病,身形羸弱;又当汗出之时感冒风寒,则风寒之入者必深,是以脉闭身寒;又肋下素有郁气,其肝胆之火必然郁滞,因外感所束激动其素郁之火,所以心中觉热。法当以发表之药为主,而以清热理郁兼补正之药佐之。处方:麻黄二钱、玄参六钱、生怀山药六钱、野台参二钱、生鸡内金二钱、天花粉五钱、甘草钱半。先煎麻黄数沸,吹去浮沫,再入诸药同煎一大盅,温服取汗,若不出汗时,宜再服西药阿司匹林一瓦以助其汗。效果:服药两点钟,周身微发热,汗欲出不出,遂将阿司匹林服下,须臾汗出遍体。翌日复诊,其脉已出,五至无力,已不恶寒,心中仍觉发热,遂去麻黄,将玄参、山药皆改用一两,服至三剂后,心中已不发热,遂将玄参、天花粉各减半,再服数剂以善其后。(《医学衷中参西录·伤寒门·伤寒脉闭》)

(二十四)儿科/温病

奉天小南关马氏幼女,年六七岁,得温病,屡经医治,旬余病势益进,亦遂委之于命,不复治疗。适其族家有幼子得险证,经愚治愈,因转念其女病犹可治,殷勤相求。其脉象数而有力,肌肤热而干涩,卧床上辗转不安,其心中似甚烦躁。以为病久阴亏,不堪外感之灼热,或其痧疹之毒伏藏于内,久未透出,是以其病之现状如是也。问其大便,数日一行。遂为疏方:生石膏细末二两,潞党参四钱,玄参、天冬、知母、生怀山药各五钱,连翘、甘草各二钱,蝉蜕一钱。煎汤两盅,分数次温饮下。连服两剂,大热已退,大便通下,其精神仍似骚扰不安。再诊其脉,较前无力而浮。拟其病已还表,其余热当可汗解,用西药阿司匹林二分强,和白蔗糖水冲服下。周身微汗,透出白痧若干而愈。乃知其从前辗转骚扰不安者,因其白痧未发出也。为每剂中皆有透表之品,故其病易还表,而其痧疹之毒复亦易随发汗之药透出也。(《医学衷中参西录·治幼年温热证宜预防其出痧疹》)

(二十五)儿科/咳嗽

抚顺姚旅长公子,年九岁,因有外感实热久留不去,变为虚劳咳嗽证。病因:从前曾受外感,热入阳明。医者纯用甘寒之药清之,致病愈之后,犹有些些余热稽留脏腑,久之阴分亏耗,浸成虚劳咳嗽证。证候:心中常常发热,有时身亦觉热,懒于饮食,咳嗽频吐痰涎,身体瘦弱。屡服清热宁嗽之药,即稍效病仍反复,其脉象弦数,右部尤弦而兼硬。诊断:其脉象弦数者,热久涸阴血液亏损也。其右部弦而兼硬者,从前外感之余热,犹留滞于阳明之腑也。至其咳嗽吐痰,亦热久伤肺之现象也。欲治此证,当以清其阳明余热为初步,热清之后,再用药滋养其真阴,病根自不难除矣。处方:生石膏捣细两半、大潞参三钱、玄参五钱、生怀山药五钱、鲜茅根三钱、甘草二钱。共煎汤一盅半,分两次温饮下。若无鲜茅根时,可用鲜芦根代之。方解:此方即白虎加人参汤以玄参代知母,生山药代粳米,而又加鲜茅根也。盖阳明久郁之邪热,非白虎加人参汤不能清之,为其病久阴亏,故又将原方少为变通,使之兼能滋阴也。加鲜茅根者,取其具有升发透达之性,与石膏并用,能清热兼能散热也。复诊:将药煎服两剂,身心之热大减,咳嗽吐痰已愈强半,脉象亦较前和平。知外邪之热已清,宜再用药专滋其阴分,俾阴分充足自能尽消其余热也。处方:生怀山药一两、大甘枸杞八钱、生怀地黄五钱、玄参四钱、沙参四钱、生杭芍三钱、生远志二钱、白术二钱、生鸡内金黄色的捣二钱、甘草钱半。共煎汤一盅,温服。效果:将药连服三剂,饮食加多,诸病皆愈。方解:陆九芝谓:凡外感实热之证,最忌但用甘寒滞泥之药治之。其病纵治愈,亦恒稽留余热,永锢闭于脏腑之中,不能消散,致热久耗阴,浸成虚劳,不能救药者多矣。此诚见道之言也。而愚遇此等证,其虚劳不至过甚,且脉象仍有力者,恒治以白虎加人参汤,复略为变通,使之退实热兼能退虚热,约皆可随手奏效也。(《医学衷中参西录·虚劳喘嗽门·虚劳咳嗽兼外感实热证》)

(二十六)儿科/泄泻

又治一五岁幼童。先治以逐寒荡惊汤（胡椒、炮姜、肉桂各一钱，丁香十粒，共捣成细渣。以灶心土三两煮汤，澄清，药皆捣碎，不可久煎，肉桂又忌久煎，三四沸即可，煎药大半茶杯。编者注），可进饮食矣，而滑泻殊甚。继投以加味理中地黄汤，一日连进两剂，泄泻不止，连所服之药亦皆泻出。遂改用红高丽参大者一支，轧为细末，又用生怀山药细末六钱煮作粥，送服参末一钱强。如此日服三次，其泻遂止。翌日仍用此方，恐作胀满，又于所服粥中调入西药百布圣六分。如此服至三日，病痊愈。（《医学衷中参西录·论脾风治法》）

(二十七)疹

奉天粮秣厂科员王啸岑之子，年二十八岁，周身发热，出白痧甚密。经医调治失宜，迁延至旬日，病益加剧。医者又欲用大青龙汤减去石膏，啸岑疑其性热不敢用，延愚为之诊治。其周身发热，却非大热，脉数五至，似有力而非洪实，舌苔干黑，言语不真，其心中似怔忡，又似烦躁，自觉难受莫支。其家人谓其未病之时，实劳心过度，后遂得此病。参之脉象病情，知其真阴内亏，外感之实热又相铄耗，故其舌干如斯，心中之怔忡烦躁又如斯也。问其大便，数日未行，似欲便而不能下通。遂疏方用：生石膏细末三两，潞党参五钱，生山药五钱，知母、天花粉各八钱，连翘、甘草各二钱，生地黄一两半，蝉蜕一钱。俾煎汤三盅，分三次温饮下，又嘱其服药之后，再用猪胆汁少调以醋，用灌肠器注射之，以通其大便。病家果皆如所嘱。翌日视之，大便已通下，其灼热、怔忡、烦躁皆愈强半，舌苔未退而干黑稍瘥。又将原方减石膏之半，生地黄改用一两。连服三剂，忽又遍身出疹，大便又通下，其灼热、怔忡、烦躁始痊愈。恐其疹出回急，复为开清毒、托表之药，俾服数剂以善其后。

按：此证既出痧矣，原不料其后复出疹，而每剂药中皆有透表之品者，实恐其蕴有痧毒未尽发出也，而疹毒之终能发出，实即得力于此。然非临时细细体察，拟方时处处周密，又何能得此意外之功效哉。按此证非幼科，亦因温而兼疹，故连类及之，且俾人知温而兼疹之证，非独幼科有之，即壮年亦间有之也。(《医学衷中参西录·治幼年温热证宜预防其出痧疹》)

黄芪—知母

一、配伍解读

凡遇阴虚有热之证,其稍有根柢可挽回者,于方中重用黄芪、知母,莫不随手奏效。始知叔和脉法谓数至七八至为不治之脉者,非确论也。盖人禀天地之气以生,人身之气化即天地之气化,天地将雨之时,必阳气温暖上升,而后阴云会合大雨随之。黄芪温升补气,乃将雨时上升之阳气也;知母寒润滋阴,乃将雨时四合之阴云也。二药并用,大具阳升阴应云行雨施之妙。膏泽优渥烦热自退,此不治之治也。况劳瘵者多损肾,黄芪能大补肺气,以益肾水之源,使气旺自能生水,而知母又大能滋肺中津液,俾阴阳不至偏胜,即肺脏调和,而生水之功益普也黄芪、知母虽可并用以退虚热,然遇阴虚热甚者,又必须加生地黄八钱或至一两,方能服之有效。

二、功　效

大补肺气,滋养肺阴,兼清热邪。

三、代表方剂

(一)升陷汤

[组成]　生箭芪六钱　知母三钱　柴胡一钱五分　桔梗一钱五分　升麻一钱

[主治]　胸中大气下陷,气短不足以息,或努力呼吸,有似乎喘;或气息将停,危在顷刻。其兼证,或寒热往来,或咽干作渴,或满闷怔忡,或神昏健忘,种种病状,诚难悉数。其脉象沉迟微弱,关前尤甚。其剧者,或六脉不全,或参伍不调。

　　[加减]　气分虚极下陷者,酌加人参数钱,或再加山萸肉_{去净}核数钱,以收敛气分之耗散,使升者不至复陷更佳。若大气下陷过甚,至少腹下坠,或更作疼者,宜将升麻改用钱半,或倍作二钱。

　　升陷汤证,有兼肝胆之火上冲,并冲气亦上冲者,加龙骨、牡蛎、芡实,甚为适宜。因三药皆敛药,而非降药,是以升陷汤后之注语,原有加萸肉之说,萸肉亦与芡实诸药同性也。(《医学衷中参西录·医话拾零·答受业高崇勋质疑》)

　　[方论]　升陷汤,以黄芪为主者,因黄芪既善补气,又善升气。且其质轻松,中含氧气,与胸中大气有同气相求之妙用。惟其性稍热,故以知母之凉润者济之。柴胡为少阳之药,能引大气之陷者自左上升。升麻为阳明之药,能引大气之陷者自右上升。桔梗为药中之舟楫,能载诸药之力上达胸中,故用之为向导也。至其气分虚极者,酌加人参,所以培气之本也。或更加萸肉,所以防气之涣也。至若少腹下坠或更作疼,其人之大气直陷至九渊,必需升麻之大力者以升提之,故又加升麻五分或倍作二钱也。方中之用意如此,至随时活泼加减,尤在临证者之善变通耳。(《医学衷中参西录·治大气下陷方·升陷汤》)

(二)清金益气汤

　　[组成]　生黄芪三钱　生地黄五钱　知母三钱　粉甘草三钱　玄参三钱　沙参三钱　川贝母_{去心,二钱}　牛蒡子_{炒、捣,三钱}

　　[功效]　益气养阴,润肺化痰。

　　[主治]　尪羸少气,劳热咳嗽,肺痿失音,频吐痰涎,一切肺金虚损之病。

(三)清金解毒汤

　　[组成]　生明乳香三钱　生明没药三钱　粉甘草三钱　生黄芪三钱　玄参三钱　沙参三钱　牛蒡子_{炒、捣,三钱}　贝母三钱　知母三钱　三七_{捣细、药汁送服,二钱}

　　[功效]　清热养阴,活血通络,益气化痰。

　　[主治]　肺脏损烂,或将成肺痈,或咳嗽吐脓血者,又兼治肺

结核。(《医学衷中参西录·治肺病方·清金解毒汤》)

(四)气淋汤

[组成]　生黄芪五钱　知母四钱　生杭芍三钱　柴胡二钱
生明乳香一钱　生明没药一钱

[主治]　气淋。

[方论]　气淋之证,少腹常常下坠作疼,小便频数,淋涩疼痛。因其人下焦本虚,素蕴内热,而上焦之气化又复下陷,郁而生热,则虚热与湿热,互相结于太阳之腑,滞其升降流通之机,而气淋之证成矣。故以升补气化之药为主,而以滋阴利便流通气化之药佐之。(《医学衷中参西录·治淋浊方》)

(五)砂淋丸

[组成]　黄色生鸡内金鸡鸭皆有肫皮而鸡者色黄宜去净砂石,一两　生黄芪八钱　知母八钱　生杭芍六钱　硼砂六钱　朴硝五钱硝石五钱

[用法]　共轧细,炼蜜为丸桐子大,食前开水送服三钱,日两次。

[功效]　健脾益气,养阴通淋。

[主治]　砂淋,亦名石淋。

[方论]　石淋之证,因三焦气化瘀滞,或又劳心、劳力过度,或房劳过度,膀胱暗生内热,内热与瘀滞煎熬,久而结成砂石,杜塞溺道,疼楚异常。其结之小者,可用药化之,若大如桃、杏核以上者,不易化矣,须用西人剖取之法。此有关性命之证,剖取之法虽险,犹可于险中求稳也。

鸡内金为鸡之脾胃,原能消化砂石。硼砂可为金、银、铜焊药,其性原能柔五金、治骨鲠,故亦善消硬物。朴硝,《本经》谓其能化七十二种石。硝石,《本经》不载,而《别录》载之,亦谓其能化七十二种石。想此二物性味相近,古原不分,即包括于朴硝条中。至陶隐居始别之,而其化石之能则同也。然诸药皆消破之品,恐于元气有伤,故加黄以补助气分,气分壮旺,益能运化药力。犹恐黄芪性热,与淋

证不宜,故又加知母、芍药以解热滋阴,而芍药之性,又善引诸药之力至膀胱也。(《医学衷中参西录·治淋浊方》)

四、临证医案

(一)伤寒

一叟年六旬余。素吸鸦片,羸弱多病,于孟冬感冒风寒,其脉微弱而浮。愚用生黄芪数钱,同表散之药治之,得汗而愈。间日,因有紧务事,冒寒出门,汗后重感,比前较剧。病卧旅邸,不能旋里。因延彼处医者延医,时身热饮水,病在阳明之府。医者因其脉微弱,转进温补,病益进。更延他医,以为上有浮热,下有实寒,用附子、吴茱萸,加黄连治之。服后,齿龈尽肿,且甚疼痛,时觉烦躁,频频饮水,不能解渴。不得已复来迎愚。至诊其脉细而数,按之略实。遂投以此汤(白虎加人参以山药代粳米汤:生石膏捣细三两、知母一两、人参六钱、生山药六钱、粉甘草三钱。主治寒温实热已入阳明之府,燥渴嗜饮凉水,脉象细数者。编者注),加玄参六钱,以散其浮游之热。一剂牙疼即愈,烦躁与渴亦见轻。翌日用原方去玄参,将药煎成,调入生鸡子黄三枚,作三次温饮下,大便得通而愈。(《医学衷中参西录·治伤寒温病同用方·白虎加人参以山药代粳米汤》)

(二)喘证

一人,年二十。卧病两月不愈,精神昏愦,肢体酸懒,亦不觉有所苦。度次延医诊视,莫审病情,用药亦无效。一日忽然不能喘息,张口呼气外出,而气不上达,其气蓄极之时,肛门突出,约二十呼吸之顷,气息方通。一昼夜之间,如此者八九次。诊其脉,关前微弱不起,知其大气下陷,不能司肺脏呼吸之枢机也。遂投以人参一两,柴胡三钱,知母二钱,一剂而呼吸顺。又将柴胡改用二钱,知母改用四钱,再服数剂,宿病亦愈。按:此证卧病数月,气分亏损太甚,故以人参代黄芪。且此时系初次治大气下陷证,升陷汤方犹未拟出也。又按:此证初得时,当系大气下陷,特其下陷未剧,故呼吸之间不觉耳。人参、黄芪皆补气兼能升气者也,然人参补气之力胜于黄芪;黄芪升气之力胜于人参。故大气陷而气分之根柢犹未伤者,当用黄芪;大气陷而气分之根柢兼伤损者,当用人参。(《医学衷中参西录·治大气下陷方·升陷汤》)

一人,年二十余。动则作喘,时或咳嗽。医治数年,病转增剧,皆以为劳疾不可治。其脉非微细,而指下若不觉其动。知其大气下陷,不能鼓脉外出,以成起伏之势也。投以升陷汤(生箭芪六钱、知母三钱、柴胡一钱五分、桔梗一钱五分、升麻一钱。主治胸中大气下陷,气短不足以息,或努力呼吸,有似乎喘;或气息将停,危在顷刻。编者注),加人参、天冬各三钱,连服数剂而愈。其父喜曰:"族人向有此证者,四年而亡。今此子病已三年,得遇先生而愈,是果何处得此神方,而能挽回人命也?"因其病久,俾于原方中减去升麻,为末炼蜜作丸药,徐服月余,以善其后。(《医学衷中参西录·治大气下陷方·升陷汤》)

又曾治一人,年近五旬,素有喘疾。因努力任重,旧证复发。延医服药罔效。后愚诊视其脉,数近六至,而兼有沉濡之象。愚疑其阴虚不能纳气,因其脉兼沉濡,不敢用降气之药。遂用熟地、生山药、枸杞、玄参大滋真阴之药,大剂煎汤,送下人参小块二钱,连服三剂脉即不数,仍然沉濡,喘虽见轻,仍不能愈。因思此证得之努力任重,胸中大气因努力而陷,所以脉现沉濡,且其背恶寒而兼发紧,此亦大气下陷之征也。亦治以升陷汤(生黄芪六钱、知母三钱、柴胡一钱五分、桔梗一钱五分、升麻一钱;主治胸中大气下陷,气短不足以息。编者注),方中升麻、柴胡、桔梗皆不敢用,以桂枝尖三钱代之。因其素有不纳气之证,桂枝能升大气,又能纳气归肾也理详见第二卷参赭镇气汤下。又外加滋阴之药,数剂痊愈详案在第四卷升陷汤下。(《医学衷中参西录·治阴虚劳热方·醴泉饮》)

(三)心悸

沧州程家林董氏女,年二十余。胸胁满闷,心中怔忡,动则自汗,其脉沉迟微弱,右部尤甚,为其脉迟,疑是心肺阳虚,询之不觉寒凉,知其为胸中大气下陷也。其家适有预购黄芪一包,俾用一两煎汤服之。其族兄捷亭在座,其人颇知医学,疑药不对证。愚曰:"勿多疑,倘有差错,余职其咎。"服后,果诸病皆愈。捷亭疑而问曰:"《本经》黄芪原主大风,有透表之力,生用则透表之力益大,与自汗证不宜,其性升而能补,有膨胀之力,与满闷证不宜,今单用生黄芪两许,而两证皆愈,并心中怔忡亦愈,其义何居?"答曰:"黄芪诚有透表之力,气虚不能逐邪外出者,用于发表药中,即能得汗,若其阳强阴虚者,误用之则大汗如雨不可遏抑。惟胸中大气下陷,致外卫之气无所统摄而自汗者,投以黄芪则其效如神。至于证兼满闷而亦用之者,确知其为大气下陷,呼吸不利而作闷,非气郁而作闷也。至于心与肺同悬胸中,皆大气之所包举,大气升则心有所根据,故怔忡自止也。"董生闻之,欣喜异常曰:"先生真我师也。"继加桔梗二钱,知母三钱,又服两剂以善其后(《医学衷中参西录·治大气下陷方·升陷汤》也录有本案。编者注)。(《医学衷中参西录·黄芪解》)

曾治一少妇,忽然饮食甚多,一时觉饥不食,即心中怔忡。医者以为中消证,屡治不效,向愚询方。疑其胸中大气下陷,为开升陷汤方(生箭芪六钱、知母三钱、柴胡一钱五分、桔梗一钱五分、升麻一钱。编者注),加龙骨、牡蛎皆不用煅各五钱,数剂而愈。(《医学衷中参西录·治大气下陷方·升陷汤》)

一妇人,年二十余。资禀素羸弱,因院中失火,惊恐过甚,遂觉呼吸短气,心中怔忡,食后更觉气不上达,常作太息。其脉近和平,而右部较沉。知其胸中大气,因惊恐下陷,《内经》所谓恐则气陷也。遂投以升陷汤(生箭芪六钱、知母三钱、柴胡一钱五分、桔梗一钱五分、升麻一钱。编者注),为心中怔忡,加龙眼肉五钱,连服四剂而愈。(《医学衷中参西录·治大气下陷方·升陷汤》)

又五家嫂及内子两人,系因家务心力煎劳,自觉无日不病者。五家嫂怔忡异常,每犯此病,必数日不能起床,须人重按其心,终日面目虚浮,无病不有。而内子则不但怔忡,寒热往来,少腹重坠,自汗、盗汗,亦无定时,面目手足及右腿无日不肿。而两人丸药日不离口,不但无效,更渐加剧。后侄查《衷中参西录》大气下陷一切方案,确知两人皆系大气下陷无疑。服升陷汤(生黄芪六钱、知母三钱、柴胡一钱五分、桔梗一钱五分、升麻一钱。编者注)数剂,并加滋补之味,而各病若失,现今均健壮如常矣。(《医学衷中参西录·卢月潭来函》)

(四)腹痛

开原史姓女子,在奉天女子师范读书。陡然腹中作疼,呻吟不止。其脉沉而微弱。疑系气血凝滞,少投以理气之品,其疼益剧,且觉下坠,呼吸短气。恍悟其腹中疼痛原系大气下陷,误理其气则下陷益甚,故疼加剧也。急投以升陷汤(生黄芪六钱、知母三钱、柴胡一钱五分、桔梗一钱五分、升麻一钱;主治胸中大气下陷,气短不足以息。编者注),一剂即愈。(《医学衷中参西录·大气诠》)

(五)胁痛

一妇人,因临盆努力过甚,产后数日,胁下作疼,又十余日,更发寒热。其翁知医,投以生化汤两剂,病大见愈。迟数日,寒热又作。遂延他医调治,以为产后瘀血为恙,又兼受寒,于活血化瘀药中,重加干姜。数剂后,寒热益甚,连连饮水不能解渴。时当仲夏,身热如炙,又复严裹厚被,略以展动即觉冷气侵肤。后愚诊视,左脉沉细欲无,右脉沉紧,皆有数象。知其大气下陷,又为热药所伤也。其从前服生化汤觉轻者,全得芎劳升提之力也。治以升陷汤(生箭芪六钱、知母三钱、柴胡一钱五分、桔梗一钱五分、升麻一钱。主治胸中大气下陷,气短不足以息,或努力呼吸,有似乎喘;或气息将停,危在顷刻。编者注),将方中知母改用八钱,又加玄参六钱,一剂而寒热已,亦不作渴。从前两日不食,至此遂能饮食。惟胁下微疼,继服拙拟理郁升陷汤(生黄芪六钱、知母三钱、当归身三钱、桂枝尖一钱半、柴胡钱半、乳香不去油三钱、没药不去

油三钱。主治胸中大气下陷,又兼气分郁结,经络湮淤者。编者注),二剂痊愈。(《医学衷中参西录·治大气下陷方·升陷汤》)

(六)头痛

寿甫夫子德鉴敬启者:介自幼小身体羸弱,气力极不充足。民纪己未秋毕业于湖北省立荆南中学校,庚申夏即在家设立国民学校。因学童年幼不会听讲,每上堂必大声讲演,务使能懂方休,如是三年,已觉劳苦。迨至今春,忝列为敝县模范高小学国文教员,兼高二年级主任,早起迟眠,疲惫异常,每上堂授课恒觉气短舌塞,讲解困难。有时话到舌边不能说出,因之不敢对人谈话。每看书不到两行,即头目眩晕,必倒床小睡,如此状况颇感苦痛。暑期归家读夫子《衷中参西录》至升陷汤(生黄芪六钱、知母三钱、柴胡一钱五分、桔梗一钱五分、升麻一钱;主治胸中大气下陷,气短不足以息。编者注),始知其病为胸中大气下陷。遂用原方连服七剂,即觉神清气爽,逢人谈话亦不畏难,现到校中仍服此汤,不能舍去。噫!惟夫子则介之病不能治,独恨路程遥远不能亲来受教,谨草此芜语,藉作感谢云尔。(《医学衷中参西录·席文介来函》)

又族婶母,年四十余岁,身体素弱。因境遇不顺,又多抑郁。癸亥十月下旬,忽患头疼甚剧,已三日矣。族叔来舍,俾生往诊。及至闻呻吟不已,卧床不起,言已针过百会及太阳两处,均未见效。其左脉微细如丝,按之即无,右脉亦无力,自言气息不接,胸闷不畅,不思饮食,自觉精神恍惚,似难支持,知其胸中之大气下陷也。其头疼者,因大气陷后,有他经之逆气乘虚上干也。遵用《衷中参西录》升陷汤(生黄芪六钱、知母三钱、柴胡一钱五分、桔梗一钱五分、升麻一钱;主治胸中大气下陷,气短不足以息。编者注)原方,升提其下陷之大气,连服数剂痊愈。(《医学衷中参西录·相臣哲嗣毅武来函》)

(七)中风

奉天铁岭傅光德夫人,年二十余。夏日当窗寝而受风,觉半身麻木,其麻木之边,肌肉消瘦,浸至其边手足若不随用。诊其脉,左部如常,右部似有郁象,而其麻木之边适在右,知其经络为风所袭不能宣通也。为疏方用生黄芪一两,当归八钱,羌活、知母、乳香、没药各四钱,全蝎二钱,全蜈蚣三条,煎汤服一剂见轻,又服两剂痊愈(《医学衷中参西录·论肢体痿废之原因及治法》也录有本案。编者注)。(《医学衷中参西录·黄芪解》)

(八)白浊

东海渔者,年三十余,得骗白证甚剧。旬日之间,大见衰惫,惧甚,远来求方。其脉左右皆弦,而左部弦而兼长。夫弦长者,肝木之盛也。木与风为同类,人之脏腑,无论何处受风,其风皆与肝木相应。《内经》阴阳应象论所谓"风气通于肝"者是也。脉之现象如此,肝因风助,倍形其盛,而失其和也。况病患自言因房事后小便当风,从此外肾微肿,遂有此证,尤为风之明征乎。盖房事后,肾脏经络虚而不闭,风气乘虚袭入,鼓动肾脏不能蛰藏《内经》谓肾主蛰藏,而为肾行气之肝木,又与风相应,以助其鼓动,而大其疏泄《内经》谓肝主疏泄,故其病若是之剧也。为拟此汤(舒和汤:桂枝尖四钱、生黄芪三钱、续断三钱、桑寄生三钱、知母三钱。编者注),使脉之弦长者变为舒和。服之一剂见轻,数剂后遂痊愈。以后凡遇此等症,其脉象与此同者,投以此汤无不辄效。(《医学衷中参西录·治淋浊方·舒和汤》)

(九)汗证

一人,年四十八,大汗淋漓,数日不止,衾褥皆湿,势近垂危。询方于愚,俾用净萸肉二两,煎汤饮之,其汗遂止。翌晨迎愚诊视,其脉沉迟细弱,而右部之沉细尤甚,虽无大汗,遍体犹湿。疑其胸中大气下陷,询之果觉胸中气不上升,有类巨石相压。乃恍悟前此之汗,亦系大气陷后,卫气无所统摄而外泄之故。遂用生黄芪一两,萸肉、知母各三钱,一剂胸次豁然,汗亦尽止,又服数剂以善其后此案参看第四卷升陷汤后跋语方明(《医学衷中参西录·山萸肉解》录有本案:又其族弟某……。编者注)。(《医学衷中参西

录·治阴虚劳热方·来复汤》)

一人,年四十七。咳嗽短气,大汗如洗,昼夜不止,心中怔忡,病势危急。遣人询方,俾先用山萸肉去净核二两煎服,以止其汗。翌日迎愚诊视,其脉微弱欲无,呼吸略似迫促。自言大汗虽止,而仍有出汗之时,怔忡见轻,仍觉短气。知其确系大气下陷,遂投以升陷汤(生箭芪六钱、知母三钱、柴胡一钱五分、桔梗一钱五分、升麻一钱。主治胸中大气下陷,气短不足以息,或努力呼吸,有似乎喘;或气息将停,危在顷刻。编者注),为其有汗,加龙骨、牡蛎皆不用煅各五钱,三剂而愈。(《医学衷中参西录·治大气下陷方·升陷汤》)

(十)痰饮

一妇人,年四十,上焦发热,咳吐失音,所吐之痰自觉腥臭,渐渐羸瘦,其脉弦而有力。投以清火润肺之药,数剂不效。为制此汤(清金益气汤:生黄芪三钱、生地黄五钱、知母三钱、粉甘草三钱、玄参三钱、沙参三钱、川贝母二钱、炒牛蒡子三钱。主治尪羸少气,劳热咳嗽,肺痿失音,频吐痰涎,一切肺金虚损之病。编者注),于大队清火润肺药中,加生黄芪一味以助元气,数剂见轻,十余剂后,病遂痊愈。(《医学衷中参西录·治肺病方·清金益气汤》)

(十一)虚损

李登高,山东恩县人,年三十二岁,寓天津河东瑞安街,拉洋车为业,得大气下陷证。病因:腹中觉饥,未暇吃饭,枵腹奔走七八里,遂得此病。证候:呼吸短气,心中发热,懒食,肢体酸懒无力,略有动作即觉气短不足以息。其脉左部弦而兼硬,右部则寸关皆沉而无力。诊断:此胸中大气下陷,其肝胆又蕴有郁热也。盖胸中大气,原为后天宗气,能代先天元气主持全身,然必赖水谷之气以养之。此证因忍饥劳力过度,是以大气下陷,右寸关之沉而无力其明征也。其举家数口生活皆赖一人劳力,因气陷不能劳力继将断炊,肝胆之中遂多起急火,其左脉之弦而兼硬是明征也。

治之者当用拙拟之升陷汤（生黄芪六钱、知母三钱、柴胡一钱五分、桔梗一钱五分、升麻一钱；主治胸中大气下陷，气短不足以息。编者注）在处方编中三期四卷，升补其胸中大气，而辅以凉润之品以清肝胆之热。处方：生箭芪八钱、知母五钱、桔梗二钱、柴胡二钱、升麻钱半、生杭芍五钱、龙胆草二钱。共煎汤一大盅，温服。效果：将药连服两剂，诸病脱然痊愈。（《医学衷中参西录·气病门·大气下陷》）

门人高如璧曾治一人，年三十余。因枵腹劳力过度，致大气下陷。寒热往来，常常短气，大汗淋漓，头疼咽干，畏凉嗜睡，迁延日久，不能起床。医者误认为肝气郁结，投以鳖甲、枳实、麦芽诸药，病益剧。诊其脉，左寸关尺皆不见，右部脉虽见，而微弱欲无。知其为大气下陷，投以升陷汤（升陷汤：生箭芪六钱、知母三钱、柴胡一钱五分、桔梗一钱五分、升麻一钱。主治胸中大气下陷，气短不足以息，或努力呼吸，有似乎喘；或气息将停，危在顷刻。编者注），加人参三钱，一剂左脉即见，又将知母改用五钱，连服数剂痊愈。（《医学衷中参西录·治大气下陷方·升陷汤》）

前岁有门人因事至沈，归以先生所著之《衷中参西录》相赠。庆（指奉天恒仁县女子师范校长阎兆元，名国庆。编者注）每于课余之际，捧读不置，所谓实获我心者也。客岁家慈得大气下陷证，庆以向未行医，未敢率尔用药，遂聘本县名流再三诊治，终无效验。迟至今岁正月初二日，气息奄奄，迫不及待，遂急用第四卷之升陷汤（生黄芪六钱、知母三钱、柴胡一钱五分、桔梗一钱五分、升麻一钱；主治胸中大气下陷，气短不足以息。编者注），遵方后所注更番增减，按证投药，数月沉疴，数日痊愈，此皆先生所赐也。独恨云山遥隔，未得追随杖履，以亲承教益耳。（《医学衷中参西录·阎兆元来函》）

一妇人，年二十余。因境多怫郁，常作恼怒，遂觉呼吸短气，咽干作渴，剧时觉气息将停，努力始能呼吸。其脉左部如常，右部来缓去急，分毫不能鼓指。《内经》谓宗气贯心脉，宗气即大气也。

此证盖因常常恼怒,致大气下陷,故不能鼓脉外出,以成波澜也。遂投以升陷汤(生箭芪六钱、知母三钱、柴胡一钱五分、桔梗一钱五分、升麻一钱。主治胸中大气下陷,气短不足以息。编者注),为其作渴,将方中知母改用六钱,连服三剂,病愈强半,右脉亦较前有力,遂去升麻,又服数剂痊愈。(《医学衷中参西录·治大气下陷方·升陷汤》)

　　一人,年二十余。因力田劳苦过度,致胸中大气下陷。四肢懒动,饮食减少,自言胸中满闷。其实非满闷,乃短气也。粗人不善述病情,往往如此。医者不能自审病因,投以开胸理气之剂,服之增重。又改用半补半破之剂,两剂后,病又见重。又延他医,投以桔梗、当归、木香各数钱,病大见愈,盖全赖桔梗,升提气分之力也。医者不知病愈之由,再服时,竟将桔梗易为苏梗,升降异性,病骤反复。自此不敢服药,迟延二十余日,病势垂危,喘不能卧,昼夜倚壁而坐,假寐片时,气息即停,心下突然胀起,急呼醒之,连连喘息数口,始觉气息稍续,倦极偶卧片时,觉腹中重千斤,不能转侧,且不敢仰卧。延愚诊视,其脉乍有乍无,寸关尺三部,或一部独见,或两部同见,又皆一再动而止,此病之危,已至极点。因确知其为大气下陷,遂放胆投以生箭芪一两,柴胡、升麻、萸肉去净核各二钱。煎服片时,腹中大响一阵,有似昏愦苏息,须臾恍然醒悟,自此呼吸复常,可以安卧,转侧轻松。其六脉皆见,仍有雀啄之象。自言百病皆除,惟觉胸中烦热。遂将方中升麻、柴胡,皆改用钱半,又加知母、玄参各六钱,服后脉遂复常。惟左关参伍不调,知其气分之根柢犹未实也。遂改用野台参一两,玄参、天冬、麦冬带心各三钱,两剂痊愈。(《医学衷中参西录·治大气下陷方·升陷汤》)

(十二)癥瘕

　　盐山龙潭庄李氏妇,年三旬,胃脘旧有停积数年不愈,渐大如拳甚硬,不能饮食。左脉弦细,右脉沉濡,为疏方鸡内金八钱,生箭芪六钱,三棱、莪术、乳香、没药各三钱,当归、知母各四钱,连服

二十余剂,其积全消。(《医学衷中参西录·鸡内金解》)

一妇人,年二十余。癥瘕结于上脘,其大如橘,按之甚硬,时时上攻作疼,妨碍饮食。医者皆以为不可消。后愚诊视,治以此汤(理冲汤:生黄芪三钱、党参二钱、白术二钱、生山药五钱、天花粉四钱、知母四钱、三棱三钱、莪术三钱、生鸡内金三钱。编者注),连服四十余剂,消无芥蒂(方中鸡内金既善消积,又善为胃引经)。(《医学衷中参西录·治女科方·理冲汤》)

(十三)痿证

一妇人,年三十余。得下痿证,两腿痿废,不能屈伸,上半身常常自汗,胸中短气,少腹下坠,小便不利,寝不能寐。延医治疗数月,病势转增。诊其脉细如丝,右手尤甚。知其系胸中大气下陷,欲为疏方,病家疑而问曰:"大气下陷之说,从前医者皆未言及。然病之本源既为大气下陷,何以有种种诸证乎?"答曰:人之大气虽在胸中,实能统摄全身,今因大气下陷,全身无所统摄,肢体遂有废而不举之处,此两腿之所以痿废也。其自汗者,大气既陷外卫之气亦虚也。其不寐者,大气既陷神魂无所依附也。小便不利者,三焦之气化不升则不降,上焦不能如雾,下焦即不能如渎也。至于胸中短气,少腹下坠,又为大气下陷之明征也。遂治以升陷汤(生箭芪六钱、知母三钱、柴胡一钱五分、桔梗一钱五分、升麻一钱。主治胸中大气下陷,气短不足以息。编者注),因其自汗,加龙骨、牡蛎皆不用煅各五钱,两剂汗止,腿稍能屈伸,诸病亦见愈。继服拙拟理郁升陷汤(生黄芪六钱、知母三钱、当归身三钱、桂枝尖一钱半、柴胡钱半、乳香三钱、没药三钱。主治胸中大气下陷,又兼气分郁结,经络湮淤者。编者注)数剂,两腿渐能着力。然痿废既久,病在筋脉,非旦夕所能脱然。俾用舒筋通脉之品,制作丸药,久久服之,庶能痊愈。(《医学衷中参西录·治大气下陷方·升陷汤》)

(十四)倒经

曾治一室女,倒经年余不愈,其脉象微弱。投以此汤(加味麦门冬汤:麦门冬五钱、野台参四钱、清半夏三钱、生山药四钱、生杭芍三钱、丹参三钱、甘草二钱、生桃仁二钱、大枣三枚。主治倒经。编者注),服药后甚觉短气。再诊其脉,微弱益甚。自言素有短气之病,今则益加重耳。恍悟其胸中大气,必然下陷,故不任半夏之降也。遂改用拙拟升陷汤(生黄芪六钱、知母三钱、柴胡一钱五分、桔梗一钱五分、升麻一钱;主治胸中大气下陷,气短不足以息。编者注),连服十剂。短气愈,而倒经之病亦愈。(《医学衷中参西录·治女科方·加味麦门冬汤》)

又一少妇,倒经半载不愈。诊其脉微弱而迟,两寸不起,呼吸自觉短气,知其亦胸中大气下陷。亦投以升陷汤(生黄芪六钱、知母三钱、柴胡一钱五分、桔梗一钱五分、升麻一钱;主治胸中大气下陷,气短不足以息。编者注),连服数剂,短气即愈。身体较前强壮,即停药不服。其月经水即顺,逾十月举男矣。(《医学衷中参西录·治女科方·加味麦门冬汤》)

(十五)乳痈

民国十五年冬,河东友人翟桐生之令堂,乳部生疮,疼痛难忍,同事王德三君约往诊视。翟君言,昨日请医诊治,服药一剂,亦不觉如何,惟言誓不再服彼医方药。生诊视时,其脉左关弦硬,右寸独微弱,口不能言,气息甚微,病势已危险万分。生断为年高因病疮大气下陷。为开升陷汤(生黄芪六钱、知母三钱、柴胡一钱五分、桔梗一钱五分、升麻一钱;主治胸中大气下陷,气短不足以息。编者注),以升举其气,又加连翘、丹参诸药,以理其疮。一剂能言。病人喜甚,非按原方再服一剂不可。后生又诊数次,即方略为加减,数服痊愈。后遇此证数次,亦皆用升陷汤加减治愈。(《医学衷中参西录·孙香荪来函》)

(十六)阴挺

一妇人,年三十余。患此证,用陈氏《女科要旨》治阴挺方,治之不效。因忆《傅青主女科》有治阴挺之方,其证得之产后,因平时过怒伤肝,产时又努力太过,自产门下坠一片,似筋非筋,似肉非肉,用升补肝气之药,其证可愈。遂师其意,为制此汤(升肝舒郁汤:生黄芪六钱、当归三钱、知母三钱、柴胡一钱五分、生明乳香三钱、生明没药三钱、川芎一钱五分。主治妇女阴挺,亦治肝气虚弱,郁结不舒。编者注)服之。数剂即见消,十剂痊愈。(《医学衷中参西录·治女科方·升肝舒郁汤》)

(十七)儿科/脱肛

程姓男孩,年五岁,乳哺不足,脱肛近四载,医不能治。其面白神疲,身体羸弱,大肠坠出二寸许,用手塞入,旋又坠出,其脉濡弱无力,呼吸促短,状若不能接续。知其胸中大气下陷,下焦之气化因之不能固摄也。仿用《衷中参西录》升陷汤方(生黄芪六钱、知母三钱、柴胡一钱五分、桔梗一钱五分、升麻一钱;主治胸中大气下陷,气短不足以息。编者注),用生箭芪四钱,知母二钱,桔梗、柴胡、升麻各一钱,潞参、净萸肉各三钱,煎汤一盅,分两次温饮下。连服两剂,肛即收缩。乃减去升麻,再服三剂,痊愈。(《医学衷中参西录·周禹锡来函》)